93

Anaesthesiology and Resuscitation
Anaesthesiologie und Wiederbelebung
Anesthésiologie et Réanimation

Editors:

R. Frey, Mainz · F. Kern, St. Gallen
O. Mayrhofer, Wien

Managing Editor: H. Bergmann, Linz

Respiration
Zirkulation
Herzchirurgie

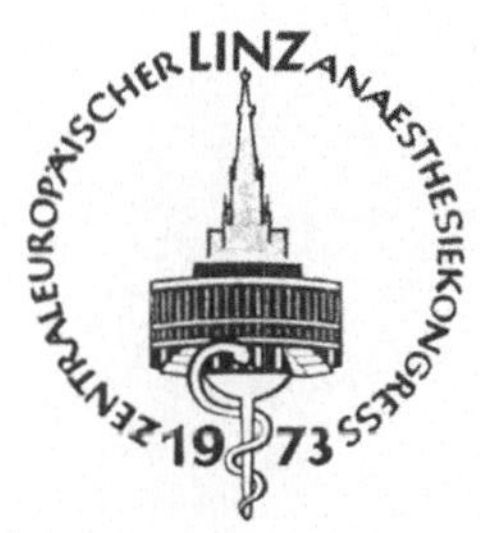

Beiträge zu „Freien Themen" (Respiration, Zirkulation, Herzchirurgie) der XIII. Gemeinsamen Tagung der Deutschen, Schweizerischen und Österreichischen Gesellschaften für Anaesthesiologie und Reanimation vom 5.–8. September 1973 in Linz (Anaesthesiekongreß Linz 1973, Teil 4)

Herausgegeben von

H. Bergmann und B. Blauhut

Mit 166 Abbildungen

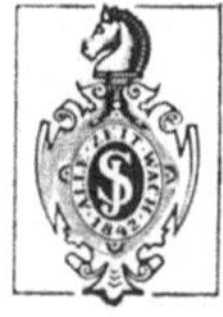

Springer-Verlag
Berlin Heidelberg New York 1975

ISBN-13: 978-3-540-07439-7   e-ISBN-13: 978-3-642-66220-1
DOI: 10.1007/978-3-642-66220-1

INHALTSVERZEICHNIS

ACKERN, van K.,Dr., Institut für Anaesthesiologie und Reanimation,
  Fakultät für Klinische Medizin Mannheim der Universität Heidelberg,
  Mannheim.
AHNEFELD, F.W., Prof.Dr., Department für Anaesthesiologie, Zentrum für
  Operative Medizin der Univesität, Ulm.
ALTSTAEDT, F.,Dr., Institut für Anaesthesiologie und Reanimation, Fa-
  kultät für Klinische Medizin Mannheim der Universität Heidelberg,
  Mannheim.
BABOTAI, A.,Dr., Chirurgische Universitätsklinik, Kantonspital, Zürich.
BEER, R., Prof.Dr., Institut für Anaesthesiologie, Chirurgische Uni-
  versitätsklinik, München.
BENZER, G., Prof.Dr., Institut für Anaesthesiologie der Universität,
  Wien.
BRUCKE, P., cand.med., Institut für Anaesthesiologie der Universität,
  Düsseldorf.
BRÜCKNER, J.P., Prof.Dr., Institut für Anaesthesiologie, Klinikum
  Westend der Freien Universität, Berlin.
BÜTTNER, W.,Dr., Anaesthesieabteilung der Chirurgischen Klinik der
  Universität, Bonn.
BUSSE, J.,Dr., Abteilung für Anaesthesiologie der Medizinischen Fakul-
  tät der Universität, Köln.
CLOSTERMANN, M.,Dr., Institut für Pharmakologie und Toxikologie der
  Universität, Bonn.
CREMER, H.,Dr., Pathologisches Institut der Universität, Bonn.
CUNITZ, G.,Dr., Abteilung für Anaesthesiologie der Universität, Würz-
  burg.
DICK, W., Prof.Dr., Department für Anaesthesiologie, Zentrum für Ope-
  rative Medizin der Universität, Ulm.
DIETMANN, K.,Dr., Institut für Anaesthesiologie und Reanimation, Fakul-
  tät für Klinische Medizin Mannheim der Universität Heidelberg, Mann-
  heim.
DÖLP, R.,Dr., Department für Anaesthesiologie, Zentrum für Operative
  Medizin der Universität, Ulm.
DOENICKE, A., Prof.Dr., Anaesthesieabteilung der Chirurgischen Poli-
  klinik der Universität, München.
DONATH, U.,Dr., Physiologisches Institut, Lehrstuhl Physiologie I der
  Universität, Göttingen.
EIGENHEER, F.,Dr., Institut für Anaesthesiologie, Klinikum Westend der
  Freien Universität, Berlin.
ERDMANN, W., Prof.Dr., Institut für Anaesthesiologie der Universitäts-
  kliniken, Mainz.
FALKE, K.,Dr., Institut für Anaesthesiologie der Universität, Düssel-
  dorf.
FELIX, R.,Dr., Anaesthesieabteilung der Chirurgischen Universitäts-
  klinik, Bonn.
GATTIKER, R., PD.Dr., Institut für Anaesthesiologie der Universitäts-
  kliniken, Kantonspital, Zürich.
GETHMANN, J.W.,Dr., Institut für Anaesthesiologie, Klinikum Westend
  der Freien Universität, Berlin.
GÜNTHER, H.,Dr., Physiologisches Institut der Universität, Mainz.
HAHN, N., PD.Dr., Abteilung für experimentelle Chirurgie der Universität, Bonn.

HALMAGYI, M., Prof.Dr., Institut für Anaesthesiologie der Universitäts-
kliniken, Mainz.
HARTUNG, J.,Dr., Institut für Anaesthesiologie der Universität, Düssel-
dorf.
HASSELMANN, P.,Dr., Institut für Anaesthesiologie und Reanimation,
Fakultät für Klinische Medizin Mannheim der Universität Heidelberg,
Mannheim.
HELLER, W., Prof.Dr., Chirurgische Universitätsklinik, Tübingen.
HELMS, U.,Dr., Institut für Anaesthesiologie, Medizinische Hochschule,
Hannover.
HEMPELMANN, G.,Dr., Institut für Anaesthesiologie, Medizinische Hoch-
schule, Hannover.
HEMPELMANN, W.,Dr., Institut für Anaesthesiologie, Medizinische Hoch-
schule, Hannover.
HENNIG, R.,Dr., Institut für Anaesthesiologie der Universität, Düssel-
dorf.
HORATZ, K., Prof.Dr., Abteilung für Anaesthesiologie der Universitäts-
kliniken, Hamburg.
HOSSELMANN, I.,Dr., Abteilung für Anaesthesiologie der Medizinischen
Fakultät der Universität, Köln.
HOSSLI, G., Prof.Dr., Institut für Anaesthesiologie der Universitäts-
kliniken, Kantonspital, Zürich.
JUNGER, H.,Dr., Institut für Anaesthesiologie der Universität, Tübin-
gen.
JUST, O.H., Prof.Dr., Abteilung für Anaesthesiologie der Chirurgischen
Universitätsklinik, Heidelberg.
KÄMMERER, H.,Dr., Abteilung für Anaesthesiologie der Medizinischen Fa-
kultät der Universität, Köln.
KALMAR, L.,Dr., Anaesthesieabteilung der Chirurgischen Poliklinik der
Universität, München.
KARLICZEK, G.,Dr., Institut für Anaesthesiologie der Medizinischen
Hochschule, Hannover.
KELLER, P.,Dr., Institut für Anaesthesiologie und Reanimation Fakultät,
für Klinische Medizin Mannheim der Universität Heidelberg, Mannheim.
KETTLER, D., PD.Dr., Physiologisches Institut, Lehrstuhl Physiologie I
der Universität, Göttingen.
KÖPPEN, R.,Dr., Abteilung für Anaesthesiologie der Medizinischen Fakul-
tät der Universität, Köln.
KONTOKOLLIAS, J.,Dr., Institut für Klinische Anaesthesie der Universi-
tät, Göttingen.
KORNBERGER, E.,Dr., Institut für Anaesthesiologie der Universität,
Innsbruck.
KREIENBÜHL, G.,Dr., Institut für Anaesthesiologie der Universitätskli-
niken, Kantonspital, Zürich.
KUGLER, J., Prof.Dr., Neurologische Universitätsklinik, München.
LAWIN, P., Prof.Dr., Anaesthesieabteilung, Allgemeines Krankenhaus,
Altona, Hamburg.
LAZARUS, G.,Dr., Abteilung für Anaesthesiologie der Universität, Würz-
burg.
LEITNER, E.,Dr., Institut für Anaesthesiologie der Universität, Inns-
bruck.
LEITZ, K.H.,Dr., Department für Chirurgie der Medizinischen Hochschule,
Hannover.
LEMCKE, H.,Dr., Anaesthesieabteilung der Chirurgischen Poliklinik der
Universität, München.
LINDNER, K.H.,Dr., Institut für Anaesthesiologie und Reanimation, Fa-
kultät für Klinische Medizin Mannheim der Universität Heidelberg,
Mannheim.
LORENZ, W., Prof.Dr., Abteilung für experimentelle Chirurgie und patho-
logische Biochemie, Chirurgische Universitätsklinik, Marburg/Lahn.
LUTZ, H., Prof.Dr., Institut für Anaesthesiologie und Reanimation,
Fakultät für Klinische Medizin Mannheim der Universität Heidelberg,
Mannheim.

MÖHLENHOF, O.,Dr., Institut für Klinische Anaesthesie der Universität,
    Göttingen.
MONTEL, H.,Dr., Pharmakologisches Institut der Gesamthochschule, Essen.
MÜLLER, H., med.prakt. Institut für Anaesthesiologie der Universitäts-
    kliniken, Kantonspital, Zürich.
PATSCHKE, D., Ass.Prof.Dr., Institut für Anaesthesiologie, Klinikum
    Westend der Freien Universität, Berlin.
PETER, K., Prof.Dr., Institut für Anaesthesiologie und Reanimation,
    Fakultät für Klinische Medizin Mannheim der Universität Heidelberg,
    Mannheim.
PIEPENBROCK, S.,Dr., Institut für Anaesthesiologie der Medizinischen
    Hochschule, Hannover.
PRAETORIUS, B.,Dr., Anaesthesieabteilung der Chirurgischen Poliklinik
    der Universität, Münschen.
PURSCHKE, R.,Dr., Institut für Anaesthesiologie der Universität, Düs-
    seldorf.
REGENSBURGER, D., PD.Dr., Klinik für Thorax-, Herz- und Gefäßchirurgie
    der Universität, Göttingen.
REINECKE, A.,Dr., Institut für Anaesthesiologie, Klinikum Westend der
    Freien Universität, Berlin.
REINEKE, H.,Dr., Department für Anaesthesiologie, Zentrum für Operati-
    ve Medizin der Universität, Ulm.
RIETBROCK, I., Dr., Abteilung für Anaesthesiologie der Universität,
    Würzburg.
SCHÄFER, H.,Dr., Physiologisches Institut der Universität, Mainz.
SCHELLENBERGER, A.,Dr., Städtisches Krankenhaus, Rosenheim.
SCHENK, H.-D.,Dr., Physiologisches Institut, Lehrstuhl Physiologie I
    der Universität, Göttingen.
SCHMIDINGER, St.,Dr., Städtisches Krankenhaus, Landsberg/Lech.
SCHMITZ, J., cand.med., Pharmakologisches Institut der Universität,
    Bonn.
SCHULTE AM ESCH, J.,Dr., Anaesthesieabteilung der Neurochirurgischen
    Universitätsklinik, Bonn.
SENNING, A., Prof.Dr., Chirurgische Klinik der Universitätskliniken,
    Kantonspital, Zürich.
SIEGFRIEDT, A.,Dr., Zentrale Abteilung für Anaesthesie der Universität,
    Kiel.
SIMONS, F.,Dr., Abteilung für Anaesthesiologie der Medizinischen Fa-
    kultät der Universität, Köln.
SONNTAG, H., Prof.Dr., Physiologisches Institut, Lehrstuhl für Physio-
    logie I der Universität, Göttingen.
SPIESS, W.,Dr., Kreiskrankenhaus, Bad Hersfeld.
SPLISGARDT, H.,Dr., Abteilung für Anaesthesiologie der Medizinischen
    Fakultät der Universität, Köln.
SPOHNER, G.,Dr., Institut für Anaesthesiologie und Reanimation, Fa-
    kultät für Klinische Medizin Mannheim der Universität Heidelberg,
    Mannheim.
STANDFUSS, K., PD.Dr., Abteilung für Anaesthesiologie der Medizini-
    schen Fakultät der Universität, Köln.
STARKE, K., Doz.Dr., Pharmakologisches Institut der Gesamthochschule,
    Essen.
STEINER, B., Abteilung für Anaesthesiologie der Medizinischen Fakultät
    der Universität, Köln.
STOJILJKOVIC, D.,Dr., Institut für Anaesthesiologie, Klinikum Westend
    der Freien Universität, Berlin.
STRASSER, K., Dr., Institut für Anaesthesiologie der Universität, Düs-
    seldorf.
STUNKAT, R.,Dr., Chirurgische Universitätsklinik, Tübingen.
TALTON, I.H., Ass.Prof.Dr., Department of Anestesiology, Duke Univer-
    sity Medical Center, Durham, North Carolina.
TARNOW, J., Ass.Prof.Dr., Institut für Anaesthesiologie, Klinikum
    Westend der Freien Universität, Berlin.

TAUBERGER, G., Prof.Dr., Pharmakologisches Institut der Universität, Bonn.
TEICHMANN, J.,Dr., Institut für klinische Anaesthesie der Universität, Göttingen.
THELEN, R.,Dr., Institut für Radiologie der Universität, Bonn.
TURINA, M.,Dr., Chirurgische Klinik A, Universitätskliniken, Kantonspital, Zürich.
VILJOEN, J.F.,Dr., Div. of Anesth., The Clinic Center, Cleveland, USA.

Respiration

Vorsitz: P. Lawin, Hamburg
H. Benzer, Wien

THEORETISCHE UND KLNINISCHE UNTERSUCHUNGEN DER VORAUSSETZUNGEN ZU SUFFIZIENTER SAUERSTOFFVERSORGUNG BEI GROSSEM INTRAPULMONALEM RECHTS-LINKS-SHUNT

Von H. Kämmerer, I. Hosselmann, B. Steiner und R. Köppen

Eine postoperativ und posttraumatisch erhöhte Rechts-Links-Kurzschluß-durchblutung der Lunge ist ein alarmierendes Zeichen einer primär oder durch kardiale Insuffizienz und Infektion auch sekundär gestörten Lungenfunktion. Lediglich 50 von 250 Patienten, die wir jährlich langfristig beatmen müssen, weisen einen Rechts-Links-Shunt von weniger als 20 % des Herzzeitvolumens auf. (Abb. 1). Die Sauerstoffversorgung bei akutem Rechts-Links-Shunt hängt jedoch keineswegs von der absoluten oder relativen Größe der intrapulmonalen Kurzschlußdurchblutung allein ab.

Herzzeitvolumen, O_2-Verbrauch, Hb-Gehalt, inspiratorische O_2-Konzentration und intrapulmonaler Rechts-Links-Shunt sind für die Oxygenierung des Blutes entscheidende Größen. Eine genaue Kenntnis der zwischen diesen Größen bestehenden Zusammenhänge erleichtert die Entscheidungen für den Beginn, die Steuerung und die Beendigung der Respirator- und begleitenden Intensivtherapie erheblich. Andere Faktoren wie pH-Wert, Temperatur und 2,3-DPG-Gehalt, die die Lage der O_2-Dissoziationskurve beeinflussen, sind entweder leicht korrigierbar oder spielen eine nur geringe Rolle, so daß sie in diesem Referat unberücksichtigt bleiben.

Größte Aufmerksamkeit verdient bei allen Störungen des Gasaustausches die Oxygenierung des zentralvenösen Mischblutes. In der Regel kann nur dann von suffizienter O_2-Versorgung gesprochen werden, wenn eine kritische zentralvenöse O_2-Sättigung von 70 % nicht unterschritten wird. Aus der Kurschlußgleichung

$$\dot{Q}_s / \dot{Q} = O_2c' - O_2\bar{a} \;/\; O_2c' - O_2\bar{v}$$

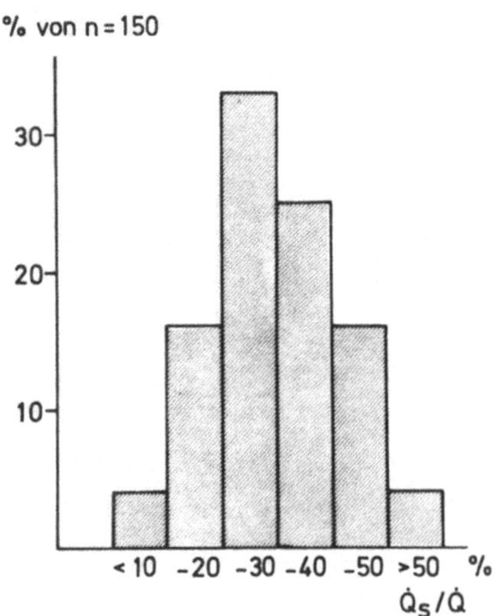

Abb. 1. Häufigkeitsverteilung intrapulmonaler Rechts-Links-Shunts bei langfristig beatmeten chirurgischen Patienten. Unausgewähltes Kollektiv von 150 Patienten. 80 % der Behandelten bieten einen Rechts-Links-Shunt von mehr als 20 % des HZV

kann der zentralvenöse O_2-Gehalt berechnet werden:

$$O_2\bar{v} \;=\; O_2c' \;-\; \frac{avD\text{-}O_2}{1 - \dot{Q}_s/\dot{Q}}$$

Für die zentralvenöse O_2-Sättigung gilt dann mit ausreichender Genauigkeit:

$$S\bar{v}O_2 \;=\; \frac{100}{Hb \cdot 1.36} \qquad O_2c' \;-\; \frac{\dot{V}O_2 / \dot{Q}}{1 - \dot{Q}_s/\dot{Q}}$$

Die Formel zeigt, daß die zentralvenöse Sättigung von fünf Variablen abhängt: HZV, intrapulmonaler Rechts-Links-Shunt, Hb-Gehalt, inspiratorische O_2-Konzentration und O_2-Verbrauch. Die artielle O_2-Sättigung hängt von den gleichen Variablen ab. Zu ihrer exakten Berechnung ist wegen der größeren gelösten O_2-Menge ein einfaches trial and error Verfahren erforderlich. Spezielle Lösungen der allgemeinen Formulierung führen zu folgenden Ergebnissen: (s. Abb. 2 und 3).

1. Bei abnehmender avD-O_2 - z.B. bei gleichbleibender O_2-Aufnahme und zunehmendem HZV - steigt die zentralvenöse Sättigung bei fixiertem intrapulmonalem Rechts-Links-Shunt an.

2. Bei ansteigendem Rechts-Links-Shunt werden bei gleichbleibendem O_2-Verbrauch größere Herzminutenvolumina notwendig um eine gleich hohe zentralvenöse Sättigung zu halten.

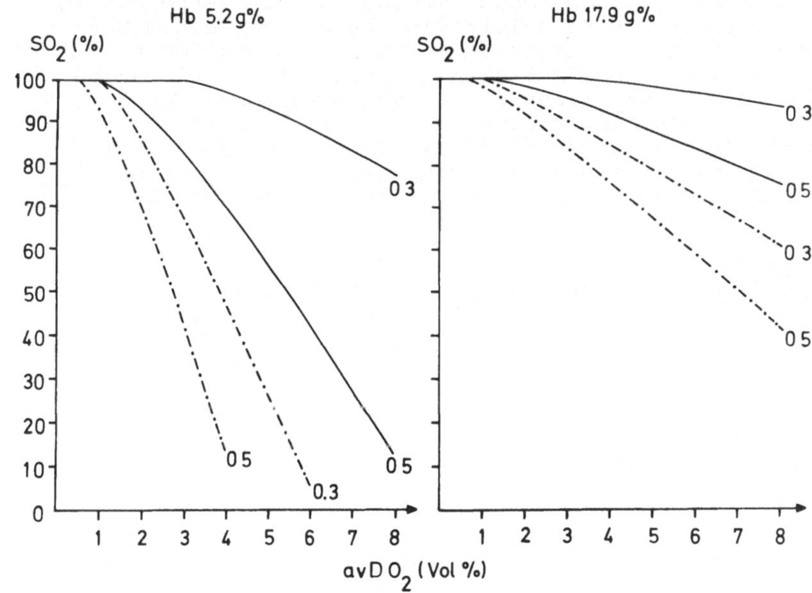

Abb. 2. Beziehung zwischen arterieller (durchgezogene Kurven) und zentralvenöser (unterbrochene Kurven) O_2-Sättigung und arteriovenöser O_2-Gehaltsdifferenz bei fixiertem Rechts-Links-Shunt von 30 und 50 % des HZV sowie für einen Hb-Gehalt von 5.2 und 17.9 g% unter den Voraussetzungen Normothermie, pH 7.40 und inspiratorische O_2-Konzentration 100 %

3. Ansteigender Hämoglobingehalt führt bei konstanten übrigen Variablen
   zu einer höheren zentralvenösen Sättigung.

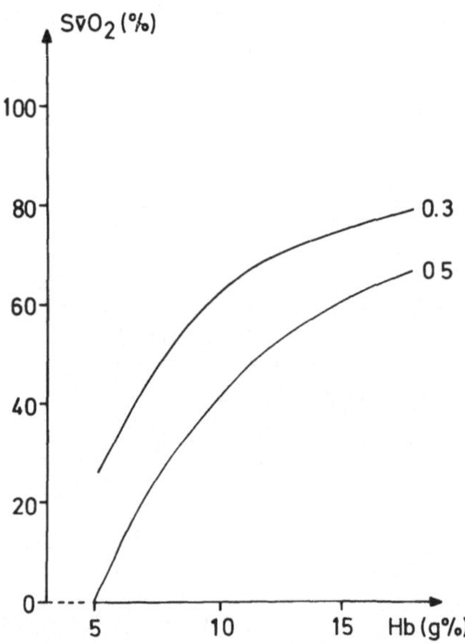

Abb. 3. Zentralvenöse O$_2$-Sättigung
in Abhängigkeit vom Hb-Gehalt bei
intrapulmonalen Rechts-Links-Shunts
von 30 und 50 % des HZV unter den
Voraussetzungen avD-O$_2$ 5 Vol%, pH
7.40, Normothermie und FiO$_2$ 100 %

Nützlich diagnostisch und therapeutisch verwertbare Erkenntnisse ergeben sich weiter, wenn man mit dem Leben vereinbare Grenzwerte mit in
die Überlegungen einbezieht. Ein Beispiel: Ein Patient mit einem Hb-
Gehalt von 5.2 g% hat bei guter Sedierung, Normothermie und 100 %
O$_2$-Beatmung eine O$_2$-Aufnahme von 250 ml/min und einen intrapulmonalen
Rechts-Links-Shunt von 30 %. Bei einer avD-O$_2$ von 3 Vol% muß das Herzminutenvolumen 8.3 l betragen, damit eine bereits leicht unter der Norm
liegende zentralvenöse Sättigung von 65 % erwartet werden kann. Bei
dieser gerade noch kompensierten Lage des Patienten wird die arterielle
O$_2$-Sättigung wenig aussagekräftig bei 99 % liegen. Steigt nun der intrapulmonale Rechts-Links-Shunt von 30 auf 50 % an, so wird bei sonst
gleichbleibenden Parametern ein HZV von 12 l erforderlich, damit die
zentralvenöse Sättigung nicht von 65 % auf mit dem Überleben kaum vereinbare 40 % abfällt. Bliebe die Steigerung des HZV aus, so würde man
erst jetzt einen deutlichen Abfall der arteriellen O$_2$-Sättigung auf
83 % messen. Verdoppelt sich infolge Unruhe oder Fieber die O$_2$-Aufnahme
dieses Patienten mit 30 % Rechts-Links-Shunt, so käme dies ohne Zunahme
des HZV einer Verdoppelung der avD-O$_2$ gleich. Die arterielle O$_2$-Sätti-
gung betrüge dann immerhin 88 %, dennoch ein theoretischer Wert, wenn
man bedenkt, daß die zugehörige zentralvenöse Sättigung auf einen intra
vitam nicht zu messenden Wert von unter 10 % abgefallen wäre.

Akut lebensbedrohlich wird die Situation für den Patienten, wenn man
sich gleichzeitig Verdoppelung des O$_2$-Bedarfs und Steigerung des Rechts-
Links-Shunts auf 50 % des HZV vorstellt. Wie man der Abb. 2 entnehmen
kann, ist dann ein HZV von 24 l notwendig, damit zentralvenös 65 %
Sättigung gemessen werden kann.

Wesentlich bessere Bedingungen haben Patienten mit hohen Hämoglobin-
konzentrationen, wie aus dem rechten Diagramm der Abb. 2 sowie Abb. 3
hervorgeht. Bei einem Hb-Gehalt von 17.9 g%, einer O$_2$-Aufnahme von
250 ml/min., einer avD-O$_2$ von 6.25 Vol% und 30 % Rechts-Links-Shunt

genügen bereits 4 l Herzminutenvolumen für eine normale zentralvenöse
O_2-Sättigung von 70 %.
Bei Steigerung der Rechts-Links-Kurzschlußdurchblutung auf 50 % des
HZV wären 5.3 l und bei gleichzeitiger Verdoppelung des O_2-Verbrauchs
10.6 l Herzminutenvolumen notwendig, um die zentralvenöse O_2-Sättigung
auf dem Normwert zu halten.

Die errechneten Kurven und Messungen an unseren Beatmungspatienten
zeigen, daß ein größerer intrapulmonaler Rechts-Links-Shunt zirkula-
torisch kompensiert werden kann. Das Ausmaß der sich in der Regel spontan einstellenden und pharmakologisch oft noch zu verbessernden Kompensation hängt von der Größe des dem einzelnen Patienten auf Dauer möglichen maximalen Herzminutenvolumens ab. Zusätzlich wichtige Ansätze der
Therapie sind Kühlung oder zumindest Vermeidung eines gesteigerten O_2-
Bedarfs sowie Vermeidung einer Anämie.

Fertige Nomogramme nach Art der Abb. 2 und 3 lassen nach Messung des
Hb-Gehaltes, des HZV nach dem Fick'schen Prinzip und des intrapulmonalen Rechts-Links-Shunts den Rest therapeutischer Möglichkeiten auf
rascheste Art erkennen.

DIE AUSWIRKUNG INTRAPULMONALER RECHTS-LINKS-KURZSCHLÜSSE AUF DIE CO_2-ELIMINATION

Von K. Standfuss, H. Splisgardt, J. Busse und F. Simons

Ein intrapulmonaler Rechts-Links-Shunt (R-L-Shunt) (Q_S/Q) von mehr als 20 % des Kleinkreislaufminutenvolumens und eine alveoläre Totraumventilation $(\dot{V}_{DA})$ in der Größenordnung mehrerer Liter pro Minute sind die bedrohlichen Begleiterscheinungen der meisten posttraumatischen und postoperativen Lungeninsuffizienzen.

Die Ergebnisse unserer Messungen an Respiratorpatienten weisen eine lockere positive Korrelation zwischen beiden Größen auf (Abb. 1). Sie veranlaßte uns zur Untersuchung der <u>quantitativen</u> Folgen des Rechts-Links-Shunts auf die CO_2-Elimination. Gerechtfertigt erschienen solche Bemühungen auch deshalb, weil schon aus theoretischen Gründen ein Rechts-Links-Kurzschluß zu Aveolartotraum führen muß: Gleichgültig ob er kardialer oder pulmonaler Genese ist, führt ein Rechts-Links-Shunt gesetzmäßig dazu, daß das exspirierte Alveolargas (V_{AE}) CO_2 mit einem unter dem arteriellen pCO_2 liegenden Partialdruck $(p\bar{A}ECO_2)$ enthält (Abb. 2). Es entsteht alveolärer Totraum (V_{DA}):

$$(1) \quad V_{DA} = V_{AE} - V_A .$$

Weil die alveoläre Ventilation (V_A) ausgedrückt werden kann sowohl als Produkt aus dem Atemhub mit dem Verhältnis der CO_2-Drucke in der gemischten Ausatemluft und im arteriellen Blut wie auch als Produkt aus dem Volumen exspirierten Alveolargases mit dem Verhältnis der CO_2-Drucke in diesem durchmischten Gas und im arteriellen Blut,

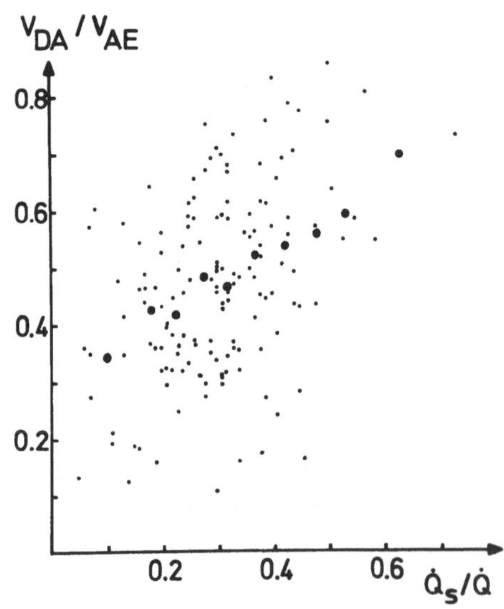

Abb. 1. Gegenüberstellung der Relativgrößen des Rechts-Links-Shunts $(\dot{Q}_S/\dot{Q}$, Abszisse) und des Alveolartotraums $(V_{DA}/V_{AE}$, Ordinate) langfristig beatmeter Patienten. 148 Einzeluntersuchungen, keine Selektion. $(V_{DA}$ = alveolärer Totraum, V_{AE} = V_T minus anatomisch-instrumenteller Totraum). Fette Punkte = Mittelwerte. Es besteht nur eine lockere Korrelation. Die große Streuung zeigt, daß bei den Kranken neben der Shuntdurchblutung der Lunge noch weitere Ursachen für das Auftreten von Alveolartotraum bestehen

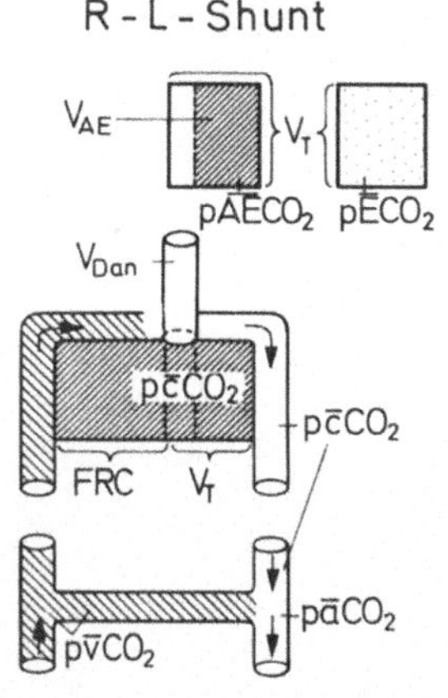

Abb. 2. CO_2-Druckverhältnisse im Blut, im ventilierbaren Gasraum und in der exspirierten Alveolarluft bei Rechts-Links-Kurzschlußdurchblutung.
Die Lungenfusion ist durch Richtungspfeile, ventilierbarer Alveolarraum (FRC + V_T) und exspiriertes Alveolargas (V_{AE} = V_T - V_{Dan}) sind durch enge Rasterung gekennzeichnet. V_{Dan} = anatomischer Totraum. Die CO_2-Spannung in der exspirierten Alveolarluft ($p\overline{AE}CO_2$) kann höchstens der mittleren CO_2-Spannung im belüfteten Alveolarraum und im abfließenden Blut seiner Kapillaren ($p\overline{c}CO_2$) entsprechen. Die exspirierte Alveolarluft muß bei Rechts-Links-Shunt eine niedrigere CO_2-Spannung haben als das arterielle Blut, welches sich aus Kapillarblut belüfteter Areale (mit $p\overline{c}CO_2$) und kurzgeschlossenem venösen Mischblut (mit $p\overline{v}CO_2$) zusammensetzt

$$(2) \quad V_A = V_T \cdot p\overline{E}CO_2/p\overline{a}CO_2 = V_{AE} \cdot p\overline{AE}CO_2/p\overline{a}CO_2$$

kann Formel (1) auch geschrieben werden:

$$(3) \quad V_{DA}/V_{AE} = 1 - p\overline{AE}CO_2/p\overline{a}CO_2.$$

Man erhält damit den Alveolartotraum-Quotienten, der sich von der bekannten "dead space ratio", V_D/V_T, durch den Fortfall des anatomischen Totraums in Zähler und Nenner unterscheidet. Der Quotient gibt an, welcher Prozentsatz der alveolären Fraktion des Atemzugvolumens (V_{AE}) für die CO_2-Elimination ineffektiv, d.h. Alveolartotraum ist und nicht, wie idealerweise, effektive alveoläre Ventilation ist.

Welcher Totraumanteil der exspirierten Alveolarluft (V_{DA}' / V_{AE}) beim Vorliegen eines Rechts-Links-Shunts auf diesen zurückzuführen ist, kann nun unter der Voraussetzung bestimmt werden, daß die CO_2-Drucke im abfließenden Kapillarblut belüfteter Lungenareale ($p\overline{c}CO_2$) und in der exspirierten Alveolarluft ($p\overline{AE}CO_2$) gleich sind (vergl. Abb. 2):

$$(4) \quad p\overline{c}CO_2 = p\overline{AE}CO_2.$$

Dann können in der Shuntgleichung für CO_2

$$(5) \quad C\overline{c}CO_2 = \frac{C\overline{a}CO_2 - C\overline{v}CO_2 \cdot \dot{Q}_s/\dot{Q}}{1 - \dot{Q}_s/\dot{Q}}$$

die CO_2-Blutkonzentrationen mit Hilfe der für konstantes CO_2-Bindungsvermögen und Volloxygenation im klinisch interessanten Bereich gültigen Beziehung (vergl. Abb. 3)

$$(6) \quad CCO_2 = 6.8 \cdot \sqrt{pCO_2} + 5.2$$

durch die Partialdrucke ersetzt werden:

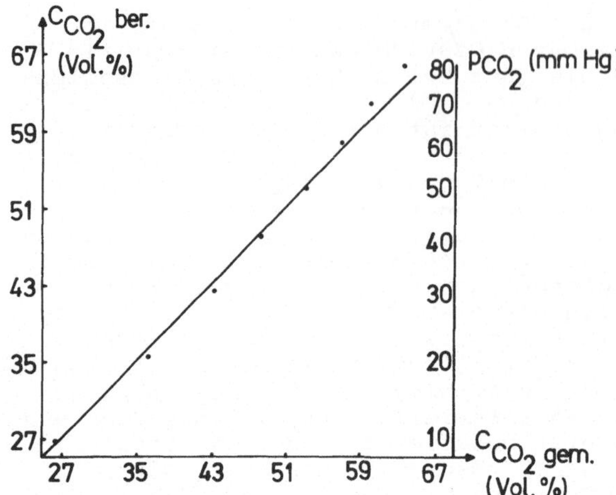

Abb. 3. Gegenüberstellung partialdruckabhängiger CO_2-Gehalte, welche im oxygenierten Vollblut gemessen (COMROE et al. (1)) (Horizontale) und nach der Formel $CCO_2 = 6.8 \cdot \sqrt{pCO_2} + 5.2$ berechnet wurden (linke Vertikale). Der entsprechende Partialdruckbereich (rechte Vertikale) ist gekennzeichnet. Die Diagonale ist die Identitätsproportionale. Man erkennt, daß die o.g. Gleichung die CO_2-Bindungskurve für volle Sauerstoffsättigung zwischen 10 und 65 Torr pCO_2 mit genügender Exaktheit wiedergibt

$$(7) \qquad p\bar{c}CO_2 = \left(\frac{\sqrt{p\bar{a}CO_2} - \dot{Q}_s/\dot{Q} \cdot \sqrt{p\bar{v}CO_2}}{1 - \dot{Q}_s/\dot{Q}} \right)^2 \cdot$$

Man erhält den kurzschlußbedingten Totraumanteil der exspirierten Alveolarluft (V_{DA}/V_{AE}), indem nach Formel (4) in Gleichung (3) $p\overline{AE}CO_2$ durch $p\bar{c}CO_2$ ersetzt wird:

$$(8) \qquad V_{DA}'/V_{AE} = 1 - 1/p\bar{a}CO_2 \cdot \left(\frac{\sqrt{p\bar{a}CO_2} - \dot{Q}_s/\dot{Q} \cdot \sqrt{p\bar{v}CO_2}}{1 - \dot{Q}_s/\dot{Q}} \right)^2 \cdot$$

Spezielle Lösungen der Gleichung (8) (Abb. 5) sind exakt, wenn der Umstand beachtet wird, daß die allgemeine Form nur für CO_2-Drucke gilt, die für Volloxygenierung ermittelt werden. Unser praktisches Vorgehen zur Lösung dieses Problems ist in Abb. 4 erläutert.

Die Abb. 5 zeigt, daß der relative kurzschlußbedingte Alveolartotraum sowohl mit zunehmendem Rechts-Links-Shunt als auch mit wachsendem Verhältnis der CO_2-Drucke im (oxygenierten) venösen und arteriellen Mischblut größer wird. Damit wird deutlich, daß und in welcher Weise eine Kurzschlußdurchblutung der Lunge auch der Elimination des Kohlendioxyds Grenzen setzt. Die Kombination eines großen Rechts-Links-Shunts mit einem relativ zu kleinen Herzzeitvolumen ist nicht nur deshalb tödlich, weil kritische periphere O_2-Drucke unterschritten werden, sondern weil simultan die Ventilation zur Totraumventilation wird.

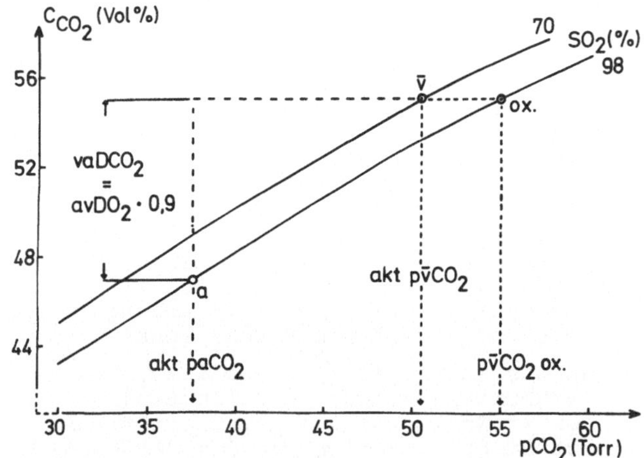

Abb. 4. Ausschnitt zweier CO_2-Bindungskurven (COMROE et al. (1)) (O_2-Sättigung 70 % und voll) zur Erläuterung des Verfahrens der Bestimmung von CO_2-Drucken im oxygenierten venösen Mischblut mittels der avD-O_2 und des arteriellen pCO_2. Gemessen werden avD-O_2, zentralvenöse und arterielle O_2-Sättigung und $p\bar{a}CO_2$, der aktuelle $p\bar{v}CO_2$ nur zur methodischen Kontrolle.
Die vaD-CO_2 wird durch Multiplikation der avD-O_2 mit dem mittleren RQ von 0.9 berechnet. Sie wird zu dem CO_2-Gehalt des oxygenierten Blutes, der dem aktuellen $p\bar{a}CO_2$ entspricht (a, untere Bindungskurve), addiert. Der so ermittelte zentral-venöse CO_2-Gehalt entspricht auf derselben Bindungskurve der gesuchten CO_2-Spannung $p\bar{v}CO_{2ox}$

Nach der theoretischen Klärung der quantitativen Zusammenhänge war es nun möglich, die Ergebnisse der klinischen Messungen zu analysieren mit der Frage, welchen realen Anteil eine Kurzschlußdurchblutung der Lunge an der zu beobachtenden CO_2-Eliminationsstörung bei Lungeninsuffizienzen hat (Abb. 6). Wir fanden einen kurzschlußbedingten Alveolartotraum, der häufig auch bei größeren Rechts-Links-Shunts (mehr als 0,3) 10 % der Alveolarfraktion des Atemhubs (V_{AE}) deshalb nicht überschritt, weil diese Patienten große Herzzeitvolumina und entsprechend kleine venoarterielle CO_2-Differenzen und damit kleine Quotienten

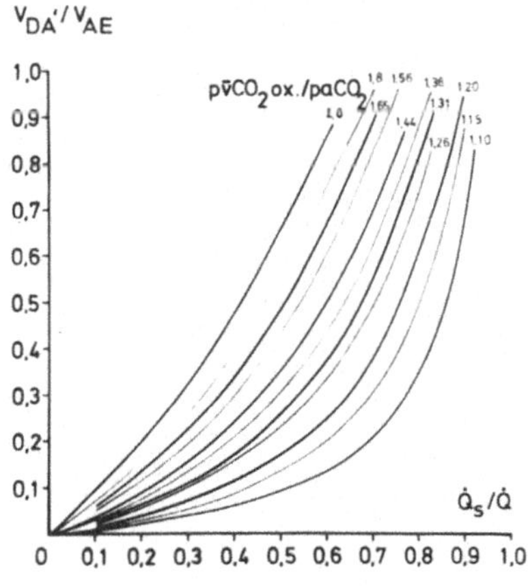

Abb. 5. Beziehung zwischen relativem kurzschlußbedingtem Alveolartotraum (Ordinate) und relativem Rechts-Links-Shunt (Abszisse). Das Verhältnis zwischen dem pCO_2 im oxygenierten venösen und arteriellen Mischblut (bei Gesunden und in Ruhe etwa 50/40 = 1.25) ist als Parameter gekennzeichnet. Die CO_2-Elimination wird mit wachsendem Rechts-Links-Shunt umso stärker behindert, je größer das veno-arterielle CO_2-Druckverhältnis ist. Sie hängt also entscheidend ab von der vaD-CO_2 = $\dot{V}CO_2/\dot{Q}$

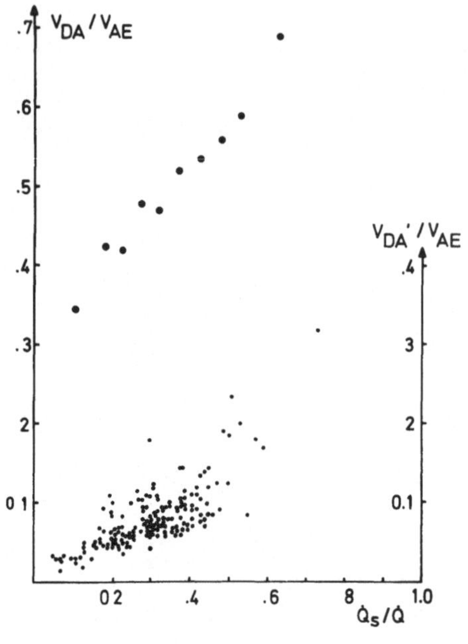

Abb. 6. Relative Größen des gemessenen Alveolartotraums (V_{DA}/V_{AE} , fette Punkte, vgl. Abb. 1) und des errechneten kurzschlußbedingten Alveolartotraums (V_{DA}'/V_{AE} , zarte Punkte, 163 Einzelbestimmungen) in Abhängigkeit vom Anteil des Rechts-Links-Shunts am HZV ($\dot{Q}_S/\dot{Q}$, Abszisse) bei langfristig beatmeten Patienten. Der größere Teil des Alveolartotraums ist nicht direkte Folge des Rechts-Links-Shunts. Die Zunahme des Alveolartotraums mit wachsendem Rechts-Links-Shunt ist aber offensichtlich allein auf die direkte Behinderung der CO_2-Elimination durch den Kurzschluß zu beziehen

$p\bar{v}CO_2/p\bar{a}CO_2$ aufwiesen. Bei sehr großen relativen Rechts-Links-Kurzschlüssen (mehr als 0.5) wird dann aber das mögliche Minimum der avD, die Grenze der zirkulatorischen Kompensation, erreicht, so daß in diesen Fällen die kurzschlußbedingte Totraumventilation überproportional mit der Shuntzunahme ansteigt. Der Anstieg entspricht der bei den Kranken gemessenen Zunahme des alveolären Totraumquotienten, d.h. die mit steigendem Rechts-Links-Shunt zu beobachtende Vergrößerung des gesamten Alveolartotraums ist offenbar allein unmittelbarer Totraumeffekt des Kurzschlusses.

Offen bleibt die Frage, warum die CO_2-Eliminationsstörung bei langfristig beatmeten Kranken stets schwerwiegender ist als mit der unmittelbaren Auswirkung des intrapulmonalen Shunts zu erklären. Nicht sehr wahrscheinlich scheint uns das Vorliegen hochgradiger Störungen der Verteilung von Ventilation und Perfusion im belüfteten Restparenchym der Lunge zu sein. Vielmehr kommt als wesentliche Totraumursache eine asynchrone Verteilung von Ventilation und Perfusion in Frage (2-5). Je kleiner nämlich das endexspiratorische Lungenvolumen ist, desto ausgeprägter müssen die Schwankungen der CO_2-Spannung während eines Atemzyklus sein, weil der Verdünnungseffekt des inspiratorisch einströmenden Frischgases größer wird. Der Effekt wird wahrscheinlich noch dadurch verstärkt, daß es unter Beatmung während der Inspiration druckabhängig zu einer Minderung der Kapillarperfusion in belüfteten Alveolen kommt. Große atemzyklische Schwankungen der CO_2-Spannung bewirken, daß Alveolargas mit einem pCO_2 exspiriert wird, der unter dem mittleren alveolären bzw. kapillären pCO_2 liegt ($p\overline{AE}CO_2 < p\bar{c}CO_2$). Dadurch muß zusätzlicher alveolärer Totraum entstehen, welcher nicht Folge des Shunts ist, sondern mit diesem die Reduktion von perfundiertem und ventiliertem zugunsten von perfundiertem aber gasfreiem Parenchym als gemeinsame Ursache hat.

Literatur

1. COMROE et al.: The Lung. Med. Publ. Chicago 1965.

2. KÄMMERER, H., STANDFUSS, K., STEGEMANN, J.: Forschungsberichte des
   Landes Nordrhein-Westfalen Nr. 2098, 1970.
3. KNELSON, J., HOWATT, W.F., DEMUTH, G.R.: J. app. Physio. $\underline{29}$, 328
   (1970).
4. STANDFUSS, K.: Pflügers Arch. ges. Physiol. $\underline{317}$, 198 (1970).
5. STANDFUSS, K., KÄMMERER, H.: Lungenveränderungen bei Langzeitbeatmung. Herausg. WIEMER/SCHOLLER, Stuttgart: G. Thieme-Verlag 1973.

Vortrag Nr. 27

EINFLUSS DER INSPIRATORISCHEN SAUERSTOFFKONZENTRATION (FiO_2) AUF DIE OXYGENIERUNG DES BLUTES BEI HOHER ALVEOLAR-ARTERIELLER SAUERSTOFF-DRUCKDIFFERENZ ($AaDO_2$)[+]

Von R. PURSCHKE, K. STRASSER, H.J. WÜST und W. Vossen

Daß die Verabreichung hoher Sauerstoffkonzentrationen in der Inspira-
tionsluft über einen längeren Zeitraum zu toxischen Lungenschäden führt,
ist bekannt.
Wir untersuchten daher bei 10 Patienten, die bei reiner Sauerstoffat-
mung eine alveolar-arterielle Sauerstoffdruckdifferenz von mehr als
550 mm Hg aufwiesen, inwieweit eine Reduzierung der inspiratorischen
Sauerstoffkonzentration möglich ist, ohne bestimmte, von uns als Minimalwerte für eine noch ausreichende Sauerstoffversorgung festgegelegte
Größen zu unterschreiten. Als Grenzwerte galten für den arteriellen
Sauerstoffpartialdruck 50 mm Hg, für die arterielle Sauerstoffsättigung
85 % und für den Sauerstoffgehalt 12 Vol-%.

Ergebnisse

Die Abb. 1 zeigt das Verhalten des arteriellen Sauerstoffdruckes, der
Sauerstoffsättigung und des Sauerstoffgehaltes unter verschiedenen alveolaren Sauerstoffdrucken, gemessen an 10 Patienten mit 68 Einzelmessungen. Trotz der Senkung des alveolaren Sauerstoffpartialdruckes
um fast 300 mm Hg sinkt der arterielle Sauerstoffpartialdruck im Mittel
nur um 13 mm Hg. Die arterielle Sauerstoffsättigung wird bis zu einer
inspiratorischen Sauerstoffkonzentration von 70 % nur geringfügig re-
duziert, um dann jedoch bei einer inspiratorischen Sauerstoffkonzentration von 60 % etwas deutlicher abzufallen. Der Abfall des Sauerstoffgehaltes beträgt nur 1 Vol-%. Insgesamt zeigen diese Werte, daß
bei einem intrapulmonalen Shunt von 40 %, wie er im Mittel für dieses
Kollektiv errechnet wurde, eine Erniedrigung der inspiratorischen
Sauerstoffkonzentration die Oxygenierung des Blutes nur geringfügig
beeinflußt.

Es fiel aber auf, daß sich einzelne Patienten bei Änderung der inspiratorischen Sauerstoffkonzentration anders verhielten.
Dazu einige besonders eindrucksvolle Beispiele:

Wie aus Abb. 2 ersichtlich, trat nach Senkung der Sauerstoffkonzentration im Inspirationsgas von 80 auf 60 % ein massiver Abfall des arteriellen Sauerstoffpartialdruckes von 97 auf 40 mm Hg ein. Die Sauerstoffsättigung sank von 88 auf 71 % und der Gehalt von 17 auf 11,9
Vol-% ab. Der errechnete Shunt verdoppelte sich von 26,7 auf 58 %.
Ein weiteres typisches Beispiel für einen Patienten, der jedoch bei
100 % Sauerstoff-Beatmung einen arteriellen Sauerstoffpartialdruck von
158 mm Hg aufwies, zeigt die nächste Abbildung:

Der Reduzierung der inspiratorischen Sauerstoffkonzentration (Abb. 3)
von 100 auf 70 % folgt ein abrupter Sturz des Sauerstoffpartialdruckes
auf 53 mm Hg. Die Sättigung fällt von 97 auf 84 %, der arterielle Sauerstoffgehalt von 14,8 auf 12,6 Vol-%. Rechnerisch ergibt sich eine
Shunt-Größe von 46 %.
Als Ursache für dieses unterschiedliche Verhalten im Vergleich zum

---

[+] Mit Unterstützung der Deutschen Forschungsgemeinschaft Sonderfor-
schungsbereich Kardiologie Düsseldorf

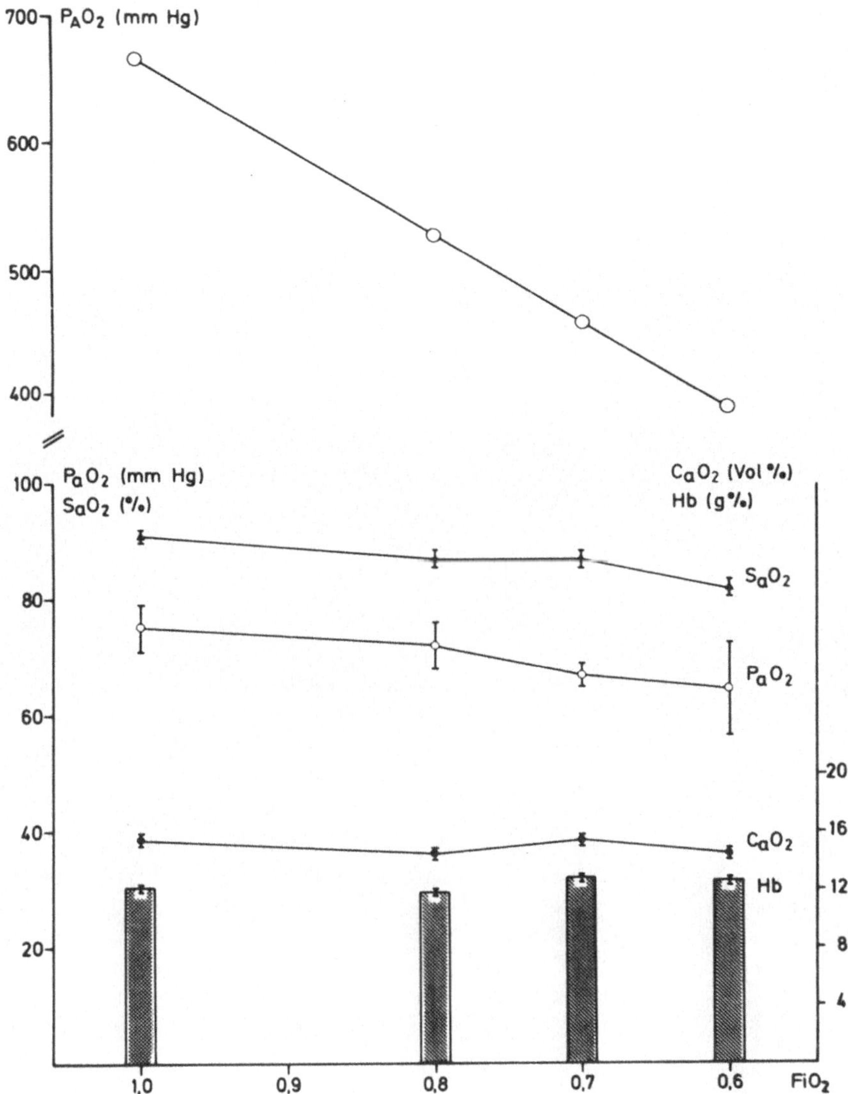

Abb. 1. Verhalten des arteriellen Sauerstoffdruckes, der Sauerstoffsättigung und des Sauerstoffgehaltes unter verschiedenen alveolaren
Sauerstoffdrucken

Gesamtkollektiv muß in erster Linie eine Hypoventilation größerer Al-
veolenbezirke angesehen werden. Trotzdem wird eine noch ausreichende
Sauerstoffsättigung des Blutes durch O_2-Diffusion in die Alveole erreicht, wenn die inspiratorische Sauerstoffkonzentration hoch ist.
Steigt aber nach Erniedrigung der Sauerstoffkonzentration der Stick-
stoffanteil des Einatmungsgases in diesen Alveolengebieten, so kann
die Menge des durch Diffusion zugeführten Sauerstoffes kleiner werden
als die vom Blut entnommene Sauerstoffmenge. Das führt zu einer zunehmenden Stickstoffkonzentration in diesen Alveolen mit progressiver
Abnahme der Sauerstoffkonzentration, die dann nicht mehr zur vollen

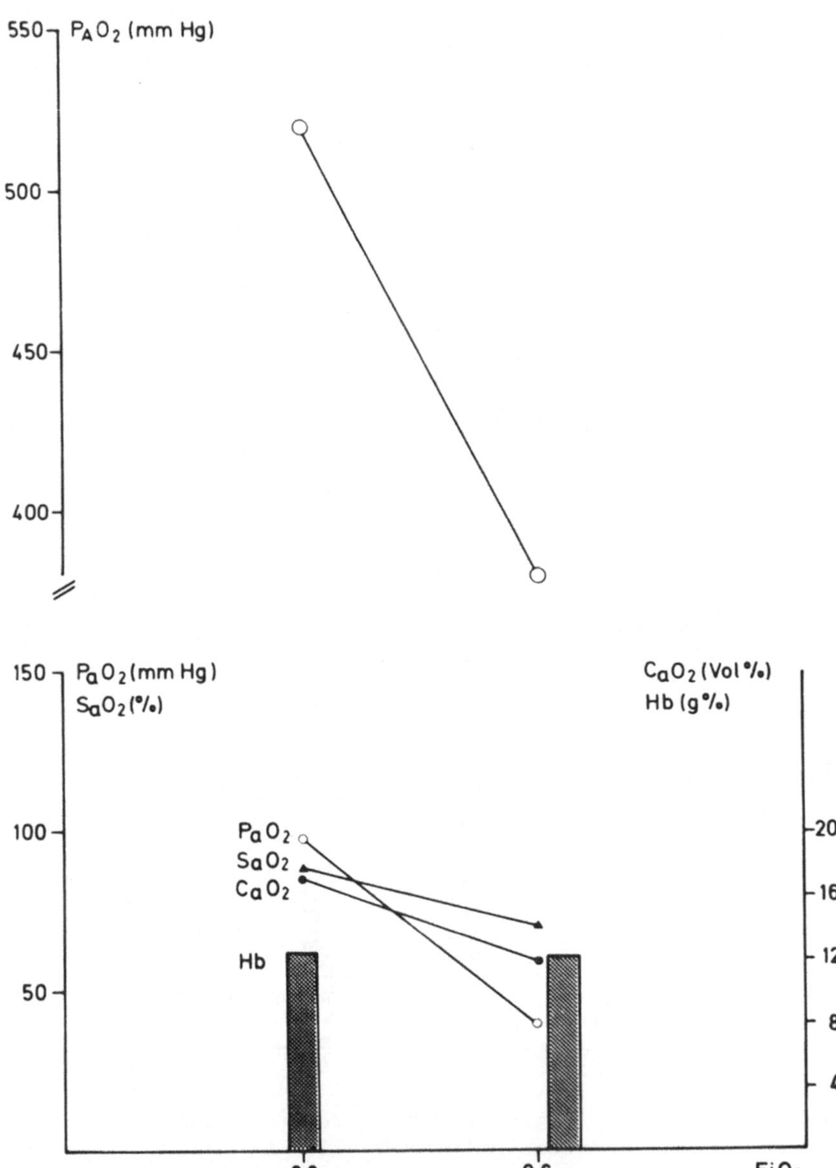

Abb. 2. Deutlicher Abfall des arteriellen Sauerstoffpartialdruckes, der
Sauerstoffsättigung und des Sauerstoffgehaltes nach Senkung der inspiratorischen Sauerstoffkonzentration

Aufsättigung des Blutes ausreicht.
Ganz anders sind die Verhältnisse beim nächsten Patienten (Abb. 4):
Eine Senkung der inspiratorischen Sauerstoffkonzentration von 100 auf
80 % bewirkt hier eine deutliche Zunahme des Sauerstoffpartialdruckes
von 71 auf 150 mm Hg, die Sauerstoffsättigung und der Sauerstoffgehalt
steigen ebenfalls deutlich an. Obwohl die mechanischen Atemgrößen
(Atemminutenvolumen und Atemfrequenz) sowie die Temperatur gleich

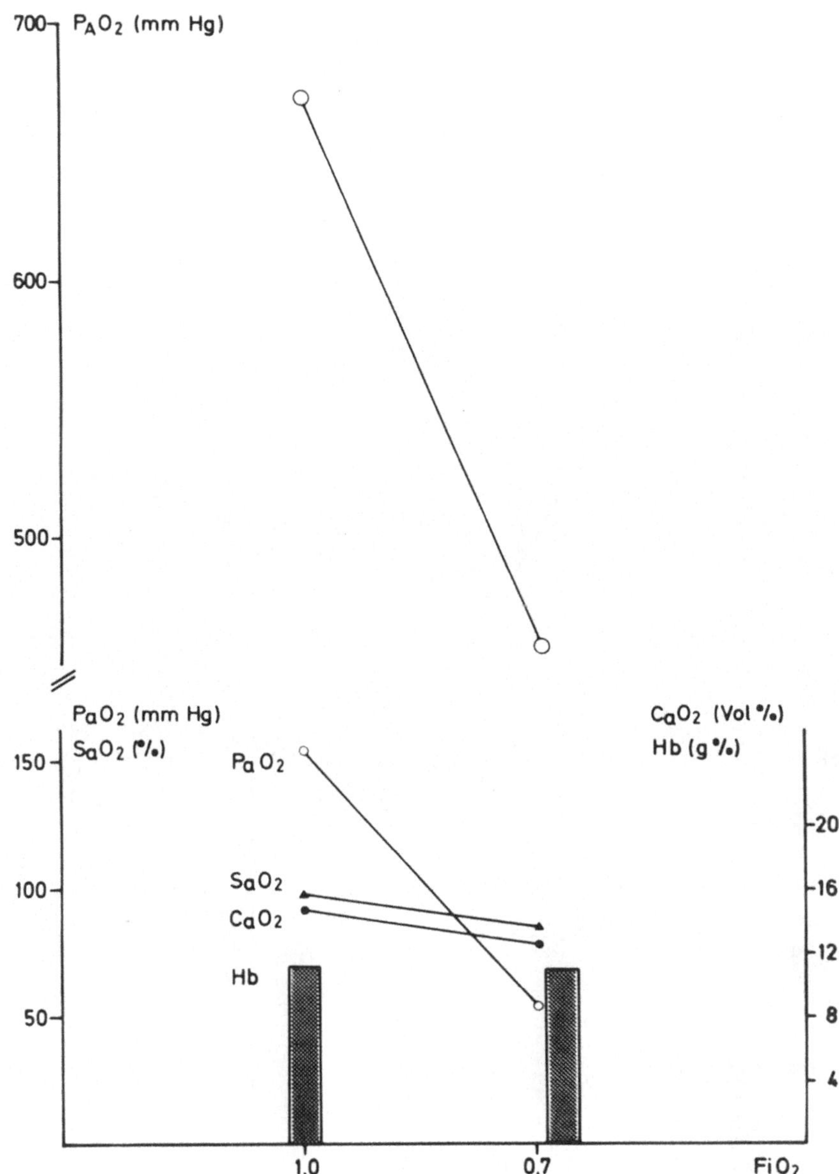

Abb. 3. Abrupter Abfall des Sauerstoffpartialdruckes, mäßige Erniedrigung der Sauerstoffsättigung und des -gehaltes bei Reduzierung der
inspiratorischen Sauerstoffkonzentration

geblieben sind, muß sich die alveoläre Ventilation entscheidend gebes-
sert haben. Die geringere Oxygenierung des Blutes unter 100 % O_2-Atmung
ist in diesem Falle wohl auf das Auftreten von Resorptionsatelektasen
zurückzuführen, die mit einer Abnahme der funktionellen Residualkapazität einhergehen. Als Ursache wird vor allem der Verschluß terminaler
Atemwege am Ende der Exspirationsphase angesehen. Die Anreicherung des
Inspirationsgases mit Stickstoff, der als Füllgas wirkt, verhindert die
Entstehung von Resorptionsatelektasen.

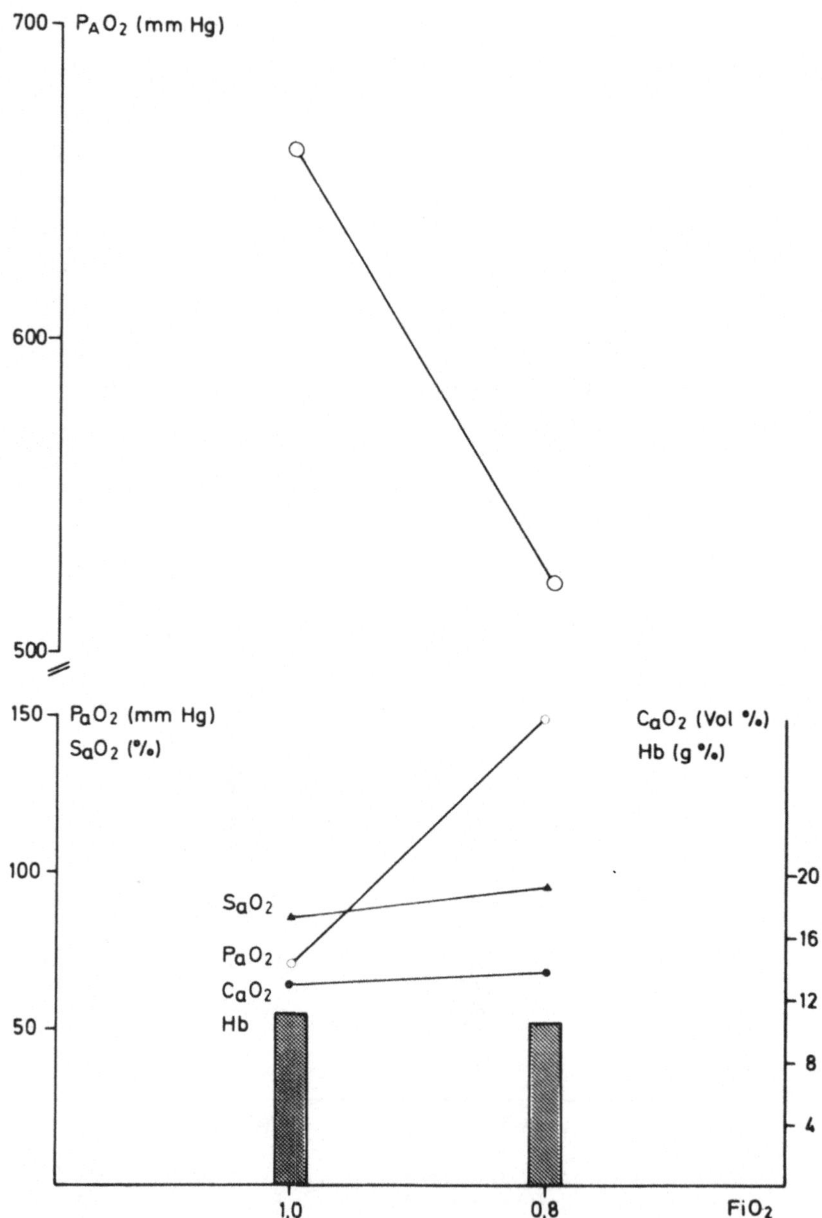

Abb. 4. Deutliche Zunahme des Sauerstoffpartialdruckes, der Sauerstoffsättigung und des -gehaltes bei Senkung der inspiratorischen Sauerstoffkonzentration

Diese Untersuchungen zeigen:
1. Die Herabsetzung der inspiratorischen Sauerstoffkonzentration hat
   bei Patienten mit einer alveolar-arteriellen Sauerstoffdruckdifferenz von mehr als 550 mm Hg im Mittel nur einen geringen Einfluß
   auf die Oxygenierung des Blutes. Im Einzelfall kann aber daraus

einerseits eine schwerwiegende Hypoxie, andererseits aber auch eine
erhebliche Verbesserung der Sauerstoffanreicherung des Blutes re-
sultieren.
2. Um die Gefahr der Sauerstoff-Toxizität so gering wir möglich zu
halten, sollte immer eine Reduzierung der Sauerstoffkonzentration
im Inspirationsgas angestrebt werden. Dabei muß jede Veränderung
auf ihren Effekt hin kritisch überprüft werden, da theoretische
Überlegungen allein oft zu fatalen Fehlschlüssen führen können.

<u>Literatur</u>

1. AYRES, S.M., CRISCITIELLO, A., GRABOVSKY, E.: Components of alveo-
lar-arterial O_2 difference in normal man. J. Appl. Physiol. <u>19</u>,
43 (1964).
2. BURGER, E.J. Jr., MACKLEM, P.: Airway closure: demonstration by
breathing 100 % O_2 at low lung volumes and by N_2 washout. J. Appl.
Physiol. <u>25</u>, 139 (1968).
3. COMROE, J.H. Jr., FORSTER, R.E., DUBOIS, A.B., BRISCOE, W.A.,
CARLSEN, E.: Die Lunge: Klinische Physiologie und Lungenfunktions-
prüfungen, 3. Auflage. Stuttgart - New York: F.K. Schattauer-Ver-
lag 1972.
4. DERY, R., PELLETIER, J., JAQUES, A., CLAVET, M., HOUDE, J.: Alveolar collapse induced by denitrogenation. Can. Anaesth. Soc. J. <u>12</u>,
531 (1965).
5. ELLIS, F.R., NUNN, J.F.: The measurement of gaseous oxygen tension
utilizing paramagnesium: An evaluation of the "Servomex" OA 150
analyzer. Brit. J. Anaesth., <u>40</u>, 569 (1968).
6. KELMAN, G.R., NUNN, J.F., PRYS-ROBERTS, C., GREENBAUM, R.: The
influence of cardiac output on arterial oxygenation: A theoretical
study. Brit. J. Anaesth. <u>39</u>, 450 (1967).
7. PETERS, R.M.: Coordination of ventilation and perfusion. Ann.
Thorac. Surg. <u>6</u>, 570 (1968).
8. SHANKLIN, D.R.: On the pulmonary toxicity of oxygen. I. The relationship of oxygen content to the effect of oxygen on the lung.
Lab. Invest. <u>21</u>, 439 (1969).
9. STOELTING, R.K., EGER, E.I.: An additional explanation for the
second gas effect: A concentrating effect. Anaesthesiology <u>30</u>,
273 (1969).
10. WINTER, P.M.: The toxicity of oxygen. Anaestesiology <u>37</u>, 210 (1972).

Vortrag Nr. 28

ZUR ENTSTEHUNG PULMONALER HYALINER MEMBRANEN: AKUTE DISSEMINIERTE INTRAVASALE GERINNUNG UND KONDITIONIERENDE FAKTOREN

Von J. Schulte am Esch und H. Cremer

Einleitung

Unter den Ursachen, welche zu pulmonalen hyalinen Membranen beim Erwachsenen führen, werden vorwiegend
1. Schockäquivalente (MITTERMAYER 1970, BLEYL 1971, ORELL 1971, VOGEL
   1971),
2. Sauerstoffschäden, häufig in Verbindung mit künstlicher Beatmung
   (LIEBEGOTT 1942, REGELE 1967, NASH 1971, MACHA 1972) und
3. Folgen einer akuten, disseminierten, intravasalen Gerinnung (BLEYL
   1971, KÜNZER 1971) diskutiert.
Eine akute, disseminierte, intravasale Gerinnung soll über eine Bereitstellung von Fibrinmonomeren zu pulmonalen hyalinen Membranen führen.
Sie stellt somit eine notwendige Voraussetzung für die Entwicklung
pulmonaler hyaliner Membranen dar.
Wir nehmen darüber hinaus an, daß zur Manifestation pulmonaler hyaliner
Membranen konditionierende Faktoren notwendig sind. Ziel dieser Untersuchung war es, diese Hypothese tierexperimentell zu überprüfen.

Methoden und Versuchsanordnung

In Versuchen an zwölf Kaninchen, welche mit 6 mg/kg KG/Std. Nembutal
sediert wurden, induzierten wir mit 60 mg/kg KG/Std. trans- AMCHA[+] eine
Fibrinolysehemmung. Nach Anlegen eines Tracheostomas wurden pertracheal
die Trachea bis 0.5 cm oberhalb der Bifurkation und der rechte Haupt-
bronchus mit je einem Portextubus von 2.5 mm Durchmesser intubiert und
das Intubationsergebnis röntgenologisch überprüft. Die rechte Lunge
atmete über den rechtsseitigen Tubus aus einem Reservoir, welches mit
4 1 Sauerstoff pro min. durchströmt wurde. Die linke Lunge erhielt
über den zweiten Tubus Raumluft. Die Sauerstoffkonzentrationen in dem
Reservoir und den beiden Tuben überprüften wir in sechsstündlichen
Abständen mit einem Oxygen-analyzer der Fa. Beckmann.
Während der durchschnittlich 48-stündigen Versuche wurden der arterielle Blutdruck (A. femoralis), das EKG, die Pulsfrequenz und die rec-
tale Temperatur kontinuierlich überwacht und 1/2-stündlich mit einem
Direktschreiber (Fa. Lichty) aufgezeichnet. Aus den arteriellen Blutproben bestimmten wir den pH-, den pCO_2- und den pO_2-Wert mit einem
AVL Gascheck. Weiterhin wurden der Wasserhaushalt und das Säure-Basen-
Gleichgewicht überprüft und wenn notwendig korrigiert. Bei der Sektion
wurden Gewebsproben aus Herz, Leber, Niere und sämtlichen Lungenlappen
entnommen und nach Fixierung mit 8 % Formalin in üblicher Weise zur
histologischen Untersuchung vorbereitet. Folgende Färbemethoden kamen
zur Anwendung: MAYERS Hämalaun- Eosin, PAS-Reaktion, Phosphorwolfram-
säure- Hämatoxylin und Trichromfärbung nach GOLDNER.

Ergebnisse

In Abb. 1 wurden die Mittelwerte der Messungen des arteriellen Mitteldrucks, der Pulsfrequenz, der Atemfrequenz und der Rektaltemperatur

---

[+] Anvitoff[R], Knoll AG

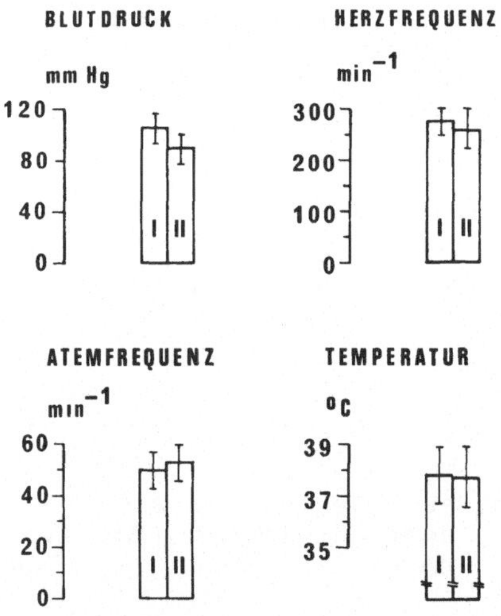

Abb. 1. Arterieller Mitteldruck, Herzfrequenz, Atemfrequenz und Rektaltemperatur von Kaninchen am Beginn und am Ende von 48 stündigen Versuchen bei Fibrinolysehemmung und Spontanatmung (re.Lunge O_2, li.Lunge
Raumluft)

aus den ersten 6 Stunden (I) den Mittelwerten der Messungen aus den
letzten 6 Stunden (II) gegenübergestellt. Bei den dargestellten Parametern finden sich keine verwertbaren Differenzen, bis auf einen statistisch nicht zu sichernden Blutdruckabfall im Versuchsabschnitt II
von 16 %. Diese Aussagen treffen für die gesamte Versuchszeit zu, in
welcher keine protrahierten Blutdruckabfälle, im EKG keine Herzrhyth-
mus oder -frequenzstörungen und nur geringfügige Schwankungen der
Atemfrequenz beobachtet werden konnten.

An Hand der arteriellen Blutgasanalysen stellte sich im Laufe der Versuchszeit eine Hyperventilation auf pCO_2-Werte zwischen 29.1 und 32.4 mm
Hg ein, die Sauerstoffdrucke lagen zwischen 130 und 170 mm Hg. Metabolisch trat von Versuchsmitte an eine Neigung zur Azidose auf, welche
sich trotz Basenzufuhr in einem BE von - 6 meq/l in den letzten 6
Stunden ausdrückte.
Die Ergebnisse der histologischen Untersuchungen sind in der Tabelle 1
zusammengestellt. Hyaline Thromben wurden bei allen Tieren in sämtlichen
Lungenabschnitten gefunden. Bei 58 % der Tiere traten ein Ödem der
interalveolären Septen mit einer Proliferation der Histiozyten und glatten Muskelfasern, eine kapilläre Hyperämie und intraalveoläre Blutaus-
tritte sowie Dilatation der Lymphbahnen auf.

Bei 33 % der Tiere kam es darüberhinaus in der rechten Lunge, welche
hohen Sauerstoffkonzentrationen ausgesetzt war, zu einer Erweiterung
der Bronchioli respiratorii sowie zu hyalinen Membranen, jedoch nicht
zu Fibrinextravasationen auf die Pleura. Bei einem Tier fanden wir
in einem Schnitt aus dem linken Oberlappen einen Herd mit hyalinen
Membranen.
In den übrigen parenchymatösen Organen konnten hyaline Thromben nur
vereinzelt gefunden werden. Bei den Tieren, welche die genannten Ver-

Tabelle 1. Histologische Befunde an den parenchymatösen Organen von 12 Kaninchen nach den beschriebenen Versuchsbedingungen. Spontanatmung - re.Lunge O_2, li.Lunge Raumluft, Fibrinolysehemmung mit trans-AMCHA

	Lunge		Herz	Leber	Niere
	re.	li.			
Hyaline Membranen	4 (33 %)	1 (8 %)			
(Schockzeichen sog. Schocklunge, Sludge, Nekrobiosen)	7 (58 %)	7 (58 %)	1 (8 %)	3 (25 %)	1 (8 %)
Hyaline Thromben	12 (100%)	12 (100%)	-	-	1 (8 %)

änderungen in der Lunge aufwiesen, hatten sich auch beginnende Schockäquivalente im Herzen, in den Nieren oder der Leber entwickelt (Tabelle 1).

Die folgenden histologischen Schnitte aus den Lungen eines Versuchstieres sollen die typischen Befunde der Tabelle 1 verdeutlichen. Die Abb. 2 zeigt die linke Lunge mit hyalinen Thromben. Die rechte Lunge in Abb. 3 weist neben hyalinen Thromben und Schockzeichen die Ausbildung von hyalinen Membranen, Erweiterung der Bronchioli respiratorii und eine von Fibrinauflagerungen freie Pleura auf. Die übrigen parenchymatösen Organe dieses Tieres zeigten keine Schockäquivalente.

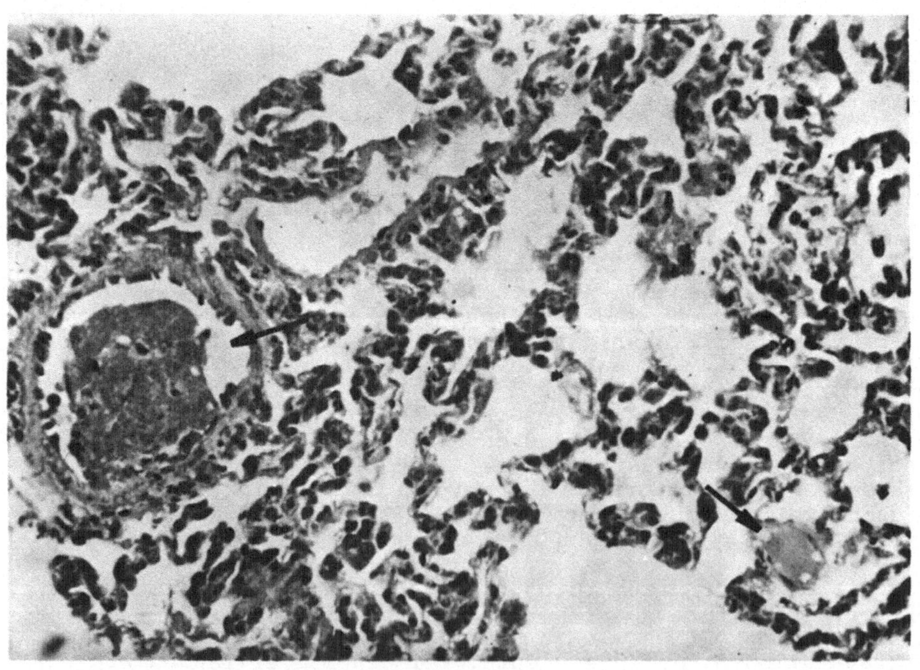

Abb. 2. Hyaline Thromben (Pfeile) in der li.Lunge eines Kaninchens nach Raumluftatmung über 48 Stunden bei Fibrinolysehemmung. (HE 1 : 80)

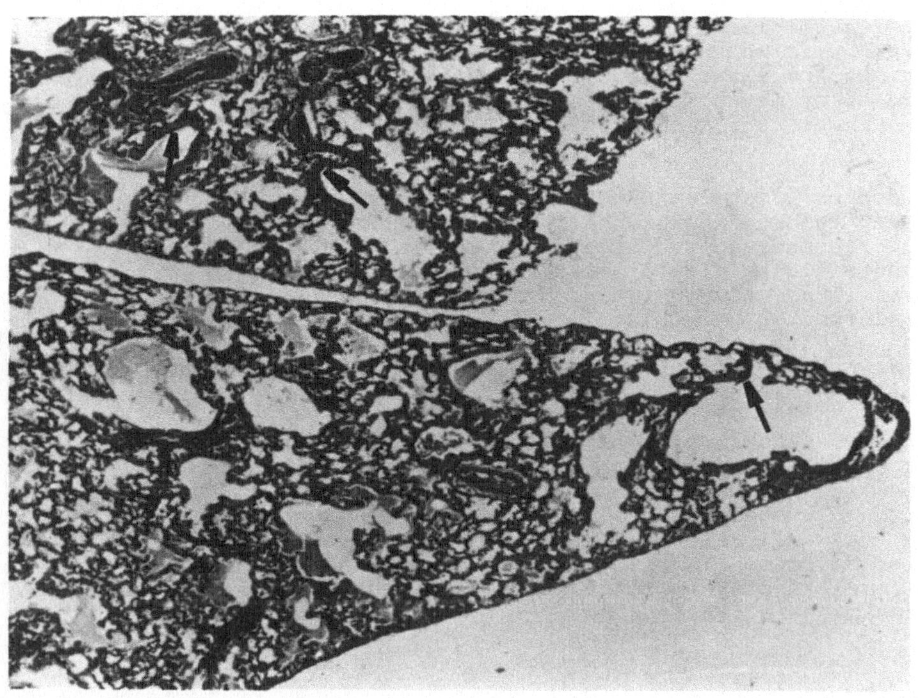

Abb. 3. Pulmonale hyaline Membranen (Pfeile) sowie Erweiterungen der
Bronchioli respiratorii, keine Fibrinniederschläge auf der Pleura in
der re.Lunge eines Kaninchens nach O_2-Atmung über 48 Stunden bei Fibrinolysehemmung. (HE 1 : 8)

Diskussion

Wie schon eingangs erwähnt, manifestiert sich eine Umsatzsteigerung
von Gerinnungsfaktoren histologisch als eine akute, disseminierte intravasale Gerinnung. BLEYL (1971) wertet pulmonale hyaline Membranen als
den Ausdruck einer akuten disseminierten intravasalen Gerinnung.

Durch die Behandlung unserer Versuchstiere mit trans- AMCHA erreichten
wir eine Mikrothrombosierung in der terminalen Strombahn beider Lungen
bei 100 % der Fälle.

Die spezifische Reaktionsweise der Lunge der für andere Organe unge-
wöhnlichen Extravasation von Fibrinmonomeren, welche sich dann morphologisch als hyaline Membranen darstellen, ist durch eine akute disseminierte intravasale Gerinnung allein nicht zu erklären, sie wird offenbar durch konditionierende Faktoren ausgelöst. In der rechten Lunge
der Versuchstiere, welche als konditionierenden Faktor Sauerstoff in
hohen Konzentrationen erhielt, entwickelten sich nach einer 24 bis
48 stündigen Manifestationszeit in 1/3 der Fälle pulmonale hyaline
Membranen.

In einem Fall fanden wir im linken Oberlappen hyaline Membranen, welche offenbar aufgrund einer ca. 6 stündigen Dislokation des rechten
Tubus aufgetreten sind. In dieser Zeit konnten im linken Tubus Sauerstoffkonzentrationen von ca. 50 % gemessen werden.

Die akute disseminierte intravasale Gerinnung löste jedoch, wie die besprochenen klinischen Parameter zeigen, keine verlaufsbestimmenden Störungen des Kreislaufs und der spontanen Atmung aus. Lediglich die Neigung zu einer metabolischen Azidose in der zweiten Versuchshälfte bot einen Hinweis auf die ablaufende Beeinträchtigung der Mikrozirkulation.

Aufgrund der besprochenen Beobachtungen müssen zur Entstehung pulmonaler hyaliner Membranen während einer bestimmten Manifestationszeit folgende Voraussetzungen gleichzeitig eintreten:
1. Eine akute disseminierte intravasale Gerinnung, welche zu einer Bereitstellung von Fibrinmonomeren führt.
2. Ein konditionierender Faktor, welcher zu der spezifischen Reaktion der Lunge führt, nämlich der gerichteten Permeabilitätsstörung der Kapillaren sowie den Erweiterungen der Bronchioli respiratorii. Ein solcher Faktor kann z.B. Sauerstoff in hohen Konzentrationen sein.

Es bleibt noch ungeklärt, wo diese konditionierenden Faktoren im Histion der Lunge angreifen. Morphologisch kann nicht entschieden werden, ob die genannten Vorgänge über die adrenergen Rezeptoren der Gefäß- und Bronchialwände ausgelöst werden. In diesem Zusammenhang erscheint es bedeutsam, daß pulmonale hyaline Membranen fulminant nach traumatischem und septischem Schock auftreten können. Bei Zuständen also, bei denen häufig eine akute disseminierte intravasale Gerinnung und Stress durch Hypoxie zusammentreffen.

Literatur

BLEYL, U.: Verh.dtsch.Ges.Path. 55, 39-72 (1971).
KÜNZER, W.: Klin.Wschr. 49, 1-13 (1971).
LIEBEGOTT, G.: Beitr.path.Anat. 105, 413-431 (1941).
MACHA, H.N.: Lungenveränderungen bei Langzeitbeatmung, 26-28, Stuttgart: Thieme 1973.
MITTERMAYER, C., VOGEL, W., BURCHARDI, H., BIRZLE, H., WIEMERS, K., SANDRITTER, W.: Dtsch.med.Wschr. 40, 1999-2002 (1970).
NASH, G., BOWEN, J.A., LANGLINAIS, P.C.: Arch.Path., Vol 21, 234-240, (1971).
ORELL, S.R.: Acta path.microbiol.scand.section A 79, 65-76 (1971).
REGELE, H.: Beitr.path.anat. 136, 165-179 (1967).
VOGEL, W., MITTERMAYER, C.H., BURCHARDI, H., BIRZLE, H., WIEMERS, K.: Langenbecks Arch.Chir. 329, 491-503 (1971).

VERÄNDERUNGEN DER PULMONALEN COMPLIANCE UNTER BEATMUNG MIT POSITIV-ENDEXSPIRATORISCHEM DRUCK BEI AKUTEN LUNGENERKRANKUNGEN

Von K. Falke

Die Beatmung mit positiv-endexspiratorischem Atemwegsdruck ist bei
Patienten indiziert, die an einer schweren pulmonalen Insuffizienz
leiden und bei denen trotz Verwendung eines hohen inspiratorischen
Sauerstoffanteils eine arterielle Hypoxie nicht vermieden werden kann.
Dabei handelt es sich um eine akut-restriktive Erkrankung der Lunge,
deren Erscheinungsform gegenwärtig auch als "akutes Atemnotsyndrom
des Erwachsenen" bezeichnet wird.

Einige seiner wichtigsten pathophysiologischen Merkmale sind:
1. ein Anstieg des pulmonalen Rechts-Links-Shunts mit daraus resultie-
   render arterieller Hypoxie,
2. ein Abfall der funktionellen Residualkapazität (FRC), also dem endexspiratorischen Gasvolumen der Lunge und
3. ein Abfall der pulmonalen Compliance ($C_{T,}$).

Unter diesen Umständen existiert eine Korrelation zwischen der abnormen
Zunahme des pulmonalen Shunts und der Abnahme der FRC. Daraus ergibt
sich eine direkte Korrelation zwischen der Höhe des arteriellen Sauerstoffpartialdruckes (paO_2) und der FRC:

$$paO_2 \sim FRC \quad (FiO_2 = 1)$$

Diese Beziehung läßt sich besonders gut bei der Verwendung eines inspiratorischen Sauerstoffanteils von 1 demonstrieren. Durch eine Erhöhung
des endexspiratorischen Atemwegsdruckes nimmt die FRC stets zu und in
vielen Fällen akuter Lungenerkrankung wird entsprechend der soeben dargestellten Korrelation auch der arterielle pO_2 signifikant ansteigen.
Diese Veränderung kann auf verschiedene Weise durch Zunahme des Venti-
lations-Perfusions-Verhältnisses in der Lunge erklärt werden. Der wichtigste mögliche Mechanismus besteht in der Eröffnung verschlossener
terminaler Atemwege durch positiv-endexspiratorischen Druck und damit
der Normalisierung der Ventilations-Perfusion-Verhältnisse in den be-
troffenen Regionen der Lunge. In Anlehnung an tierexperimentelle Untersuchungen würde man von der Eröffnung terminaler Atemwege und damit
von Gasräumen in der Lunge eine Zunahme der pathologisch niedrigen Compliance erwarten.
Zur Überprüfung dieser Annahme wurde bei einer kleinen Gruppe (n = 7)
von Patienten mit schwerstem akutem Atemnotsyndrom neben dem arteriellen
pO_2 und der funktionellen Residualkapazität die pulmonale und die Compliance des gesamten respiratorischen Systems mit und ohne positiv-
endexspiratorischen Druck gemessen. Die FRC wurde mit der Heliumver-
dünnungsmethode und die Compliance sowohl statisch als auch dynamisch
mit Hilfe eines Pneumotachographen und einer entsprechenden Druckmeß-
vorrichtung für Atemwegs- und Ösophagusdruck ermittelt.

Die erste Abbildung zeigt eine Illustration der Druck-Volumen-Verhält-
nisse der Lunge bei drei Patienten, jeweils mit vier verschiedenen endexspiratorischen Drucken. Die wichtigsten Befunde dieser Darstellung
sind folgende:
1. Eine Zunahme des Anstiegs der Linie (----), die die statischen Punkte
   der Druck-Volumen-Schleifen miteinander verbinden.

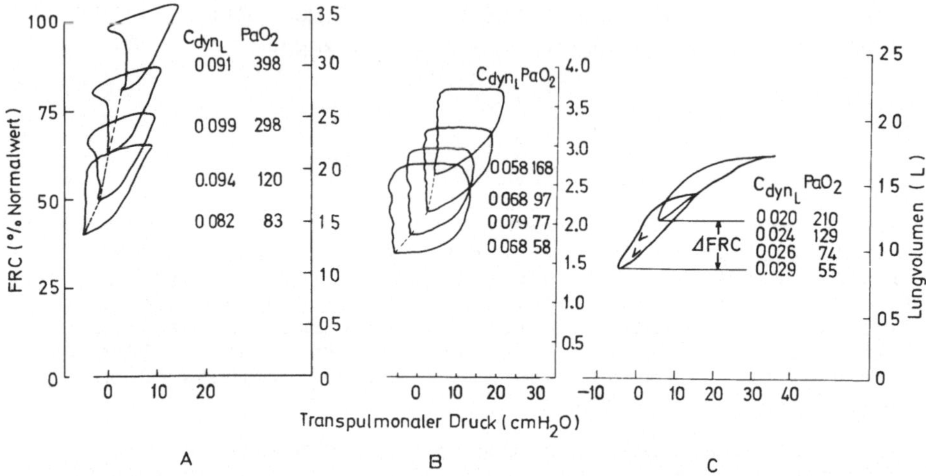

Abb. 1. Druck-Volumen-Diagramme der Lunge von drei Patienten (A, B und C) mit akuter Lungenerkrankung unter intermittierender Überdruckbeatmung ohne, mit 5, mit 10 und mit 15 cm H_2O positiv-endexspiratorischem Druck, in dieser Reihenfolge jeweils von unten nach oben angegeben. Bei dem Pat.C sind die Kurven für 5 und 10 cm H_2O nur angedeutet. Die einzelnen Kurven wurden ebenso wie die Werte der dynamischen Compliance (C_{dyn_L}) und des arteriellen pO_2 jeweils am Ende einer 30 Minuten langen Periode der Beatmung mit einem bestimmten Niveau des endexspiratorischen Druckes gewonnen. Die linke Scala der FRC in Prozent des Normalwertes gilt für alle drei Patienten

2. Die Zunahmen des paO_2 und der FRC sind bei den Patienten mit relativ hoher Compliance größer (Pat. A und B) als bei denen mit extrem niedriger Compliance (Pat. C).

Die zuerst genannte Veränderung ist ein Ausdruck des Anstieges der Compliance mit Erhöhung des endexspiratorischen Druckes. Auf der zweiten Abbildung sind die Veränderungen der pulmonalen und der Compliance des gesamten respiratorischen Systems mit Erhöhung des endexspiratorischen Druckes von 5 auf 15 cm H_2O bei allen 7 untersuchten Patienten aufgezeichnet. Die insgesamt abnorm niedrigen Werte stiegen mit einer Ausnahme in allen Fällen an. Diese Ergebnisse wurden als Bestätigung für den am Anfang geschilderten Zusammenhang gewertet.

Auf der dritten Abbildung ist die Beziehung zwischen paO_2 und der pulmonalen Compliance im einzelnen dargestellt. Die Werte für die Compliance wurden bei dieser Darstellung durch das aktuelle Lungenvolumen dividiert. Dadurch entsteht eine Größe, die auch gelegentlich als "spezifische Compliance" bezeichnet wird und die für den Vergleich unter Patienten verschiedener Größen besser geeignet ist als der Quotient aus Volumen- und Druckänderung allein. Es ist ersichtlich, daß keine Korrelation zwischen den Absolutwerten für Compliance und paO_2 bestand. Bei den beiden Patienten mit relativ hoher Compliance zeigte sich jedoch eine wesentlich größere Zunahme des arteriellen pO_2 als bei den Patienten mit niedriger Compliance. Daraus wurde die Annahme abgeleitet, daß der Anstieg des paO_2 mit positiv-endexspiratorischem Druck aufgrund seiner Korrelation zur Zunahme der FRC auch von der Compliance der Lunge abhängt.

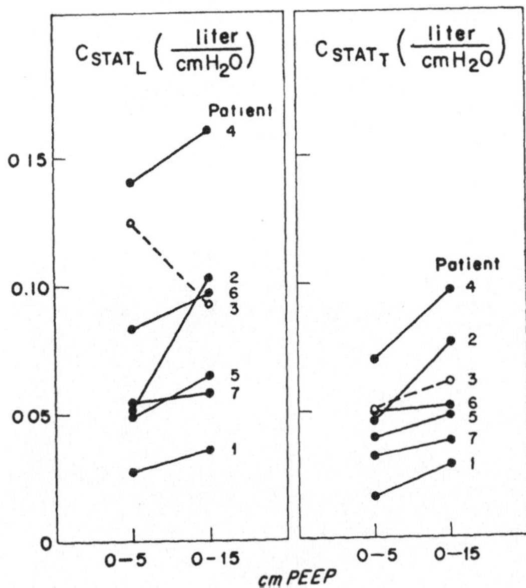

Abb. 2. Statische pulmonale (C_{stat_L}) und Compliance des gesamten respiratorischen Systems (C_{stat_T}) am Ende einer Periode der Beatmung mit 5 (O-5) und am Ende einer Periode der Beatmung mit 15 (O-15) cm H_2O positiv endexspiratorischem Druck

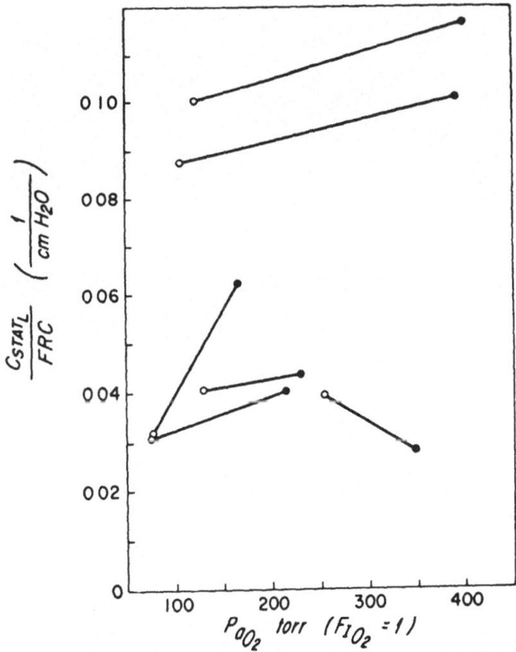

Abb. 3. Spezifische Compliance ($\frac{C_{stat_L}}{FRC}$) und arterielles pO_2 (Pa_{O_2}) am Ende einer Periode der Beatmung mit 5 cm H_2O positiv-endexspiratorischem Druck (o) und nach 15 cm (●)

Das bedeutet für die klinische Praxis, daß bei sehr niedriger Compliance
ein hoher endexspiratorischer Druck von z.B. 15 cm H_2O und bei relativ
normaler Compliance ein niedriger endexspiratorischer Druck wie z.B.
5 cm H_2O erforderlich ist, um einen nennenswerten Anstieg des paO_2 zu
erzielen.

Literatur

FALKE, K., PONTOPPIDAN, H. et al.: Ventilation with Positive End-exspi-
ratory Pressure in Acute Lung Disease, J.Clin.Invest. 51, 2315 (1972).
FALKE, K., BENZ, G., HERDEN, H.-N., LAWIN, P.: Beatmung mit positiv-
endexspiratorischem Druck bei akuter arterieller Hypoxie, Z.f.prakt.
Anaesth.u.Wiederbel. 8, Heft 1, 2-9 (1973).

TIEREXPERIMENTELLE UNTERSUCHUNGEN ZUM VERHALTEN DER HÄMODYNAMIK UND LUNGENFUNKTION BEI ZWEITÄGIGER SAUERSTOFFBEATMUNG MIT POSITIV-ENDEXSPIRATORISCHEM DRUCK

Von H. Reineke, W. Dick, F.W. Ahnefeld

Die Wirkung einer reinen Sauerstoffgabe auf Kreislauf, Lungenfunktion und -morphologie war bereits Inhalt zahlreicher Publikationen (1, 3, 5, 6). Die spezifische Beeinträchtigung pulmonaler Parameter unter Bedingungen einer Spontanatmung oder künstlichen intermittierend positiven Druckbeatmung gilt als gesichert. Eine nachteilige Beeinflussung der Hämodynamik ist nicht nachgewiesen.

Methodik und Material

In der vorliegenden Studie haben wir den Einfluß einer Dauerbeatmung mit Sauerstoff und einem auf 7,5 cm H_2O erhöhten Endexspirationsdruck (PEEP) auf die Hämodynamik und Lungenfunktion untersucht (Gruppe C). Eine Kontrollserie (A) wurde mit einem Endexspirationsdruck von Null cm H_2O unter sonst identischen Bedingungen ventiliert (IPPV). Beide Serien umfaßten je 10 randomisierte und primär lungengesunde Tiere. Die Beatmung wurde volumenkonstant mit einem Engström ER 200 durchgeführt. Zur Sicherstellung identischer Ausgangsbedingungen wandten wir den t-Test an. Differenzen am Versuchsende, also nach 48 Stunden, wurden mit dem F-Test gesichert. Die Abbildungen stellen die Mittelwerte und 5 %-Konfidenzintervalle dar. O_I gibt die Werte zu Versuchsbeginn wieder, O_2 das erste Ergebnis unmittelbar nach Erhöhung des Endexspirationsdruckes in der Gruppe C. Post mortem wurden am noch lebenden Tier aus allen Lungenlappen Präparate für die Licht- und Elektronenmikroskopie entnommen.

Ergebnisse und Diskussion

Zur Erfassung hämodynamischer Veränderungen haben wir mehrere Parameter analysiert. Das Herzzeitvolumen/kg KG (Abb. 1) nimmt in beiden Versuchsgruppen zum Versuchsende hin ab. Die HZV-Reduktion in der Gruppe C ist zu Versuchsbeginn ausgeprägter, ohne daß jedoch am Versuchsende ein Unterschied zur Kontrollserie statistisch gesichert werden kann.

In gleichem Umfange vermindern sich in beiden Gruppen die arterielle und venöse Sauerstofftransportkapazität, nämlich um etwa 25 % (Abb. 2). Die arterio-venöse Sauerstoffdifferenz (avDO$_2$) von durchschnittlich 3,5 ml/100 ml Blut erhöht sich bei Versuchsbeginn zunächst in der Gruppe C, erreicht aber gegen Versuchsmitte den Ausgangswert wieder. Aus der fallenden Tendenz des HZV bei unveränderter avDO$_2$ resultiert eine Abnahme des Sauerstoffverbrauches. Dies interpretieren wir als Folge der kontinuierlichen Sedierung und Muskelrelaxation.

Ein durch die HZV-Abnahme möglicher Blutdruckabfall wird durch die Erhöhung des peripheren Widerstandes kompensiert (Abb. 3). Obwohl der Anstieg der Gruppe C - analog zur stärkeren HZV-Reduktion - deutlicher ausfällt als in der Gruppe A, können am Versuchsende keine Unterschiede nachgewiesen werden. Die Differenzen sind also rein zufälliger Art. Die pulmonalen Widerstände (Abb. 3) liegen am Versuchsende in beiden Gruppen gering über den Ausgangswerten. Auch hier imponieren ein

stärkerer , jedoch nicht signifikanter Anstieg der Gruppe C sowie über-
durchschnittlich große Konfidenzintervalle zu Versuchsbeginn.

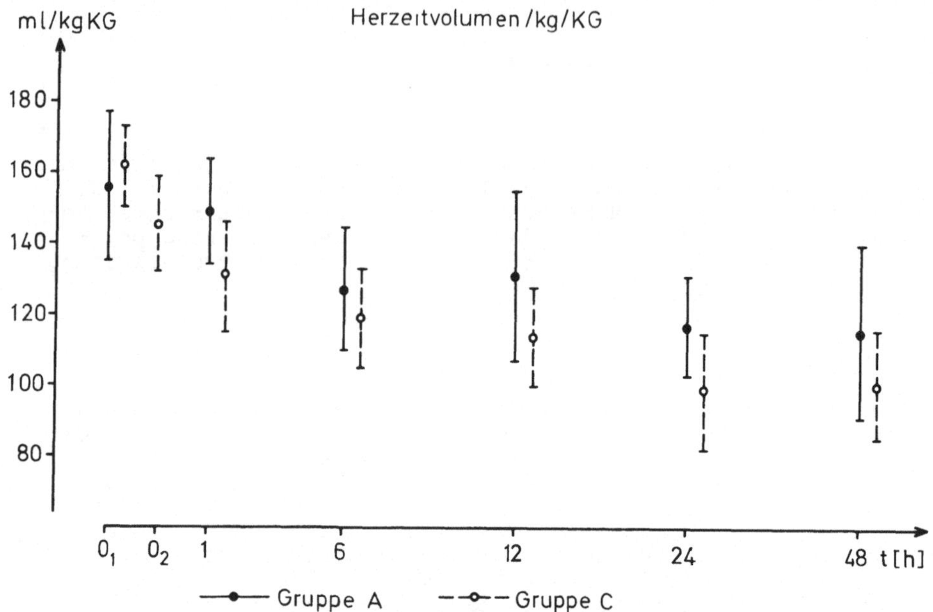

Abb. 1. Verhalten des HZV/kg KG während einer 48-stündigen Dauerbeatmung mit Sauerstoff und einem Endexspirationsdruck von 0 cm H_2O (⊢──•──⊣)
sowie einem Endexspirationsdruck von + 7,5 cm H_2O (⊢──∘──⊣). O_1 ist der
Zeitpunkt des Versuchsbeginns, O_2 der erste Wert nach Erhöhung des Endexspirationsdruckes. Dargestellt sind die Mittelwerte und 5 %-Konfidenz-
intervalle

Der zentralvenöse Druck (ZVD) steigt nach Erhöhung des Endexspirations-
druckes in der Gruppe C zunächst deutlich über den Ausgangswert an
(Abb. 4). Während des weiteren Versuchsablaufes kehrt er jedoch zur
Ausgangshöhe zurück. Am Versuchsende ist dieser Parameter in beiden
Gruppen nahezu identisch.

Hinsichtlich der hämodynamischen Veränderungen während einer PEEP-Beatmung gilt der Schluß, daß unmittelbar nach Einstellen des erhöhten
Endexspirationsplateaus das HZV abnimmt und der ZVD sowie die $avDO_2$
ansteigen. Durch körpereigene Gegenregulationsmechanismen wird jedoch
erreicht, daß sich diese Veränderungen im weiteren Versuchsablauf nicht
mehr von denen der Kontrollserie unterscheiden.

Unsere Ergebnisse in Bezug auf den spezifischen "sauerstoff-toxischen"
Effekt am Lungengewebe decken sich weitgehend mit den Befunden anderer
Autoren (6, 10). Histologisch weisen alle Lungen der unterschiedlich
behandelten Tiere ein interstitielles wie intraalveoläres Ödem auf
(Abb. 5). Die Alveolen sind teilweise von Fibrinbelägen ausgekleidet,
die Capillaren prall mit Erythrozyten gefüllt. Große Lungenpartien
sind atelektatisch. Alveolarzelldesquamation wie elektronenoptisch gesicherte Auflösung der Zellstruktur vervollständigen das Bild der
sauerstoffgeschädigten Lunge. Die Lungenmechanik ist durch eine konti-
nuierliche Abnahme der Compliance charakterisiert. Am Versuchsende ist
die Volumendehnbarkeit der Lunge in der Serie C jedoch signifikant

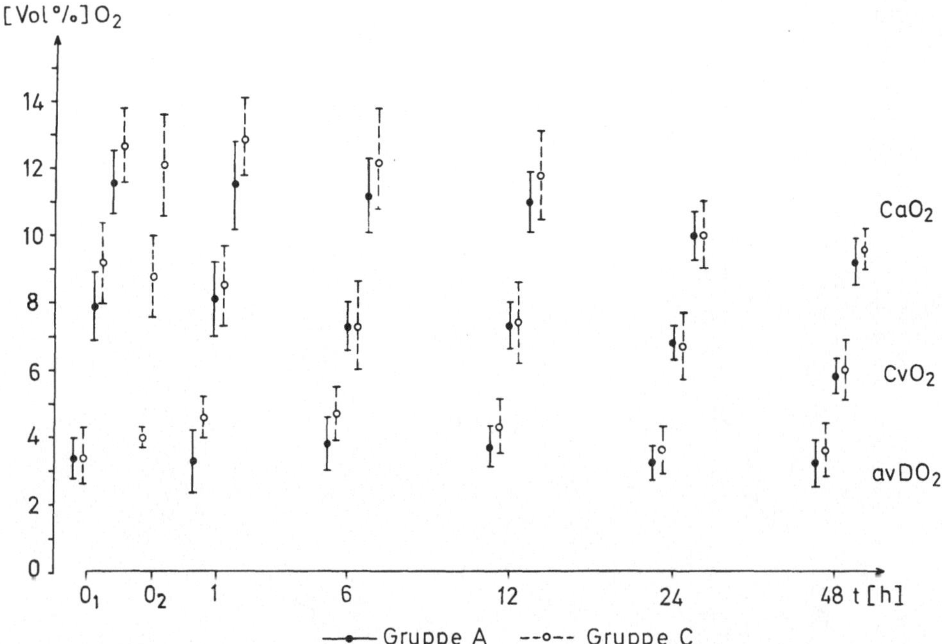

Abb. 2. Verhalten von arterieller (CaO_2) und venöser (CvO_2) Sauerstofftransportkapazität sowie der arterio-venösen Sauerstoffdifferenz ($avDO_2$)
während einer 48-stündigen Dauerbeatmung. Weitere Erklärung s. Abb. 1

besser als die der Kontrollgruppe (Abb. 6). Daß es sich bei diesen Veränderungen nicht ausschließlich um spezifische Folgen der "Sauerstoff-
toxizität" handelt, sondern sich hierzu die Folgen der Respiratortherapie addieren, dafür sprechen die unterschiedlichen Ergebnisse der beiden
Gruppen. Wie anders ließen sich sonst die differierenden Befunde interpretieren. Das erste und globalste Indiz für diese Theorie ist das signifikant niedrigere Lungengewicht der Tiere aus der Gruppe C. Die geringere Atelektasenbereitschaft und unterschiedlichen Ergebnisse der
Compliancemessung wie des Shunt-Blutvolumens (5) unterstützen die An-
sicht. Die Alveolarsepten und der Alveolarraum selbst zeigen histologisch in dieser Serie eine quantitativ geringere Ödembildung als in
der Kontrollgruppe. Eine mögliche Erklärung ist die Reduktion von ober-
flächenaktiver Substanz (2). Über eine daraus resultierende erhöhte
Oberflächenspannung kommt es zu einer Flüssigkeits- und Eiweißexsuda-
tion aus dem Intravasalraum in das Interstitium und die Alveole. Unter
einer Beatmung mit positivem Endexspirationsdruck wird die Oberflächen-
aktivität der Alveole quantitativ geringer beeinflußt und damit die
Ödembildung vermindert. Weitere mögliche theoretische Überlegungen
zielen auf eine gestörte Lymphdrainage ab (4, 9). Ihre Ursachen und
Kausalzusammenhänge sind für uns noch nicht überschaubar. Die Klärung
bleibt das Ziel einer zukünftigen Versuchsanordnung.

Für therapeutische Belange dürfen wir aus unseren Ergebnissen folgern,
daß eine Beatmung mit positivem Endexspirationsdruck nicht die ultima
ratio darstellen sollte, sondern auch in vielen Fällen als eine pro-
phylaktische Maßnahme angesehen werden kann (8). Die primäre negative
Auswirkung auf die Hämodynamik wird zumindest bei cardial Gesunden
schnell durch körpereigene Regulationsmaßnahmen überspielt. Die Vorteile, nämlich der günstige Einfluß auf die Lungenmechanik und

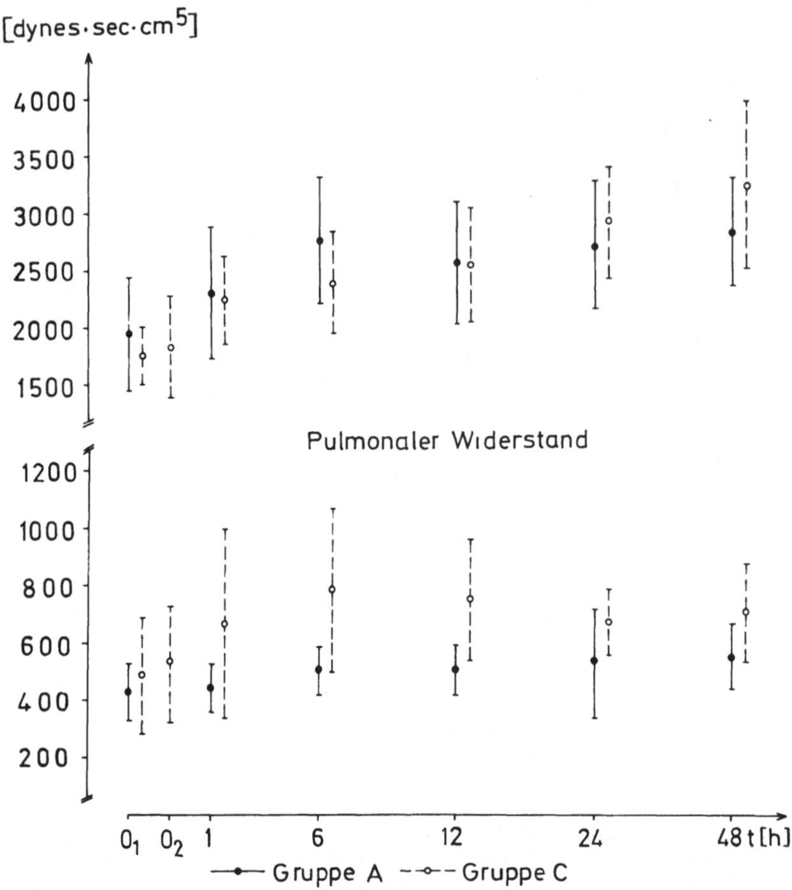

Abb. 3. Verhalten von peripherem und pulmonalem Gefäßwiderstand während einer 48-stündigen Dauerbeatmung. Weitere Erklärung s. Abb. 1

-morphologie überwiegen. Wir glauben, daß dies nicht nur im Rahmen einer reinen Sauerstoffbeatmung Gültigkeit hat sondern auch für eine Beatmung mit Raumluft (7).

Zusammenfassung

Unmittelbar nach Einschalten eines erhöhten endexspiratorischen Druckplateaus ist die Hämodynamik durch eine HZV-Abnahme und durch einen Anstieg des ZVD und der avDO$_2$ charakterisiert. Im weiteren Versuchsablauf gleichen sich die Werte denen nach einer IPP-Beatmung an. Auch die übrigen Meßdaten, wie Gefäßwiderstand und Sauerstofftransportkapazität, unterscheiden sich am Versuchsende nicht. Die Lungencompliance verringert sich während einer PEEP-Beatmung signifikant weniger, das Lungengewicht ist deutlich niedriger. Die histologischen Befunde entsprechen qualitativ einer "Sauerstofflunge", doch sind die Veränderungen quantitativ geringer als nach einer IPP-Beatmung.

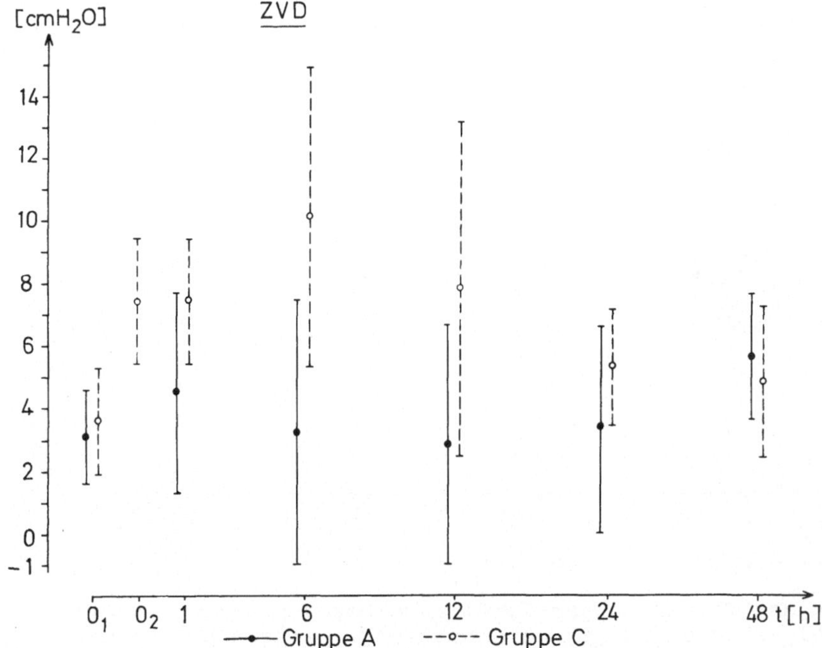

Abb. 4. Verhalten des zentralvenösen Druckes (ZVD) während einer 48-
stündigen Dauerbeatmung. Weitere Erklärung s. Abb. 1

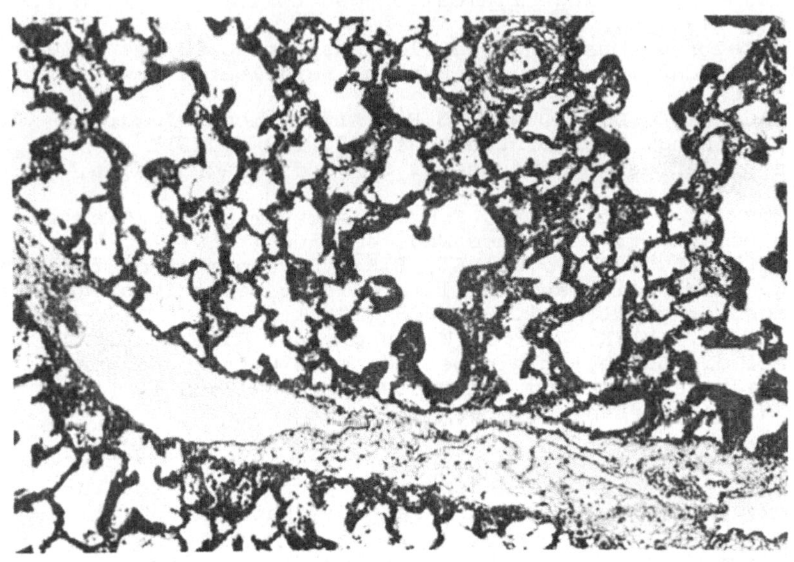

Abb. 5. Histologischer Schnitt (135-fache Vergrößerung) aus rechtem
Mittellappen (Tier Nr. 9 A). Im linken oberen Bildrand teilweise von
hyalinen Membranen ausgekleidete Alveolen, rechts oben ödematös ver-
breiterte Septen, am Bildunterrand Lymphektasie mit Lymphödem

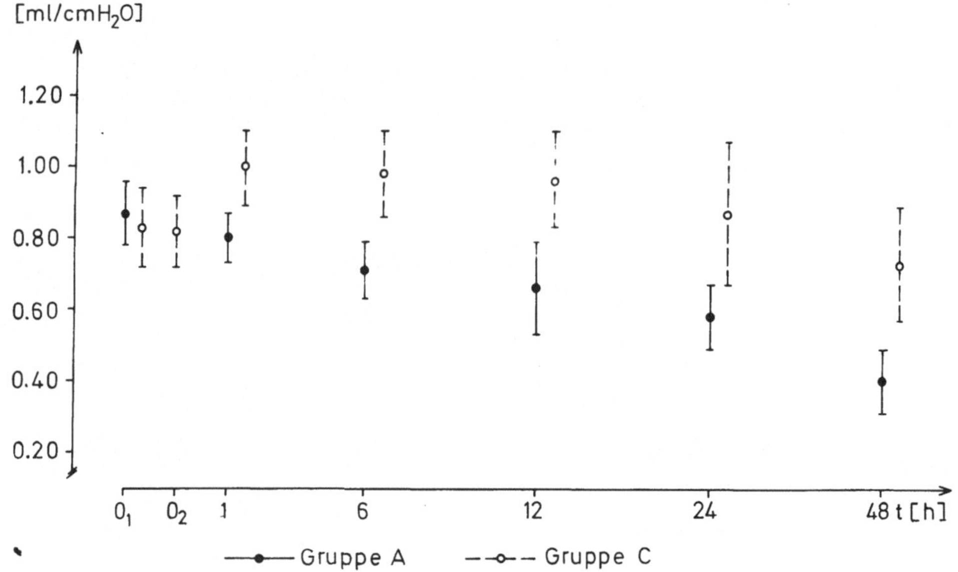

Abb. 6. Verhalten der Thorax-Lungen-Compliance bezogen auf kg Körpergewicht während einer 48-stündigen Dauerbeatmung. Weitere Erklärung s. Abb. 1

Literatur

1. BEAN, J.W.: Factors influencing clinical oxygen toxicity. Ann. N.Y. Aca. Sci. 117, 745 (1965).
2. BENZER, H.: Respiratorbeatmung und Oberflächenspannung in der Lunge. Anaesthesiology and Resuscitation 38. Berlin, Heidelberg, New York: Springer Verlag 1969.
3. COLLIER, C.R., HACKNEY, J.D., ROUNDS, D.E.: Alterations of surfactant in oxygen poisoning. Dis. of the chest 48, 233 (1965).
4. FÖLDI, M.: Erkrankungen des Lymphsystems. S. 90 ff. Baden-Baden, Brüssel: Wizzstrock-Verlag 1971.
5. GUPTA, R.K., WINTER, P.M., LANPHIER, E.H.: Histochemical studies in pulmonary oxygen poisoning. Aerospace Med. 40, 500 (1969).
6. KISTLER, G.S., CALDWELL, P.R.B., WEIBEL, E.R.: Development of fine structural damage to alveolar and capillary lining cells in oxygen-poisoned rat lungs. J. cell. Biol. 32, 605 (1967).
7. REINEKE, H., GALLE, J., DICK, W.: Die Wirkung einer Dauerbeatmung mit Sauerstoff auf die Lunge - tierexperimentelle Untersuchungen am Schwein. Vortrag: Jahrestagung der Deutschen Gesellschaft für Anaesthesie und Wiederbelebung, Hamburg 1972.
8. REINEKE, H., DICK, W., GALLE, J., DÖLP, R.: Cardiovascular and pulmonary reactions of animals to prolonged intermittent positive pressure ventilation and positive endexpiratory pressure ventilation with pure oxygen. Vortrag: 11. Kongreß der Skandinav.Ges.f. Anaest.Reykjavik 4.-6.7.1973.
9. SAMPSON, J.S., LEEDS, S.E., UHLEY, H.N., FRIEDMANN, M.: Studies of lymph flow and changes in pulmonary structures as indices of circulatory changes in experimental pulmonary edema. Israel. J. Med. Sci. 5, 826 (1969).
10. YAMAMOTO, E., WITTNER, M., ROSENBAUM, R.M.: Resistance and susceptibility to oxygen toxicity by cell types of the gas-blood barrier of the rat lung. Amer. J. Path. 59, 409 (1970).

Der Vortrag Nr. 31, G. BENZ, K. FALKE, H.N. HERDEN und P. LAWIN: "Die Verwendung der inspiratorisch-arteriellen Sauerstoffpartialdruck-Differenz (I-aDO$_2$) zur Trendbeobachtung akuter Lungenerkrankungen", ist ausgefallen.

Vortrag Nr. 32

DER EINFLUSS DES INSPIRATORISCHEN DRUCKVERLAUFES AUF DIE ARTERIELLEN
BLUTGASWERTE NARKOTISIERTER UND BEATMETER PATIENTEN

Von G. Kreienbühl und H. Müller

Es ist bekannt, daß Kreislauf- und Atmungsparameter durch Atemfrequenz,
Atemzugsvolumen und das Verhältnis von In- und Exspiration verändert
werden (1, 2, 4, 7, 8). Hingegen ist nicht sicher bekannt, ob die Blutgaswerte durch den Verlauf der inspiratorischen Druckkurve beeinflußt
werden, wenn die oben erwähnten Größen, also die Frequenz, das Atemzugsvolumen und das Verhältnis von In- und Exspiration konstant gehalten
werden. Wir haben diese Frage an jüngeren, lungengesunden Patienten,
die sich einer Wahloperation unterziehen mußten, untersucht.

Methodik

Die Narkose wurde mit Thiopental eingeleitet, die Intubation wurde mit
Succinylcholin erleichtert. Die Patienten wurden mit einem Luft-Halothanegemisch beatmet. Zur weiteren Muskelrelaxation verwendeten wir
Alcuronium. Jeder Patient erhielt während der Untersuchung 500 ml eines
Plasmaexpanders (Physiogel SRK) infundiert. Halothane wurde aufgrund   ·
klinischer Kriterien dosiert. Die Konzentration betrug in der Regel etwa
1 Vol% und wurde während der Untersuchung bei einem gegebenen Patienten
nicht mehr verändert. Wir beatmeten mit dem Elema-Schönander-Servoven-
tilator (5) mit einer Frequenz von 20/min. und einem konstanten Atemminutenvolumen. Nachdem der Patient klinisch 20 Minuten in einem Steady
State war, wurden Blutgasanalysen (AVL-Gas-Check) durchgeführt (3), der
Beatmungstyp geändert und nach weiteren 20' wieder Blutgasanalysen
durchgeführt.

Folgende zwei Beatmungstypen wurden untersucht:
1. Konstanter Flow während 30 % eines Atemzyklus, anschließend Exspiration (= Beatmung ohne Plateau).
2. Konstanter Flow während 15 % eines Atemzyklus, inspiratorische Pause
   von 15 % (= Beatmung mit Plateau), anschließend Exspiration.

Folgende Werte wurden während der Untersuchung auf einem Offnerschrei-
ber registriert (Abb. 1):
1. Der arterielle Blutdruck in der A. radialis über Statham P 23 -
   Druckwandler gemessen
2. EKG Ableitung II
3. Der zentralvenöse Druck über einen peripheren perkutanen Venenkathe-
   ter, ebenfalls mit Statham-Druckwandler gemessen
4. Das Exspirationsvolumen. Dazu wurde das aus dem exspiratorischen
   Pneumotachographen des Respirators stammende Flowsignal im Offner-
   schreiber elektronisch integriert. Die Linearität und die Reproduzierbarkeit dieses integrierten Signals wurde mit einer Gasuhr geprüft.
5. Der Beatmungsdruck auf Höhe des Tubusansatzes, ebenfalls mit einem
   Statham-Druckwander gemessen.

Es wurden je 12 Patienten in Rückenlage und in linker Seitenlage untersucht. Die Reihenfolge der beiden Beatmungstypen wurde alterniert, um
reine Zeiteffekte der Beatmung aufzuheben.

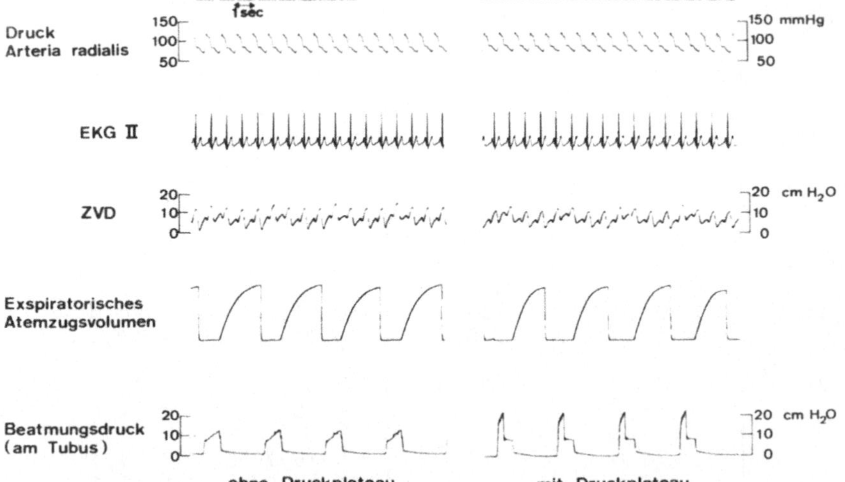

Abb. 1. Volumenkonstante Beatmung. Elema-Schönander Servoventilator

Resultate

Außer dem $PaCO_2$ unterscheiden sich alle gemessenen Parameter in den
beiden Versuchsserien mit den zwei Beatmungstypen nicht signifikant
(Tabelle 1 und Abb. 2). Der $PaCO_2$ sinkt in Rückenlage von 37 auf 35 mm
Hg, in Seitenlage von 41 auf 38 mm Hg, wenn mit Plateau beatmet wird.
Diese Veränderungen sind zwar statistisch hochsignifikant, klinisch
aber zweifellos irrelevant.

Diskussion

Bei dem verwendeten Luft-Halothanegemisch müßten sowohl Änderungen des
intrapulmonalen Shunts wie auch Änderungen der Verteilung (Verteilungsstörungen) die arteriellen Sauerstoffparameter PO_2 und Sättigung beeinflussen. Durch Untersuchungen in Seitenlage haben wir eine Vertei-
lungsstörung zwischen oberer und unterer Lunge herbeigeführt. Bei gleichem Beatmungstyp unterscheiden sich denn auch die Sauerstoffparameter
der Patienten in Rückenlage signifikant von jenen in Seitenlage
($p < 0.02$). Aber auch in Seitenlage kommt es durch die Einführung des
Plateaus zu keiner signifikanten Veränderung von PaO_2 und Sättigung.

Wie kann die geringe, aber gesicherte Abnahme des $PaCO_2$ durch Beatmen
mit einem Plateau erklärt werden? Diese Zunahme der alveolären Ventilation ist in einem gewissen Sinne ein Artefakt; denn sie beruht zum
mindesten teilweise darauf, daß bei Beatmung mit Plateau der endin-
spiratorische Druck kleiner ist als bei Beatmung ohne Plateau. Damit
muß natürlich die Ventilation des Patienten zunehmen. Bei dem von uns
verwendeten Servoventilator betrug das Kompressionsvolumen 3 ml/cm H_2O.

Daneben ist aber noch eine zweite Hypothese zu diskutieren. KNELSON
et al. (6) haben am Hund gezeigt, daß bei volumen- und frequenzkon-
stanter Beatmung die Verlängerung der Inspiration durch eine inspiratorische Pause zu einer Zunahme der alveolären Ventilation führt. Diese
Zunahme der alveolären Ventilation kann ohne Zuhilfenahme von Vertei-
lungs- und Diffusionsstörungen durch ein Ein-Kompartimentmodell erklärt
werden, indem beim Plateau eine größere Mischzeit und ein größeres

Tabelle 1. Vergleich von Kreislauf und Atmungsparametern bei Beatmung ohne und mit inspiratorischem Plateau

	Rückenlage N = 12		Seitenlage N = 12	
Alter (Median- + Extremwerte	27,5 (21-68)		31,5 (22-59)	
Mittelwerte + Standardabweichung				
A. radialis syst. mm Hg	98,3 $\pm$ 6,9	97,1 $\pm$ 8,1	93,3 $\pm$ 10,3	90,4 $\pm$ 10,1
diast.	62,1 $\pm$ 6,2	63,3 $\pm$ 7,2	63,7 $\pm$ 5,7	60,4 $\pm$ 4,0
Pulsfrequenz -1	84,0 $\pm$ 12,7	83,7 $\pm$ 16,0	76,7 $\pm$ 12,6	78,3 $\pm$ 15,1
ZVD cmH_2O	5,9 $\pm$ 2,8	6,3 $\pm$ 2,8	7,9 $\pm$ 2,0	8,3 $\pm$ 2,3
P Tubus cmH_2O	2,1 $\pm$ 0,5	2,3 $\pm$ 0,6	2,3 $\pm$ 0,6	2,8 $\pm$ 0,5
pHa	7,43 $\pm$ 0,05	7,43 $\pm$ 0,05	7,37 $\pm$ 0,06	7,39 $\pm$ 0,06
$PaCO_2$ mm Hg	37,2[+] $\pm$ 4,3	35,2 $\pm$ 3,8	40,5[++] $\pm$ 4,7	37,6 $\pm$ 4,6
PaO_2 mm Hg	85,3 $\pm$ 13,7	84,7 $\pm$ 14,3	68,8 $\pm$ 12,5	70,9 $\pm$ 12,7
SaO_2 %	95,9 $\pm$ 1,5	96,1 $\pm$ 1,6	93,6 $\pm$ 2,6	94,3 $\pm$ 2,4
BE mAeq/l	+ 0,2 $\pm$ 2,6	- 0,4 $\pm$ 2,7	- 1,7 $\pm$ 2,1	- 1,4 $\pm$ 1,8

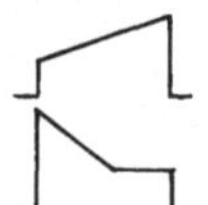

Beatmung ohne Plateau

Beatmung mit Plateau

+ $p < 0.05$
++ $p < 0.005$ (t-Test für Paardifferenzen)

Mischvolumen zur Verfügung steht. Dasselbe Argument gilt auch für unsere Versuchsanrodnung.

Zusammenfassung

Bei Beatmung mit konstantem Volumen, konstanter Frequenz und konstantem Verhältnis Inspiration/Exspiration führt das inspiratorische Druckplateau bei lungengesunden, narkotisierten und relaxierten Patienten zu keiner Verbesserung der arteriellen Oxygenierung. Es kommt lediglich zu einer klinisch irrelevanten, wenn auch statistisch gesicherten Verbesserung der alveolären Ventilation. Dies gilt sowohl in Rücken- wie

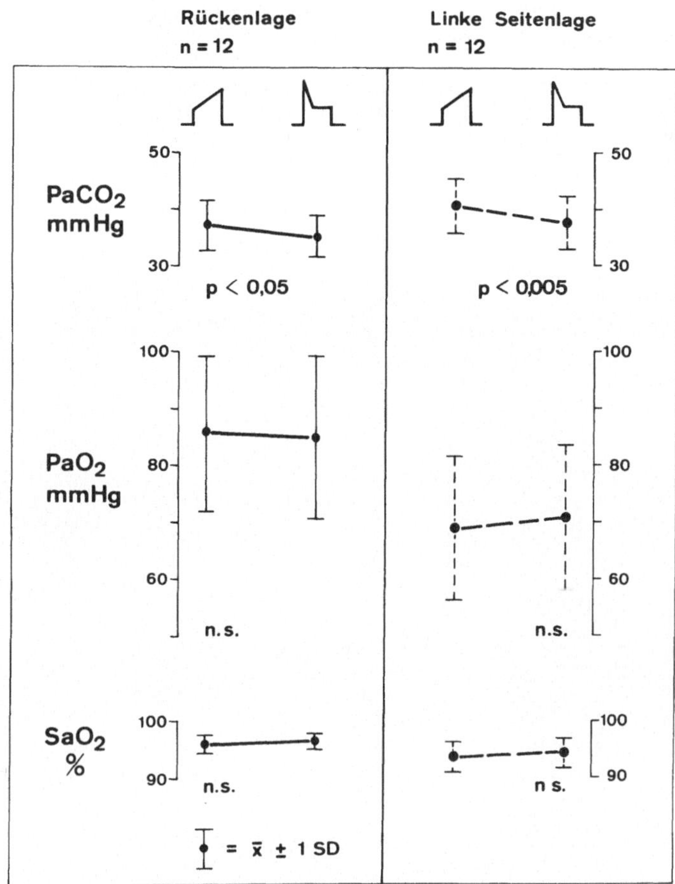

Abb. 2. Volumenkonstante Ventilation mit Elema-Schönander Servoventilator

in Seitenlage. Mit BERGMAN (1) kommen wir zum Schluß, daß der Verlauf der Druckkurve eines Narkose-Respirators bei Lungengesunden irrelevant ist, solange der Respirator überhaupt eine adäquate alveoläre Ventilation ermöglicht.

Literatur

1. BERGMAN, N.A.: Effects of Varying Respiratory Waveforms on Gas Exchange. Anesthesiology 28, S. 390-395 (1967).
2. COPPER, E.A.: Physiological Dead Space in passive Ventilation. Anesthesia 22, S. 90-100, S. 199-219 (1967).
3. HALDEMANN, G., SCHAER, H.: Der Gas-Check AVL, ein neuer Mikroblutgasanalysator. Der Anästhesist 20, S. 267-268 (1971).
4. HEDLEY-WHYTE, J., LAVER, M.B., BENDIXEN, H.H.: Effect of Changes in tidal ventilation on physiologic shunting. Am.J.Physiol. 206, S. 891-897 (1964).
5. INGELSTEDT, S., JONSON, B., NORDSTROM, L., OLSSON, S.G.: A servo controlled Ventilator measuring expired minute volume, airway flow and pressure. Acta Anaesthesiologica Scandinavica Supplementum 47, S. 7-28 (1972).

6. KNELSON, J.H., HOWATT, W.F., DE MUTH, G.R.: Effect of Respiratory Pattern on Alveolar Gas Exchange. J. Appl. Physiol. $\underline{29}$ (3), S. 328-331 (1972).
7. NORDSTROM, L.: Haemodynamic Effects of Intermittent Positive-Pressure Ventilation with and without End-Inspiratory Pause. Acta Anaesthesiologica Scandinavica Supplementum $\underline{47}$, S. 29-56 (1972).
8. NUNN, J.F.: Applied Respiratory Physiology. S. 131, London 1969.

EINFLUSS EINES APPARATIVEN TOTRAUMES (500 ML) AUF DEN ARTERIALISIERUNGS-EFFEKT IN DER LUNGE

Von H. Günther, H. Schäfer und W. Erdmann

Die Vergrößerung des physiologischen Totraumes durch einen zusätzlichen apparativen Totraum führt zu einer Zunahme der Ventilationsgröße. Dieser Befund wurde erstmals von GAD (1880) erhoben und später von einer Reihe von Autoren bestätigt (ROSSIER u. BLICKENSTORFER 1946, BOUHUYS u. Mitarb. 1957, GIEBEL 1969, JONES u. Mitarb. 1971, GÜNTHER u. Mitarb. 1974). Ziel dieser Arbeit ist es, den Einfluß eines apparativen Totraumes von 500 ml auf den Gaswechsel in der Lunge an 8 gesunden, jugendlichen Probanden zu untersuchen. Dabei sollte vor allem geklärt werden, wie sich das Vorhandensein des Totraumes bei unterschiedlichen Gasaustauschbedingungen in der Lunge (Hypoxie, körperliche Belastung) auswirkt. Zur Abgrenzung eines Totraumeffektes dient eine Kontrolluntersuchung an 6 Probanden, bei denen der meßtechnisch notwendige apparative Totraum lediglich 48 ml beträgt.

Im Versuchsablauf wird beiden Versuchsgruppen nach einer Luftatmungsphase inspiratorisch ein Hypoxiegemisch (16 Vol% O_2 in N_2) angeboten. Nachfolgend wird stufenweise eine steigende körperliche Belastung (Zeitdauer jeweils 3 Minuten) auf einem Fahrradergometer (Ergotest, Fa. Jaeger) von 100, 200 und 300 Watt gefordert. Es folgt eine Erholungsphase mit Atmung des Hypoxiegemisches. Während der Untersuchungen werden fortlaufend die O_2- und CO_2-Konzentrationen in der Atemluft mit Hilfe eines Massenspektrometers (Mat-M_3, Fa. Krupp) gemessen und mit einem Kompensationsschreiber (Fa. Höfler) registriert. Gleichzeitig werden die O_2- und CO_2-Partialdrucke sowie die pH-Werte aus dem Ohrläppchenblut in Abständen von 1-2 Minuten mit dem IL-Gasanalysator (Fa. Instrumentation Laboratory) bestimmt. Die benötigten Gas- und Eichgemische werden in der Apparatur nach SCHOLANDER (1947) analysiert, der SB-Status aus dem Nomogramm nach THEWS (1967) bestimmt. Die Untersuchung führt zu folgenden <u>Ergebnissen</u>:

Die Messwerte der Totraum- und Kontrollgruppe für die endexspiratorischen und arteriellen O_2-Drucke (PE_{O2} und Pa_{O2}) über der Versuchszeit sind in Abb. 1 zusammengestellt. Die Mittelwerte zeigen in Ruhe bei Luft- und Hypoxieatmung sowie bei den ersten Belastungsstufen (100 und 200 Watt) einen gleichartigen Verlauf. Der arterielle und endexspiratorische P_{O2} fallen unter Hypoxieatmung steil ab, um bei einer zusätzlichen Belastung nur noch um 10 mmHg abzusinken. Erst in der 300 Watt Belastungsstufe und in der Erholungsphase ergeben sich Unterschiede zwischen den Gruppen, die vor allem in der Größe der endexspiratorisch-arteriellen P_{O2}-Differenz zum Ausdruck kommt.

In Abb. 2 sind die mittleren alveolo-arteriellen P_{O2}-Differenzen (AaD_{O2}) über der Versuchszeit dargestellt. Während unter Luftatmung, unter Hypoxieatmung und unter leichter Belastung die AaD_{O2} für die Totraum- und Kontrollgruppe gleich verläuft, ergibt sich am Ende der Belastung für die Totraumprobanden eine doppelt so große AaD_{O2}.

Die Mittelwerte für den endexspiratorischen und den arteriellen CO_2-Partialdruck (PE_{CO2}, Pa_{CO2}) der beiden Versuchsgruppen zeigt Abb. 3. Beide Kollektive weisen, ausgehend vom Luftatmungswert in Ruhe, eine Abnahme des CO_2-Druckes bei der Hypoxieatmung und einen mehr oder weniger starken Anstieg in der Belastungsphase auf, um in der Erholungsphase erneut abzufallen.

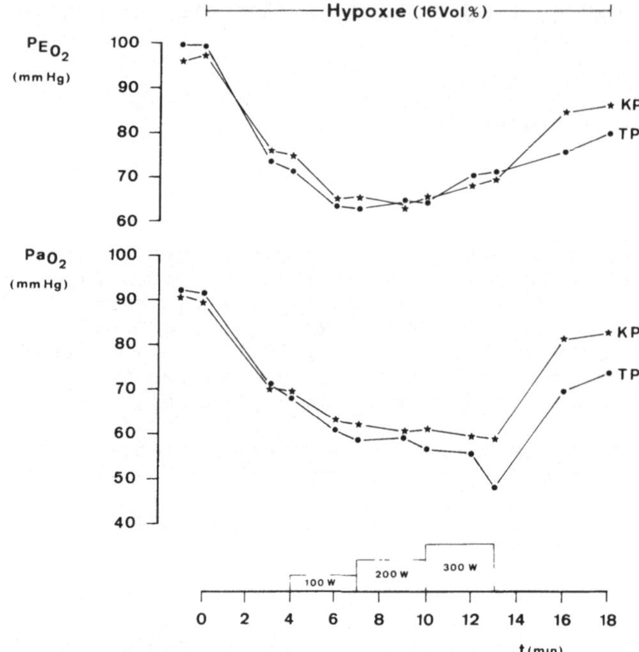

Abb. 1. Mittlere endexspiratorische und arterielle O_2-Partialdrucke (PE_{O2}, Pa_{O2}) bei Luft- und Hypoxieatmung in Ruhe und bei zusätzlicher körperlicher Belastung. KP - Kontrollprobanden, Totraum 48 ml; TP - Totraumprobanden, Totraum 500 ml

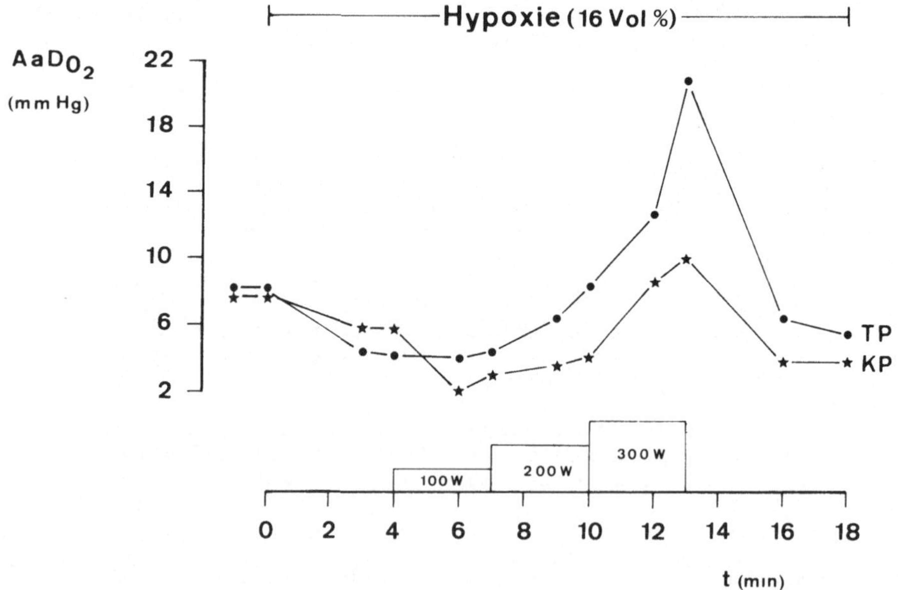

Abb. 2. Mittlere alveolo-arterielle O_2-Partialdruckdifferenz (AaD_{O2}) bei Luft- und Hypoxieatmung in Ruhe und bei körperlicher Belastung. KP - Kontrollprobanden, Totraum 48 ml; TP- Totraumprobanden, Totraum 500 ml

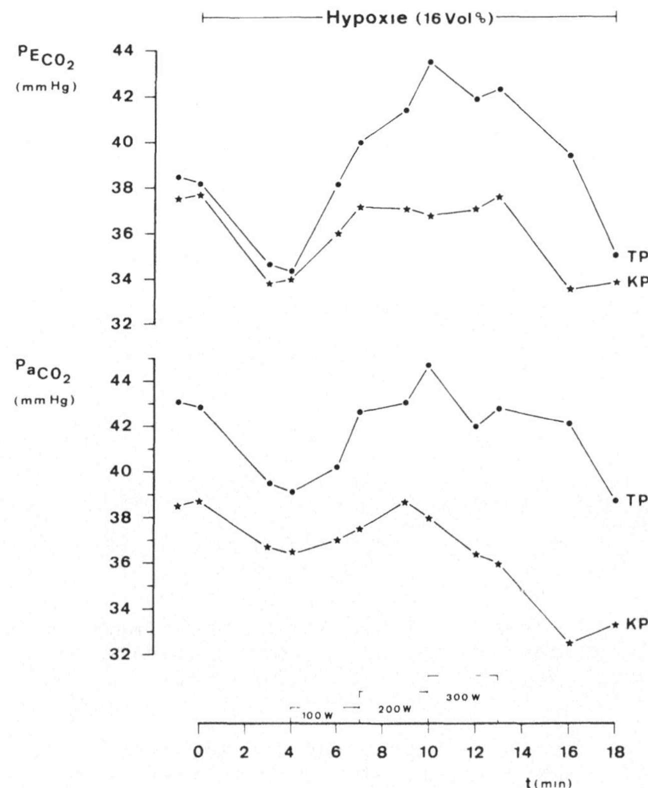

Abb. 3. Mittlere endexspiratorische und arterielle CO_2-Partialdrucke (PE_{CO2}, Pa_{CO2}) unter den Versuchsbedingungen. KP - Kontrollgruppe, Totraum 48 ml; TP- Totraumprobanden, Totraum 500 ml

Dabei liegen sowohl die endexspiratorischen (PE_{CO2}) als auch vor allem die arteriellen CO_2-Drucke (Pa_{CO2}) der Totraumgruppe (TP) erheblich über denen der Kontrollgruppe (KP). Besonders auffällig ist der Anstieg des Pa_{CO2} und des PE_{CO2} bei der Totraumgruppe in der Belastungs- und Erholungsphase, d.h. unter erschwerten Gasaustauschbedingungen in der Lunge.
In der letzten Abbildung (Abb. 4) sind die Ergebnisse für den Säure-Basen-Status (SBS) der Totraumgruppe nach einem Vorschlag von SIGGAARD-ANDERSEN (1960) in Abhängigkeit von der Zeit aufgeführt. Es findet sich bis zur 10. Versuchsminute keine wesentliche Änderung des Säure-Basen-Status. Während der 300 Watt Belastung und in der Erholungsphase entwickelte sich eine nicht kompensierte metabolische Azidose. Im Gegensatz zum Totraumkollektiv fand sich bei der KP-Gruppe, wie die Pa_{CO2}-Werte zeigen (vgl. Pa_{CO2} - KP, Abb. 4), eine respiratorische Kompensation der Arbeitsazidose.

Diskussion

Frühere Untersuchungen von LILJESTRAND (1918), BLICKENSTORFER (1947), STANNARD u. RUSS (1948), BARNETT u. PETERS (1960) und GIEBEL (1969) haben gezeigt, daß unter Ruhebedingungen ein zusätzlicher apparativer Totraum (100 ml) zu einem Anstieg des Atemminutenvolumens (AMV) führt. Der AMV-Anstieg wird hervorgerufen durch eine Zunahme und vermehrte

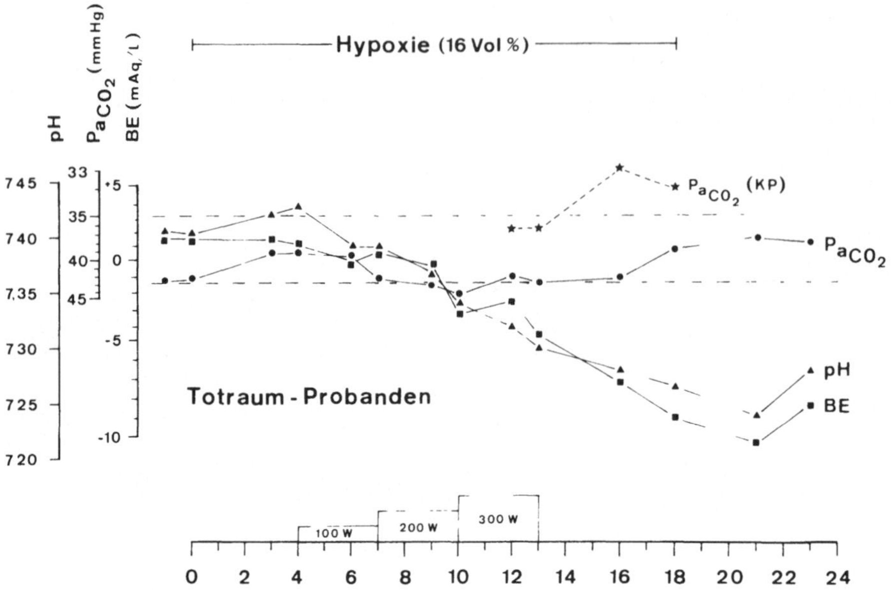

Abb. 4. Der Säure-Basen-Status (pH, pa_{CO_2}, BE) bei Atmung und einem apparativen Totraum von 500 ml bei den verschiedenen Versuchsbedingungen. Eingetragen sind ferner die Pa_{CO_2}-Werte der Kontrollgruppe

Oszillation der arteriellen CO_2-Drucke, bedingt durch die Rückatmung der CO_2-reichen Tubenluft (LILJESTRAND, 1918). Hieraus resultiert ein vermehrtes Ansprechen der Chemoreceptoren (FENNER u. Mitarb. 1968, GOODE u. Mitarb. 1969). Da die alveoläre Ventilation, die neben der Perfusion und Diffusion für den Gasaustausch in der Alveole verantwortlich ist, von der Größe des Atemzugvolumens und der Größe des funktionellen Totraumes abhängt, kann eine tubenbedingte Ventilationssteigerung nur dann zu einer ausreichenden alveolären Belüftung führen, wenn die Zunahme des Atemminutenvolumens die zusätzliche Totraumventilation voll kompensiert (GÜNTHER 1974). Dabei ist zu bedenken, daß ein Anstieg des AMV mit einer Zunahme der Atemfrequenz einhergeht, eine Steigerung der Atemfrequenz aber eine relative Zunahme der Totraumventilation an der Gesamtventilation zur Folge hat. Während der O_2-Austausch in der Lunge bei einem artifiziellen Totraum von 500 ml erst unter extremen Bedingungen einer Hypoxie und körperlichen Maximalbelastung verschlechtert wird, fanden wir bereits unter Normbedingungen bei der Tubenatmung einen Anstieg der CO_2-Drucke, der ausschließlich auf den apparativen Totraum zurückzuführen ist. Die Rückatmung der CO_2-reichen Totraumluft und das verminderte Ventilations-Perfusionsverhältnis bei Tubenatmung verhindert insbesonders bei erschwerten Gasaustauschbedingungen in der Lunge eine ausreichende Abgabe der anfallenden Kohlensäure. Diesen Effekt der Erhöhung der Pa_{CO_2}-Werte bei unveränderten O_2-Partialdrucken im Blut kann man sich bei einer notwendigen artifiziellen Hyperventilation zu Nutze machen. Häufig wird bei einer apparativen Beatmung infolge einer Diffusionsstörung in der Lunge (z.B. hyaline Membranen des Frühgeborenen) eine ausreichende Sauerstoffsättigung des Blutes nur erreicht durch eine alveoläre Hyperventilation mit Sauerstoff. Wegen der besseren Diffusionseigenschaften des CO_2 führt jedoch die alveoläre Überbelüftung zu einer Hypocapnie und damit zu einer ausgeprägten respiratorischen Alkalose. Eine solche Störung des SB-Status kann mit einem zusätzlichen apparativen Totraum von ca. 5-10 ml pro kg Körpergewicht, ohne Erniedrigung des arteriellen P_{O_2} verhindert bzw. beseitigt werden.

Literatur

BARNETT, T.B., PETERS, R.M.: Unanaesthetized dogs with increased respiratory dead space. J. appl. Physiol. 15, 838-843 (1+60).
BOUHUYS, A., JÖNSSON, R., LUNDIN, G.: Influence of dead space on pulmonary ventilation. Acta physiol. scand. 89, 105-120 (1957).
FENNER, A., JANSSON, E.H., AVERY, M.E.: Enhancement of the ventilatory
response to carbon dioxide by tube breathing. Resp. Physiol. 4, 91-100
(1968).
GAD, J.: Die Regulierung der normalen Atmung. Arch. Anat. Physiol. 4,
1-32 (1880).
GIEBEL, O.: Über das Verhalten von Ventilation, Gasaustausch und Kreislauf bei Patienten mit normalem und gestörtem Gasaustausch unter künstlicher Totraumvergrößerung. Anaesthesiologie u. Wiederbelebung, Vol
41, Berlin-Heidelberg-New York: Springer 1969.
GÜNTHER, H., METZGER, H., THEWS, G., VOGEL, H.R.: Einfluß eines apparativen Totraums bei trainierten und untrainierten Versuchspersonen auf
die Atem- und Blutgase unter Hypoxie und körperlicher Belastung. Europ.
J. appl. Physiol. 32, 1-11 (1974).
GOODE, R.C., BROWN, E.B., HOWSON, M.G., CUNNINGHAM, D.J.C.: Respiratory
effects of breathing down a tube. Resp. Physiol. 6, 343-359 (1969).
JONES, N.L., LEVINE, G.B., ROBERTSON, J.G., EPSTEIN, S.W.: The effect
of added dead space on pulmonary response to exercise. Respiration 28,
389-398 (1971).
LIJESTRAND, G.: Untersuchungen über die Atmungsarbeit. Skand. Arch.
Physiol. 35, 199-276 (1918).
ROSSIER, P.H., BLICKENSTORFER, E.: Espace mort et hyperventilation.
Helv. med. Acta 13, 328-331 (1946).
SIGGAARD-ANDERSEN, O.: A graphic representation of changes of the acid-
base-status. Scand. J. clin. Lab. Invest. 12, 311-314 (1960).
STANNARD, J.N., RUSS, E.M.: Estimation of critical dead space in re-
spiratory protective devices. J. appl. Physiol. 1, 326-332 (1948).
THEWS, G.: Ein Nomogramm für die O_2-Abhängigkeit des Säure-Basen-Status
im menschlichen Blut. Pflügers Arch. ges. Physiol. 296, 212-221 (1967).

Vortrag Nr. 34

SALBUTAMOL - VENTOLIN ᴿ - ZUR BEHANDLUNG BRONCHOSPASTISCHER ZUSTÄNDE
BEI BEATMUNGSPATIENTEN

Von O. Möhlenhof, J. Teichmann und J. Kontokollias

Häufig erschweren Sekretretention und Bronchokonstriktion die Beatmung,
da sie eine Verschlechterung der Compliance bedeuten. Obwohl beide
Symptome leicht zu erkennen sind, sowohl durch Auskultation als auch
an der Veränderung des Beatmungsdruckes bzw. der Beatmungsfrequenz -
je nach verwendetem Respirator - kann die Behandlung Schwierigkeiten
bereiten, wenn es nicht gelingt, das Sekret aus der Lungenperipherie
in die größeren Bronchien zu befördern bzw. wenn der Anwendung bron-
cholytischer Medikamente Grenzen gesetzt sind.

Eine Zunahme des Bronchomotorentonus bei Beatmungspatienten, bei denen
keine hypererge Reaktionslage der Bronchialschleimhaut vorliegt, muß
als beatmungsbedingt angesehen werden. Mögliche und unserer Erfahrung
nach häufige Ursachen dieser Bronchokonstriktion sind: Rückstände von
Desinfektionsmitteln in den Beatmungsschläuchen, zu kaltes bzw. wasser-
dampfübersättigtes Beatmungsgas, alveoläre Hypokapnie, am häufigsten
wohl Sekretretention in den kleineren Bronchien. Jede dieser Ursachen
kann die Beatmung verschlechtern und zur Beatmungsinsuffizienz führen;
eine frühzeitige Behandlung ist also notwendig.

Es soll über die medikamentöse Behandlung dieser Bronchospastik berichtet werden. Seit langem werden in der Therapie des Asthmatikers und
Emphysematikers bronchodilatatorische Medikamente benutzt, die sich vom
Adrenalin, dem physiologischen und noch immer stärksten Vertreter der
Gruppe, ableiten. Salbutamol, ein Broncholytikum vom Adrenalin-Typ
(Abb. 1), hat seine stärkste Wirkung auf die Bronchialmuskulatur, eine
geringe auf die Uterus- und Gefäßmuskulatur. Bei intrabronchialer Applikation sollen bereits 200 µg einer oralen Dosis von 4.0 mg wirkungs-
gleich sein.

Da wir in unserer Klinik präventiv eine broncholytische Behandlung bei
Beatmungspatienten durchführen, haben wir an zehn unausgewählten, anamnestisch nicht mit Asthma bronchiale oder obstruktivem Emphysem vor-
belasteten Patienten die Wirkung von Salbutamol untersucht, nachdem
diese Patienten seit mehreren Tagen beatmet und behandelt worden waren.
Die Tabelle 1 zeigt die Übersicht über das Patientengut, das Alter,
die Diagnosen, die Zahl der Beatmungstage bis zum Zeitpunkt der Untersuchung und die statischen Compliance-Werte vor bzw. fünf und dreißig
Minuten nach der Salbutamol-Applikation.

Methodik

Die mit dem Bird-Mark-8-Respirator beatmeten Patienten wurden relaxiert.
Über den Mikrovernebler wurde ein Milliliter Salbutamol-Respirator-
Solution fünf Minuten lang vernebelt (1 ml Salbutamol-Respirator-Solu-
tion entspricht 1 ml NaCl 0.9 % plus 5 mg Salbutamol). Vor der Aerosol-
Applikation sowie fünf und dreißig Minuten danach wurden die Lungen
des Patienten mit dem Rubenbeutel über ein Wright-Spirometer mit einem
vorgegebenen Volumen zwischen 800 und 1.500 ml gebläht (Abb. 2). Dieses
Volumen wurde bei Schluß von K1 und K2 für drei bis fünf Sekunden gehalten und der Druck in cm H_2O am Manometer zur Bestimmung der statischen Compliance und zur Kontrolle der Dichtigkeit des Systems abgelesen.

Anschließend wurde K2 geöffnet und bei hoher Schreibgeschwindigkeit
das in das Spirometer ausgeatmete Volumen registriert. Das in der ersten Sekunde ausgeatmete Volumen $V_{E\,1,0}$ (Abb. 3) wurde - analog zum
$FEV_{1,0}$- bei kooperierenden Patienten als Maß für den Atemwegswiderstand
und seine Änderung nach Salbutamol-Applikation analysiert. Zu den angegebenen Zeitpunkten wurden drei Messungen bei jedem Patienten mit jeweils identischen Volumina vorgenommen und die Mittelwerte gebildet.
Während jeder Messung wurde arterielles Blut mit der Astrup-Technik
analysiert. Die endexspiratorische CO_2-Konzentration wurde mit der
URAS-Methode bestimmt.

Ergebnisse

In Tabelle 2 sind die Ergebnisse als prozentuale Änderungen des Ausgangswertes, und zwar fünf und dreißig Minuten nach Ende der Aerosol-
Applikation, dargestellt. Die Wirkung auf die atemdynamischen Parameter
zeigt sich in der Steigerung des Atemminutenvolumens um 7,8 bzw. 14,7 %,
Steigerung des exspiratorischen 1-Sekundenwertes um 6,4 bzw. 4,8 %
und der Abnahme der arteriell-endexspiratorischen pCO_2-Differenz um
15,4 bzw. 8 %. Die Wirkung auf den damit verbesserten Gasaustausch
zeigen die Zunahme des arteriellen pO_2 um 9,2 bzw. 14 % und Abnahme des
arteriellen pCO_2 um 0,25 bzw. 1,25 %.

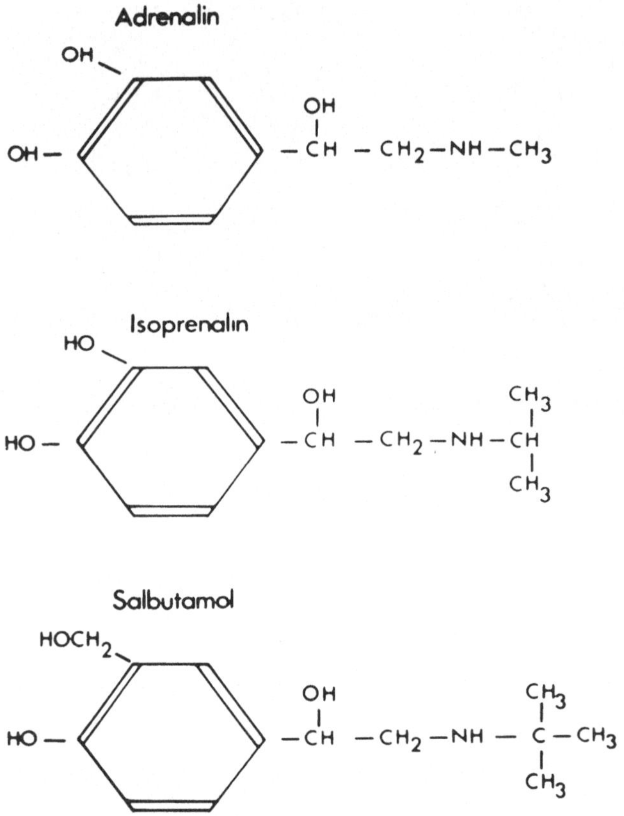

Abb. 1. Broncholytika vom Adrenalin-Typ

Tabelle 1. Patientengut : Alter, Diagnosen, Zahl der Beatmungstage bis zum Zeitpunkt der Untersuchung, statische Compliance in ml/cmH$_2$O vor bzw. fünf und dreißig Minuten nach der Salbutamol-Applikation

	Alter in Jahren	Diagnose	Tage	vor	5 min	30 min
MA	9	Stumpfes Bauchtrauma Leberresektion	4	30,0	28,1	28,9
MA	16	SHT III; Aspirations-pneumonie	7	72,5	63,0	72,0
HE	18	SHT III; R-S-Frakt, Haematopneumothorax	41	25,3	23,4	19,6
KL	33	Lungenfibrose,Zust.n. HST u. Thorakotomie	23	14,3	17,7	15,8
FR	36	SHT III	4	56,9	58,1	58,0
VO	51	Hirntu.,Craniotomie	4	52,0	51,8	51,0
SCH	52	R-S-Frakt. Lungenkontusion	7	32,3	34,2	33,9
WE	73	R-S-Frakt. Lungenkontusion	5	73,2	92,3	95,1
FU	18	SHT III Polytrauma	4	53,6	57,5	63,0
BE	57	OP Retrosternale Struma HST	5	43,4	44,5	45,1

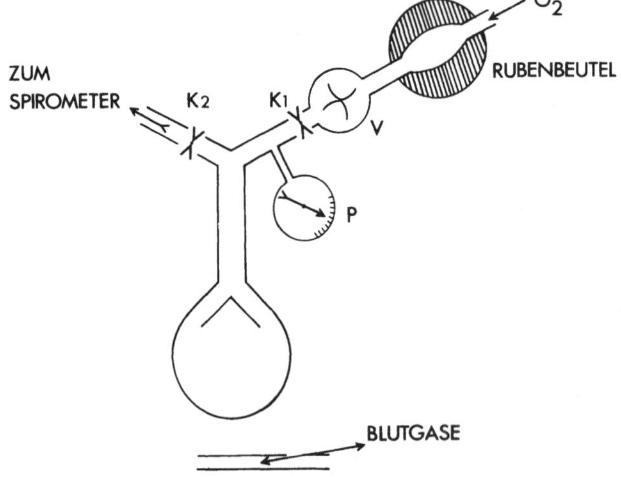

Abb. 2. Schematische Darstellung der Lungenblähung mit einem vorgegebenen Volumen über ein Volumeter (V). Zeitabhängige Aufrechterhaltung des Volumens nach Schluß der Ventile K1 und K2 und Messung des notwendigen Druckes (P) zur Bestimmung der statischen Compliance

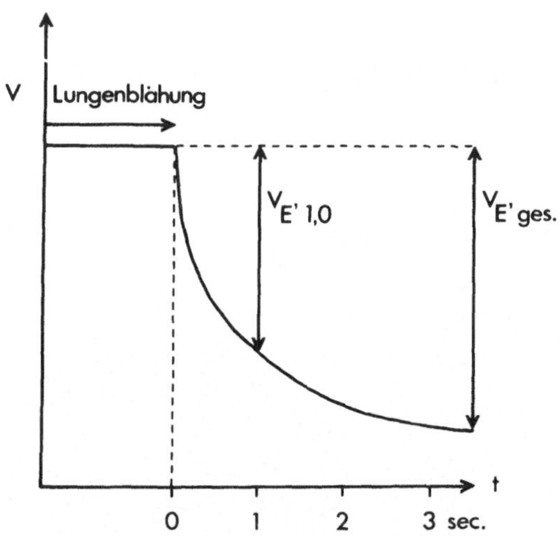

Abb. 3. Registrierung des exspirierten Volumens über die Zeit ($V_{E\ 1,0}$ In Analogie zu $FEV_{1,0}$)

Tabelle 2. Darstellung der Ergebnisse als prozentuale Änderungen des jeweiligen Ausgangswertes

	5 min	30 min
AMV Druckkonst. Beatm.	+ 7,8	+ 14,7
$V_{E\ 1,0}$	+ 6,4	+ 4,8
$(P_a - P_E)_{CO_2}$	+ 15,4	+ 8,0
P_{aO_2}	+ 9,2	+ 14,0
P_{aCO_2}	+ 0,25	+ 1,2
Endexspir. CO_2 (URAS)	+ 6,0	+ 4,0

Diskussion

Obwohl die Messungen bei Patienten vorgenommen wurden, die anamnestisch und klinisch z.Z. der Untersuchung frei von Bronchokonstriktion waren, zeigen die Ergebnisse eine deutliche Zunahme des Atemminutenvolumens und eine Verringerung der arteriell-endexspiratorischen pCO_2-Differenz im Sinne einer Abnahme des alveolären Totraumes als Zeichen einer Erweiterung vor allem der kleineren Atemwege und der dadurch bewirkten Verbesserung der Beziehung von Ventilation zu Durchblutung. In gleichem Sinne beurteilen wir die Zunahme des arteriellen pO_2. Andere Autoren fanden dagegen bei der Aerosol-Behandlung von Asthmatikern mit beta-Mimetika eine Abnahme des arteriellen pO_2.

Die geringe Steigerung des exspiratorischen 1-Sekundenwertes ($V_{E\ 1,0}$) ist hauptsächlich durch den erheblichen Strömungswiderstand des nasotrachealen Tubus bedingt, der eine geringere lichte Weite hat als die Glottis, die beim Gesunden bis zu 75 % des Atemwiderstandes ausmacht.

Daß eine Broncholyse bei vorbestehender Spastik ausgeprägter wirksam wird, versteht sich von selbst. Da sich einerseits in engeren Bronchien mehr Aerosol niederschlägt, wird es zu einer größeren Wirkstoffmengenresorption kommen. Andererseits wird bei stärkerer Atemwegseinengung die Wirkung einer Durchmesserzunahme um so größer sein.

Kardiovaskuläre Wirkungen von Salbutamol im Sinne von Rhythmusstörungen oder Blutdruckveränderungen haben wir nicht beobachtet, die Substanz scheint uns daher für die Behandlung von Beatmungspatienten besonders geeignet, da kein noch so pathologischer kardialer Befund eine broncholytische Therapie mit Salbutamol verhindert.

Bronchoalveoläre Spülung zur Therapie der Alveolarproteinose

Von E. Leitner und E. Kornberger

Die Alveolarproteinose (ALP) tritt in jedem Lebensalter, bei Männern 2.5-mal häufiger als bei Frauen, auf. Die meisten Diagnosen wurden zwischen dem 30. und 50. Lebensjahr gestellt. Die Krankheit wurde 1958 erstmals von ROSEN und Mta. beschrieben, und seitdem sind etwa 150 Fälle bekannt geworden. Die Alveolen sind mit einem Lipoprotein gefüllt, das nicht ausgehustet werden kann, wodurch der Gasaustausch behindert wird. Es kommt zu Atemnot, der Sauerstoffdruck sinkt extrem ab, und die Krankheit führt ohne Therapie zum Erstickungstod. Es scheint eine progrediente und eine chronisch protrahiert verlaufende Form zu geben. Die Krankheitsursache ist unbekannt. Es sind zwar röntgenologische und labordiagnostische Hinweise vorhanden, aber eine sichere Diagnose ist nur durch Lungenbiopsie zu stellen. Die Lipoproteinmassen in den Alveolen durch Inhalation oder sonstige Medikation aufzulösen, ist bisher nicht gelungen. Die einzige wirkungsvolle Therapie ist zur Zeit die Lungenspülung.

Der Patient wird in Allgemeinanaesthesie mit einem Doppellumentubus (wir verwendeten einen Robershaw-Doppellumentubus) (Abb. 1) intubiert (man kann die Spülung auch in Lokalanaesthesie durchführen) und dann 10 Minuten mit Sauerstoff und Halothane, um den Stickstoff aus der Lunge auszuwaschen, beatmet. Anschließend wird der Doppellumentubus an der zu spülenden Seite fünf Minuten abgeklemmt, sodaß ein Teil des Sauerstoffes resorbiert werden kann. Es folgt die Füllung der Lunge mit körperwarmer Spülflüssigkeit, welche aus isotoner Kochsalzlösung mit 1 % Azetylcystein (Mucomyst^R) und 7.5 E/ml Heparin besteht. Die Lunge füllt sich in ca. zwei Minuten. Man läßt die Lösung 10 Minuten wirken. Während dieser Zeit wird so viel Flüssigkeit nachgefüllt, daß die Höhe der Flüssigkeitssäule ca. 30 cm über dem Thorax steht. Die Tubuslage muß ständig kontrolliert werden; es darf keine Flüssigkeit in die andere Lunge kommen. Die Anaesthesie soll so oberflächlich gehalten werden, daß die Spontanatmung erhalten bleibt. Etwas Husten erhöht die Effektivität der Spülung. Nach 10 Minuten wird die Lunge entleert, erst durch Schwerkraft, dann durch Absaugen. Danach wird die Lunge noch einmal mit Spülflüssigkeit gefüllt und sofort entleert. Anschließend wird 10 Minuten mit Sauerstoff und 15 mmHg Überdruck beatmet. Nach der Extubation erhält der Patient für einige Stunden eine O_2-Zufuhr mittels einer Nasensonde. Nach den Spülungen kommt es zu einer vorübergehenden Verschlechterung der Blutgaswerte, aber der Patient fühlt sich besser als vor der Spülung.

Unser 45 Jahre alter Patient kam vor 2 1/2 Jahren mit der bekannten Diagnose ALP wegen eines subduralen Hämatoms zur Aufnahme. Postoperativ traten bei dem Patienten Atembeschwerden mit Erstickungsgefühl auf. Trotz Absaugen durch das Tracheostoma, welches nach der Kraniotomie angelegt wurde, konnte der Patient nicht von der Atemnot befreit werden. Das zähe Sekret ließ sich durch Inhalation und Bisolvon-Therapie nicht lösen. Der Patient bat um eine Lungenspülung, welche bei ihm vor 5 Jahren 1968 im Kantonspital St. Gallen durchgeführt wurde, wo auch die Diagnose ALP durch Lungenbiopsie gestellt wurde. Vor der Spülung hatte der Patient einen pCO_2 von 26 mmHg und ein normales pO_2 gehabt. Wir haben zuerst die linke und nach neun Tagen die rechte Lunge gespült. Abb. 2 und 3 zeigen Blutdruck und Puls während des Spülens; es ist

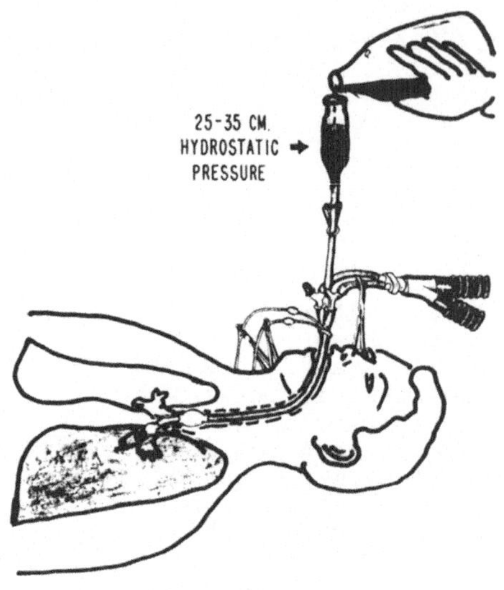

Abb. 1. Lage des Doppellumentubus mit Füllung der linken Lunge nach RAMIREZ

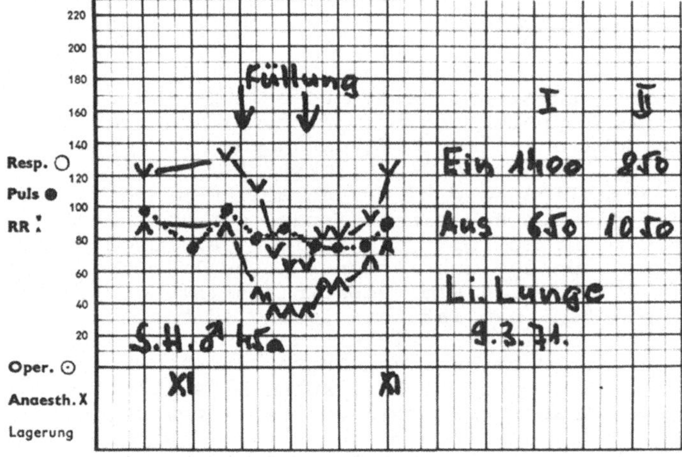

Abb. 2. Protokoll während der Spülung der linken Lunge

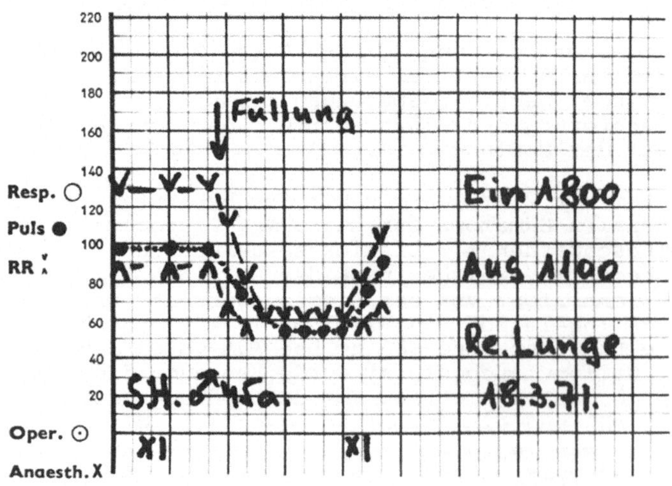

Abb. 3. Protokoll während der Spülung der rechten Lunge

auch ersichtlich, wie viel Spülflüssigkeit notwendig war, die Lungen
zu füllen und wie viel man wieder entleeren konnte. Auf der rechten
Seite hat sich nach der Entleerung der Spülflüssigkeit der Blutdruck
des Patienten nicht genügend rasch erholt, sodaß wir von der zweiten
Füllung der Lunge Abstand nahmen. 10 Tage nach der Spülung erfolgte
das Einsetzen des entfernten Schädelknochendeckels und die Tracheotomie
wurde aufgelassen. Das Bronchialsekret hustete der Patient mühelos
aus. Die Blutgasanalyse ergab Normalwerte.

Der Patient ist zur Zeit beschwerdefrei und arbeitsfähig. In der Zwi-
schenzeit war keine Lungenspülung mehr nötig. Solche Lungenspülungen
werden auch erfolgreich bei Asthma bronchiale und sonstigen Krankhei-
ten, bei denen das Sekret nicht ausgehustet werden kann, mit Erfolg
angewendet.

Literatur

ALY, F.W.: Die alveoläre Lungenproteinose. Monographien zur Monats-
schrift "Praxis der Pneumologie" vereinigt mit "Der Tuberkulosearzt",
119-126, Stuttgart: Georg Thieme Verlag 1967.
AMGWERD, T., HORISBERGER, B.: Die bronchoalveoläre Spülung zur Therapie
der Alveolarproteinose . Helv. chir. Acta $\underline{37}$, 78-81 (1970).
BATES, D.V., MACKLEM, P.T., CHRISTIE, R.V.: Respiratory Function in
Disease, 1971.
HUZLY, A.: Bronchuswaschung beim therapieresistenten Status asthmaticus.
Endoscopy $\underline{3}$, 152-153 (1971).
MAZYCK, E.M., BONNER, J.T., HERD, H.M., SYMBAS, P.N.: Pulmonary lavage
for childhood pulmonary alveolar proteinosis. The Journal of Pediatrics,
839-842, Mai 1972.
JORDE, W.: Über die pulmonale alveoläre Proteinose. Monographien zur
Monatsschrift "Praxis der Pneumologie" vereinigt mit "Der Tuberkulose-
arzt", 127-130, Stuttgart: Georg Thieme Verlag 1967.
RAMIREZ, R.J.: Pulmonary Alveolar Proteinosis. Arch. Intern. Med., Vol.
$\underline{119}$, 147-156 (1967).
RAMIREZ, F.J.: Bronchopulmonary Lavage. Diseases of the Chest. $\underline{50}$,
581-588 (1966).
RAMIREZ, R.J., CAMPBELL, G.D.: Pulmonary Alveolar Proteinosis. Annals
J. Internat. Medicine, $\underline{63}$, 429-441 (1965).
RAMIREZ, R.J., NYKA, W., McLAUGHLIN, J.: Pulmonary Alveolar Proteinosis.
Diagnostic Technics and Observations. The New England Journal of Medi-
cine, $\underline{269}$, 165-170 (1963).
RAMIREZ, R.J., KIEFFER, R.F., BALL, W.C.: Bronchopulmonary Lavage in
Man. Annals of Intern. Medicine, $\underline{63}$, 819-828 (1965).
ROSEN. S.H., CASTLEMAN, B., LIEBOW, A.A.: Pulmonary Alveolar Proteino-
sis. The New England Journal of Medicine, $\underline{258}$, 1123-1142 (1958).
SPAIN, D.M.: Atypical and Newer Pulmonary Diseases of Interest to In-
dustry. Advances in Cardiopulmonary Diseases, Year Book Medical Publi-
shers Inc. $\underline{I}$, 178-180 (1963).
WASSERMANN, N., BLANK, N., FLETCHER, G.: Lung Lavage (Alveolar Washing)
in Alveolar Proteinosis. American Journal of Medicine, $\underline{44}$, 611-617
(1968).

Vortrag Nr. 36

PROGNOSE UND THERAPIE NACH THORAXKONTUSION

Von A. Siegfriedt und J. Wawersik

Ein Vergleich des Therapieerfolges schwerer Thoraxverletzungen in verschiedenen Behandlungszentren ist aus zwei Gründen schwierig: Einerseits handelt es sich hinsichtlich des Schweregrades der Verletzungen
um inhomogene Kollektive, andererseits umfassen die Nachuntersuchungs-
reihen Zeiträume (Tabelle 1) von mehreren Jahren, in denen sich die
Therapieverfahren entscheidend gewandelt haben.

Tabelle 1. Globale Letalität nach Thoraxverletzungen (Angaben im
Schrifttum und eigene Ergebnisse)

Autor	Kollektiv n	verstorben n	Letalität
Collie 1967	319	26	8 %
Campbell 1966	51	19	37 %
Sankaran u. Wilson 1970	100	24	24 %
eigene Ergebnisse			
alte Studie	195	55	28 %
neue Studie	85	15	18 %

Inzwischen ist in zahlreichen repräsentativen Mitteilungen (Tabelle 1
und 2) die Anwendung der Respiratortherapie ein wesentliches Diffe-
renzierungsmerkmal geworden. Unter diesem Aspekt kann man bei Thoraxtraumen eine globale Letalität von der Letalität bei respiratorbedürftigen Patienten unterscheiden. Während die globale Letalität, soweit ersichtlich, zwischen 8 % im günstigsten Fall und 37 % im ungün-
stigsten Fall schwankt, beträgt die Letalität bei respiratorbedürftigen
Patienten 19 bis 56 % (Tabelle 2).

Tabelle 2. Letalität nach Thoraxverletzungen und Respiratortherapie
(Angaben im Schrifttum und eigene Ergebnisse)

Autor	Kollektiv n	verstorben n	Letalität
Collie 1967	32	18	56 %
Campbell 1966	28	14	50 %
Sankaran u. Wilson 1970	47	9	19 %
eigene Ergebnisse			
alte Studie	74	45	61 %
neue Studie	36	15	42 %

Auch nach den eigenen Erfahrungen besteht zwischen diesen beiden Gruppen ein erheblicher Unterschied in der Prognose. Daüber hinaus sind aber mindestens zwei weitere Faktoren von Bedeutung:
1. der Verletzungsgrad, wobei sich vor allem zwei Gruppen ergeben, nämlich Thoraxkontusionen mit oder ohne Begleitverletzungen, jedoch ohne Schädelhirntrauma, und Thoraxkontusionen mit oder ohne Begleitverletzungen, jedoch mit Schädelhirntrauma (Tabelle 3);
2. das Alter der Patienten, wobei es genügen muß, zwischen Patienten zu trennen, die jünger oder älter als 50 Jahre sind (Abb. 1 und 2).

Tabelle 3. Letalität nach Thoraxkontusion bei 85 konsekutiven Fällen (Universitätskliniken Kiel, 2. Halbjahr 1971 bis 1. Halbjahr 1973)

| | | Verletzungsgrad | | Summe |
		I	II	
Respirator-therapie	rekonvalescent	11	10	21
	verstorben	4	11	15
	insgesamt	15	21	36
Spontanatmung	rekonvalescent	37	12	49
	verstorben	O	O	O
	insgesamt	37	12	49
Insgesamt	rekonvalescent	48	22	70
	verstorben	4	11	15
	insgesamt	52	33	85

Verletzungsgrad I: Thoraxkontusion mit oder ohne Begleitverletzung jedoch ohne Schädelhirntrauma

II: Thoraxkontusion mit oder ohne Begleitverletzung und Schädelhirntrauma

Überraschenderweise läßt sich aber bei oberflächlicher Betrachtung zwischen Alter und Letalität keine Beziehung nachweisen. Der Unterschied zwischen der Letalität von 18 % (Abb. 1) bei jüngeren Patienten (19 von 105 Patienten) und 25 % bei älteren (18 von 72 Patienten) ist statistisch nicht gesichert. Trotzdem hat das Alter auf die Prognose einen Einfluß, der jedoch erst evident wird, wenn Verletzungsgrad, Letalität und Alter in ihrer gegenseitigen Beziehung untersucht werden (Abb. 1). Es zeigt sich dann, daß ältere Patienten nach einer Thoraxkontusion mit Schädelhirntrauma eine wesentlich schlechtere Prognose als jüngere Patienten haben, eine Wechselwirkung, die (mit einer Irrtumswahrscheinlichkeit von 5 %) auch statistisch gesichert ist. Daß der Zusammenhang zwischen Alter allein und Letalität nicht sichtbar wird, liegt lediglich daran, daß die Kombination einer Thoraxkontusion mit einem Schädelhirntrauma bei älteren Patienten wesentlich seltener als bei jüngeren ist (Abb. 2).

Diese Ergebnisse sollten zeigen, wie unentbehrlich eine hinreichende Differenzierung klinischer Beobachtungsreihen für die Beurteilung eines Therapieerfolges ist.

Es stellt sich nun die Frage nach Kriterien für die Prognose von Thoraxkontusionen zum Zeitpunkt der klinischen Aufnahme. In einer früheren Untersuchung (WAWERSIK 1973) wurde bereits gezeigt, daß unmittelbar nach einem Trauma aus dem Schweregrad von Störungen des Gaswechsels, eventuellen atemmechanischen Veränderungen oder Röntgenbefunden keine

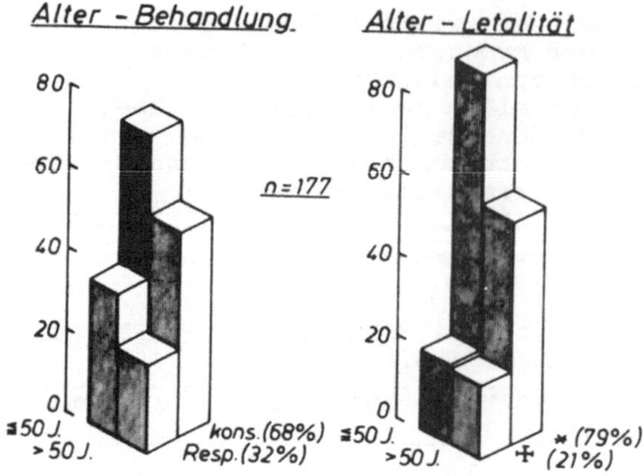

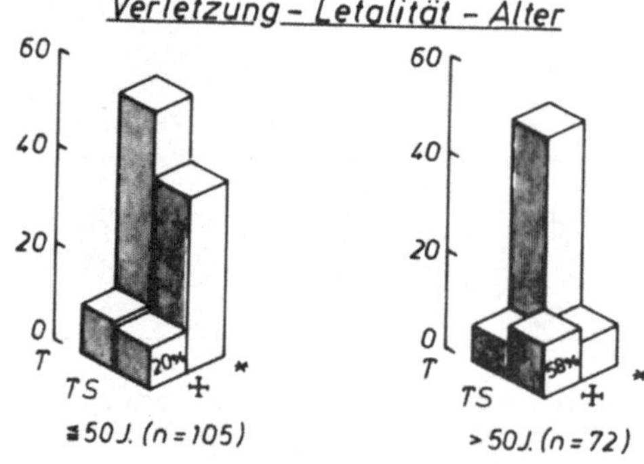

Abb. 1. Häufigkeitsverteilung verschiedener Merkmale bei 177 Patienten nach Thoraxkontusion, zugleich unter dem Aspekt einer Wechselwirkung zwischen Alter, Verletzungsgrad (s. Tabelle 3) und Letalität

prospektiven Folgerungen auf den Krankheitsverlauf einer Thoraxkontusion möglich sind.

Immerhin haben aber jene Fälle, die aus pulmonaler Ursache tödlich ausgegangen sind, wesentliche gemeinsame Merkmale:
Während bei erfolgreich behandelten Patienten die pCO_2-Werte konstant zwischen 30-40 mm Hg bleiben und die pO_2-Werte sich kontinuierlich verbessern, manifestierte sich bei verstorbenen Patienten neben einer zunehmenden Diffusionsstörung ein Anstieg der pCO_2-Werte als Ausdruck eines wachsenden funktionellen Totraums (Abb. 3). Dieser Störung liegen schwere pathologisch-anatomische Veränderungen der Lunge zugrunde.

Die Ursache dieser Lungenveränderungen ist bislang nicht restlos aufgeklärt. Soweit ersichtlich, ergeben sich zum gegenwärtigen Zeitpunkt 3 Ansatzpunkte einer Prophylaxe. Es sind das:
1. Die Anwendung von Heparin als Langzeitinfusion.
2. Der rechtzeitige Beginn einer künstlichen Beatmung, unter Umständen

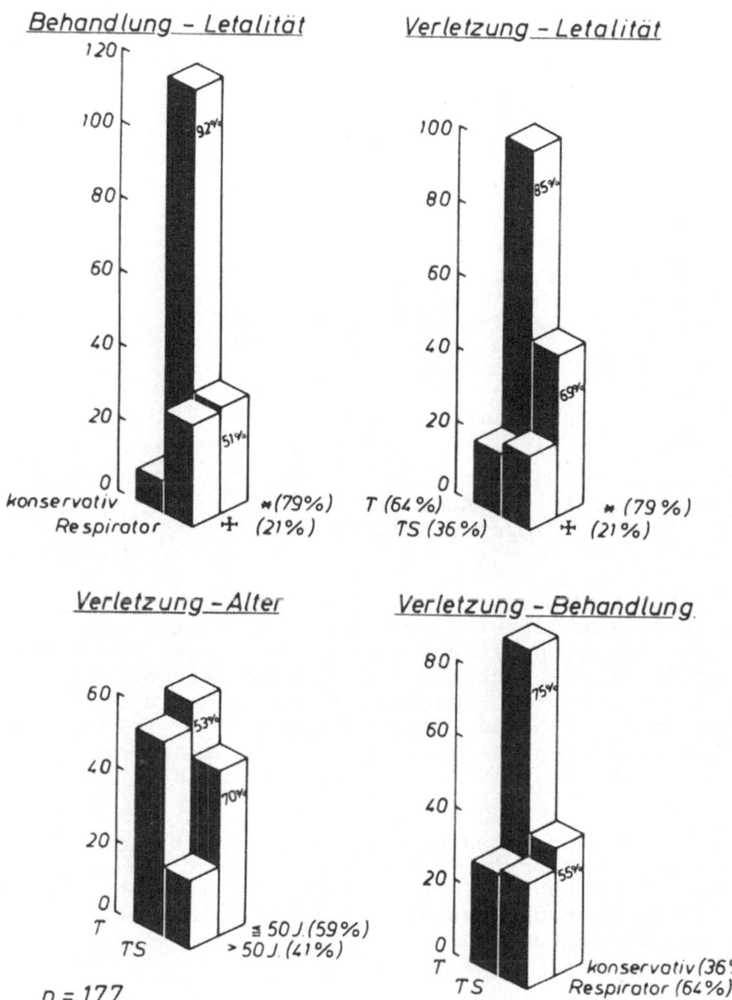

Abb. 2. Häufigkeitsverteilung verschiedener Merkmale bei 177 Patienten nach Thoraxkontusion

schon vor der Manifestation gravierender Gaswechselstörungen. Dabei ist es praktisch unmöglich, allgemeingültige Grenzwerte anzugeben. Die Indikation zur Respiratortherapie richtet sich im wesentlichen auch nach dem klinischen Allgemeinzustand, der keineswegs immer den Laborbefunden entspricht. So zeigen die pO_2-Werte bei 10 Patienten nach Thoraxkontusion und erfolgreicher Beatmung große Schwankungen (Abb. 4). Hohe Werte schließen eine Respiratorbedürftigkeit keineswegs aus, niedrige Werte bis zu 40 mm Hg bedeuten aber andererseits keine infauste Prognose. Die gleichen Feststellungen gelten für den atemmechanischen Zustand der Lungen (Abb. 5). In der Mehrzahl der Fälle sind allerdings in der unmittelbaren posttraumatischen Phase hohe Beatmungsdrucke zwischen 40 bis 50 cm Wassersäule für ein adäquates Ventilationsvolumen erforderlich.
3. Eine zurückhaltende Infusionstherapie unter Einhaltung einer negativen Flüssigkeitsbilanz mindestens in den ersten posttraumatischen Tagen (Abb. 6). Aufgrund pathologischer Verluste von Magensekret

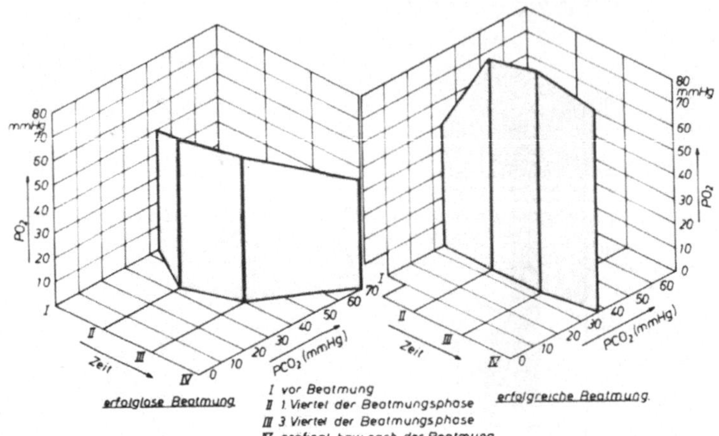

Abb. 3. Partialdruck für Sauerstoff und Kohlensäure nach Thoraxtraumen
und erfolgreicher (rechts) bzw. erfolgloser (links) Beatmung

können zwar erhebliche Infusionsmengen pro Tag erforderlich sein,
gerade dann ist aber besonders darauf zu achten, daß die tägliche
Bilanz ausgeglichen oder leicht negativ bleibt, jedenfalls aber nicht
nennenswert positiv ausfällt. Tatsächlich ist nach den eigenen Erfahrungen eine Korrelation zwischen Flüssigkeitsbilanz und Gaswech-
selstörung nachweisbar. Bei wachsendem Flüssigkeitsdefizit zeigen
die pO_2-Werte eine steigende Tendenz (Abb. 7), die trotz großer
Streuung der Einzelwerte mit nur 1 % Irrtumswahrscheinlichkeit gesichert ist.

Unter konsequenter Beachtung dieser 3 Gesichtspunkte zeichnet sich nach
den eigenen Beobachtungen eine Besserung der Prognose nach Thoraxkontusionen ab (Tabelle 4). Bei Patienten mit Schädelhirntraumen steht einer
Letalität von 68 % im älteren Beobachtungszeitraum jetzt eine Letalität von 52 % gegenüber. Bei Patienten ohne Schädelhirntrauma verringert sich die Letalität von 52 % auf 27 %.

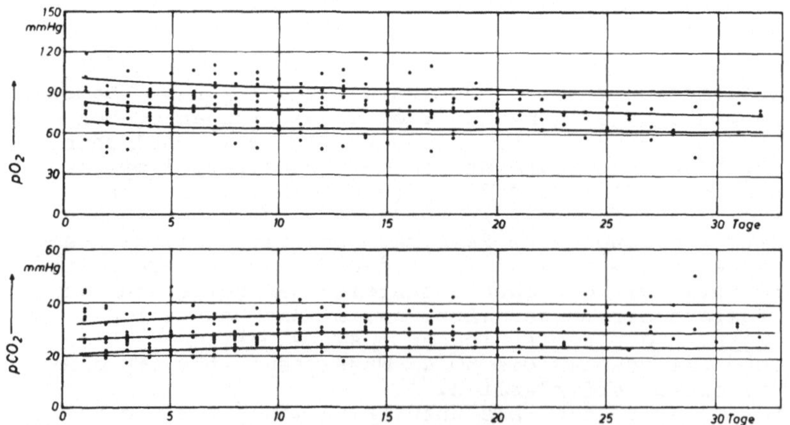

Abb. 4. Partialdruck von Kohlensäure und Sauerstoff im arteriellen Blut
bei 10 Patienten nach Thoraxkontusion unter Respiratortherapie

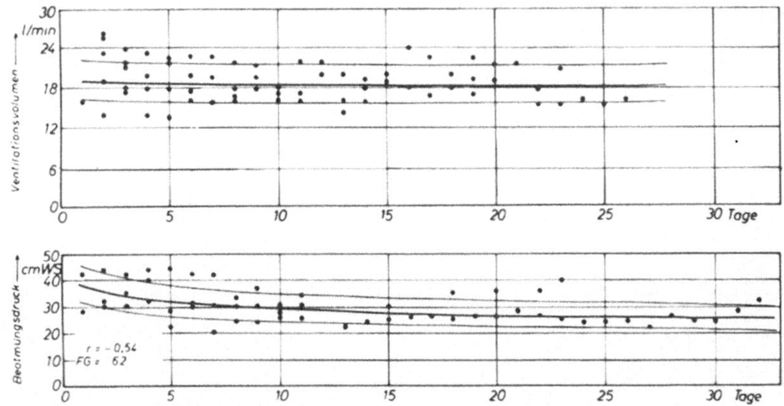

Abb. 5. Beatmungsdruck und Ventilationsvolumen bei 10 Patienten nach
Thoraxkontusion unter Respiratortherapie

Zusammenfassung

Anhand von Häufigkeitsverteilungen einer retrospektiven Analyse von
177 konsekutiven Fällen wird die Wechselwirkung zwischen Lebensalter,
Verletzungsgrad, Behandlungsart und Letalität nach Thoraxkontusionen
untersucht. Danach wirkt sich ein begleitendes Schädelhirntrauma mit
einer Letalität zwischen 52 bis 68 % besonders ungünstig aus. Die Letalität bei Patienten ohne Schädelhirntrauma lag bei 27 %.

Die klinischen Befunde führen zu der Schlußfolgerung, daß es zum Zeitpunkt der stationären Aufnahme bei schweren Thoraxtraumen kein zuver-
lässiges Kriterium für die Prognose gibt. Entscheidender Faktor im
Therapieplan ist der rechtzeitige Einsatz einer Respiratortherapie.
Als weiterer Faktor wird aufgrund von Verlaufsanalysen bei 10 konsekutiven Fällen die Bedeutung einer ausgewogenen Flüssigkeitsbilanz
demonstriert.

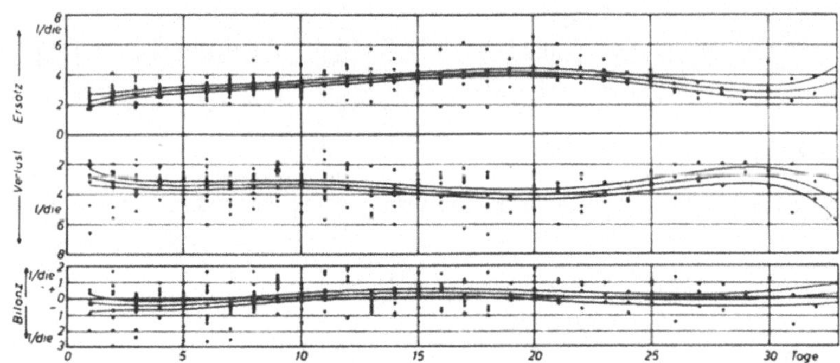

Abb. 6. Flüssigkeitsbilanz bei 10 Patienten nach Thoraxkontusion unter
Respiratortherapie (Bilanz = Ersatz minus Verlust ohne Berücksichtigung der persp. ins.). Die Regressionskurven sind 5-gliedrige Poly-
nome und deren 5 % Vertrauensgrenzen

	SAQ	MAQ	FG	F	F_{001}
auf d Regression	0 096	0 096	1	7 11	6 81
um d Regression	2 356	0 013	175		
insgesamt	2 452		176		

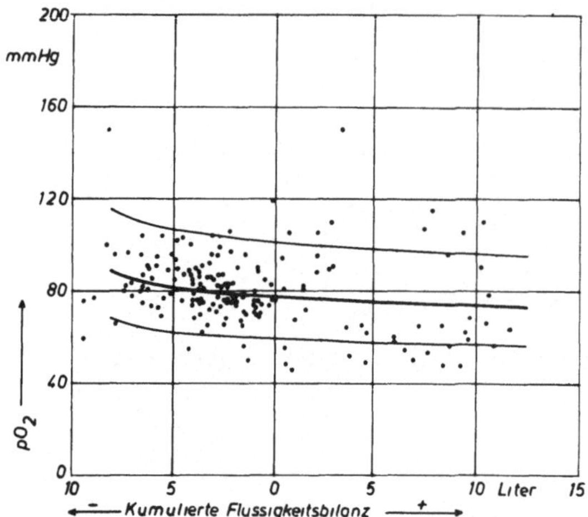

Abb. 7. Korrelation zwischen kumulierter Flüssigkeitsbilanz und Sauerstoffpartialdruck bei 10 Patienten nach Thoraxkontusion unter Respiratortherapie. Die über den Behandlungszeitraum summierte Flüssigkeitsbilanz schwankt zwischen -10 bis +10 Liter. Die Korrelation ist mit 1%iger Irrtumswahrscheinlichkeit gesichert

Tabelle 4. Vergleich der Letalität nach Thoraxkontusion mit und ohne Schädel-Hirn-Trauma aus verschiedenen Beobachtungszeiträumen (alte Studie: 1966-1970, neue Studie: 1971-1973)

A: Homogenität im Hinblick auf die Häufigkeit eines Schädel-Hirn-Traumas

	Schädelhirntrauma		
	ja	nein	Summe
alte Studie	28	17	45
neue Studie	21	15	36
insgesamt	49	32	89

$$x^2 = 0.13$$

B: Letalität bei Patienten <u>mit</u> Schädelhirntrauma unter Respiratortherapie

	verstorben	rekonvalescent	Summe
alte Studie	28	13	41
neue Studie	11	10	21
insgesamt	39	23	62

$$x^2 = 1.51$$

Tabelle 4. (Fortsetzung)

C. Letalität bei Patienten <u>ohne</u> Schädelhirntrauma unter Respiratortherapie

	verstorben	rekonvalescent	Summe
alte Studie	17	16	33
neue Studie	4	11	15
insgesamt	21	27	48

$$x^2 = 2.59$$

<u>Literatur</u>

CAMPBELL, D.: The management of chest injuries. Brit. J. Anaesth. <u>38</u>,
298-307 (1966).
COLLIE, J.A., LLOYD, J.W.: Practical points in the treatment of chest
injuries. Anaesthesia <u>22</u>, 392-399 (1967).
SANKARAN, S., WILSON, R.F.: Factors affecting prognosis on patients
with flail chest. J. thorac. cardiovasc. Surg. <u>6o</u>, 402-409 (1970).
WAWERSIK, J.: Prognose, klinisches Erscheinungsbild und Therapie der
Thoraxkontusion. Langenbecks Archiv klin. Chir. <u>329</u>, 190-201 (1971).

Freie Themen (3)

Zirkulation 1

Vorsitz: K. Horatz, Hamburg

H. Gattiker, Zürich

Vortrag Nr. 37

BEITRAG ZUR DISKUSSION ÜBER DEN EINFLUSS DES ARTERIELLEN pCO_2 AUF DIE CORONARDURCHBLUTUNG

Von J.W. Gethmann, J.B. Brückner, H.J. Eberlein, D. Patschke,
A. Reinecke und J. Tarnow

Einleitung

Das Verhalten von Gesamtkreislauf und von Teilkreisläufen einzelner
Organgebiete bei verschiedenem CO_2-Gehalt des arteriellen Blutes ist
sowohl von theoretischem wie auch aus anaesthesiologischer Sicht von
eminent praktischem Interesse, da bei speziellen Narkosetechniken der
arterielle CO_2-Gehalt erheblich variiert wird. Auf der einen Seite
wird bei neurochirurgischen Eingriffen die Senkung des intracraniellen
Druckes durch Hyperventilationshypokapnie notwendig, auf der anderen
Seite kann bei diagnostischen Eingriffen eine Hyperkapnie als Begleit-
erscheinung einer "apnoic oxygenation" unvermeidlich sein.

Über den Einfluß der respiratorischen Alkalose auf die Durchblutung
des Myokards liegen nur wenige Untersuchungen vor, deren Ergebnisse
teilweise erheblich differieren. ROWE, CASTILLO und CRUMPTON (1962)
fanden im Tierversuch an Hunden eine leichte, nicht signifikante Zunahme der Coronardurchblutung; McARTHUR (1965), EBERLEIN (1966) und
SCHEURER (1968) konnten unter respiratorischer Alkalose im Tierversuch
eine Abnahme der Coronardurchblutung nachweisen. In neueren Untersuchungen beobachten VANCE und Mitarbeiter (1973) eine signifikante Reduktion der Myokarddurchblutung bei passiver Hyperventilation.

Die Wirkung der respiratorischen Acidose auf die Coronardurchblutung
schien durch Untersuchungen mehrerer Arbeitsgruppen gesichert. Bereits
1913 beobachteten MARKWALDER und STARLING, und später HILTON und
EICHHOLTZ (1925) am Herz-Lungenpräparat einen coronardilatierenden
Effekt von CO_2. Während GREEN und WEGRIA (1942) und ECKENHOFF und Mitarbeiter (1947) keinen Zusammenhang zwischen arteriellem CO_2-Gehalt
und Coronardurchblutung feststellen konnten, wurde in den Untersuchungen
von FEINBERG, GEROLA und KATZ (1960) und BETZ (1962) eine Zunahme der
Myokarddurchblutung nachgewiesen. Infolge methodischer Besonderheiten
besitzen diese Untersuchungen jedoch nur beschränkte Aussagekraft. Die
Tierexperimente wurden bei eröffnetem Thorax vorgenommen, ebenso ist
die Messung der Coronardurchblutung mittels der Wärmeleitsonde nach
HENSEL problematisch.

In eingehenden Untersuchungen am intakten Hund konnte EBERLEIN (1966)
eine Zunahme der Coronardurchblutung mit Abnahme der arterio-coronarvenösen Sauerstoffdifferenz als Folge eines erhöhten arteriellen Kohlensäuredruckes nachweisen. Die Bedingungen dieser Tierexperimente
wurden den Verhältnissen der Klinik hinsichtlich Narkoseführung und
-überwachung angenähert. Die Ergebnisse von EBERLEIN wurden von LOCHNER,
HIRCHE und KOIKE (1967) quantitativ sowie von LEDINGHAM, McBRIDE,
PARRAT und VANCE (1970) qualitativ gestützt.

Die Ergebnisse dieser Untersuchungen wurden kürzlich von KOSCHE, RAFF
und LOCHNER aufgrund weiterer Arbeiten (1971, 1973) angezweifelt.

Diese differierenden Ansichten veranlaßten uns, erneut im Tierexperiment den Einfluß des arteriellen Kohlensäuredrucks auf das spontan im
uneröffneten Thorax schlagende Herz zu untersuchen. Um zu prüfen, ob
die Hyperkapnie durch das Zwischenglied einer nervalen oder humoralen

adrenergen Stimulation wirkt, wurden in einer zweiten Versuchsreihe
der Einfluß verschiedener Kohlensäurespiegel auf die Coronardurchblutung nach ß-Rezeptoren-Blockade untersucht.

<u>Methodik</u>

Die Untersuchungen wurden an fünf Bastardhunden mit einem Gewicht zwischen 26 und 34 kg vorgenommen. Die Narkose wurde bei den nicht prämedizierten Hunden durch intravenöse Gabe von 3 mg/kg Piritramid
(Dipidolor^R) eingeleitet. Nach Relaxierung mit 3 bis 5 mg Diallyl-nor-
toxiferin (Alloferin^R) wurden die Tiere endotracheal intubiert und mit
einem Engström-Respirator normoventiliert. Die Beatmungskontrolle wurde
durch Messung des endexspiratorischen CO_2-Gehaltes mittels eines Ultra-
rotabsorptionsschreibers (URAS M, Fa. Hartmann & Braun) vorgenommen.
Die Narkose wurde durch 0,5 Vol% Halothane^R, das über einen Halothane-
Verdampfer (Vapor, Fa. Dräger) zugeführt wurde, aufrechterhalten. Nach
Bedarf injizierten wir 2 mg Alloferin^R.

Nach Heparinisierung der Tiere mit 3 mg/kg Liquemin^R nahmen wir die
Präparation vor.

Folgende Katheter wurden eingeführt:
Über die Seitenäste der Vv. femorales je ein Cournand-Herzkatheter Ch.
8 zur Messung des zentralvenösen Drucks und zur Injektion des zur Messung des Herzzeitvolumens benötigten Indikators. Die Spitzen dieser
Katheter lagen am Übergang der V. cava inferior zum rechten Vorhof.
Ein weiterer Druckmeßkatheter wurde in den Stamm der A. pulmonalis vorgeschoben.

Über Seitenäste der Aa. femorales führten wir ein Katheter-Tip-Mano-
meter (Milar, Typ PC 350) zur Messung des linksventrikulären Druckes,
einen Ducor-Herzkatheter ("pig-tail"-Katheter, Fa. Cordis) zur Messung
des enddiastolischen Drucks im linken Ventrikel, einen Cournand-Herzkatheter zur Messung des Aortendrucks und einen Thermistor (HZV-Messung)
in die Aorta descendens ein. Zur Messung der Coronardurchblutung wurde
von der V. jugularis interna dextra ein Druckdifferenzkatheter nach
BRETSCHNEIDER, (HENSEL und BRETSCHNEIDER (1970)) in den Sinus coronarius vorgeschoben.
Die einwandfreie Lage aller Meßkatheter wurde röntgenologisch überprüft, die Lage des Coronarsinuskatheters wurde außerdem durch retrograde Kontrastmitteldarstellung des Coronarsinus verifiziert.

Die Druckmeßkatheter wurden an Druckwandler (P 23 DB, Fa. Statham) angeschlossen und über Trägerfrequenzverstärker (TF 19, Fa. Hellige) verstärkt, die Signale des Katheter-Tip-Manometers mittels eines Verstär-
kers vom Typ Sp 1400 (Fa. Statham) verstärkt. Durch analoge Differenzierung über ein RC-Glied erhielten wir die Druckanstiegsgeschwindigkeit im linken Ventrikel. Der Coronarausfluß wurde nach der Druckdif-
ferenzmethode (HENSEL und BRETSCHNEIDER (1970)) ermittelt; die über
einen Druckdifferenzrezeptor und einen Trägerfrequenzverstärker gemessenen Werte wurden analog radiziert. Auf einem Pigmentschreiber
(EK 21, Fa. Hellige) wurden simultan und kontinuierlich folgende Parameter registriert:

EKG (Extremitätenableitung II), Aortendruck, Coronardurchblutung, Druck
in der A. pulmonalis, linksventrikulärer und zentralvenöser Druck,
die Druckanstiegsgeschwindigkeit im linken Ventrikel dp/dt und der
enddiastolische Druck im linken Ventrikel.

Das Herzzeitvolumen ermittelten wir nach der Kälteverdünnungsmethode.
Die Auswertung erfolgte nach dem Näherungsverfahren von PIIPER und

64

SLAMA mit dem Herzzeitvolumen-Meßgerät (Typ BN 6500, Fa. August Fischer KG).

Die Sauerstoffsättigung und den Hämoglobingehalt des Blutes bestimmten wir mit dem CO-Oxymeter (Mod. 182, Fa. Instrumentation Laboratory), das auch in niedrigem Sauerstoffsättigungsbereich genaue Messungen erlaubt (MAAS et al. (1970), THEYE (1970), MARTEL).

Die Blutgasanalysen nahmen wir mit einem Mikro-Astrup-Gerät (Fa. Radiometer) vor.

Die Coronardurchblutung wurde umgerechnet auf ml pro 100 g linker Ventrikel unter der Annahme, daß 80 % des Blutes des linksventrikulären Myokards durch den Coronarsinus ausfließen (RAYFORD et al. (1959).

Aus den Meßgrößen berechneten wir folgende Parameter:

$$\text{Peripherer Gesamtwiderstand} = \frac{\text{mittlerer Aortendruck} - \text{zentralvenöser Druck}}{\text{Herzzeitvolumen} / \text{kg}}$$

$$\text{Coronarwiderstand} = \frac{\text{mittlerer diastolischer Aortendruck} - \text{zentralvenöser Druck}}{\text{Coronardurchblutung} / 100\ \text{g}}$$

$$\text{Arterio-coronarvenöse Sauerstoffdifferenz} = \text{arterieller } O_2\text{-Gehalt} - \text{coronarvenöser } O_2\text{-Gehalt}$$

$$O_2\text{-Gehalt} = \frac{\text{Hb} \cdot 1,37 \cdot \text{Sauerstoffsättigung}}{100}$$

Versuchsablauf

Während der Präparation der Versuchstiere infundierten wir 500 ml 5%ige Laevulose-Lösung. Der Säuren-Basenstatus wurde bestimmt und Abweichungen von der Norm vor Versuchsbeginn ausgeglichen.

Zur Bestimmung der Coronarreserve injizierten wir im "steady state" bei Normoventilation nach einer Kontrollregistrierung 10 mg Adenosintriphosphat (Triadenyl[R]). Nach Rückkehr aller Kreislaufparameter auf die Ausgangswerte wurde durch Hyperventilation oder durch Beatmung mit Carbogen eine respiratorische Alkalose bzw. Acidose erzeugt. Unter diesen Bedingungen prüften wir erneut nach einer Kontrollphase die Coronarreserve durch Injektion von Triadenyl[R]. In einem weiteren Versuchsschritt wurden die gleichen Messungen unter Hyper- bzw. Hypokapnie vorgenommen.

Im zweiten Versuchsabschnitt wiederholten wir die gleichen Untersuchungen nach vorheriger Gabe von 0.5 mg/kg Propranolol (Dociton[R]). In dieser Dosierung ist eine weitgehende Blockade der ß-Rezeptoren anzunehmen (SHANKS 1967). Zwischen der Injektion von Dociton[R] und den ersten Messungen vergingen mindestens 30 Minuten.

Aus den Ergebnissen berechneten wir die Mittelwerte ($\bar{x}$) und die Standardabweichungen des Mittelwertes ($s_{\bar{x}}$). Die Ergebnisse wurden mit Hilfe des t-Testes für paarige Werte auf Signifikanz untersucht.

Nach Versuchsende obduzierten wir die Tiere, um die einwandfreie Lage der Meßkatheter während des gesamten Versuchsablaufs zu überprüfen. Das Gewicht des linken Ventrikels wurde nach Präparation durch Wägen ermittelt.

Ergebnisse

Die Ergebnisse der ersten Versuchsreihe sind in Abb. 1 und 2 sowie
in den Tabellen 1 und 2 dargestellt.

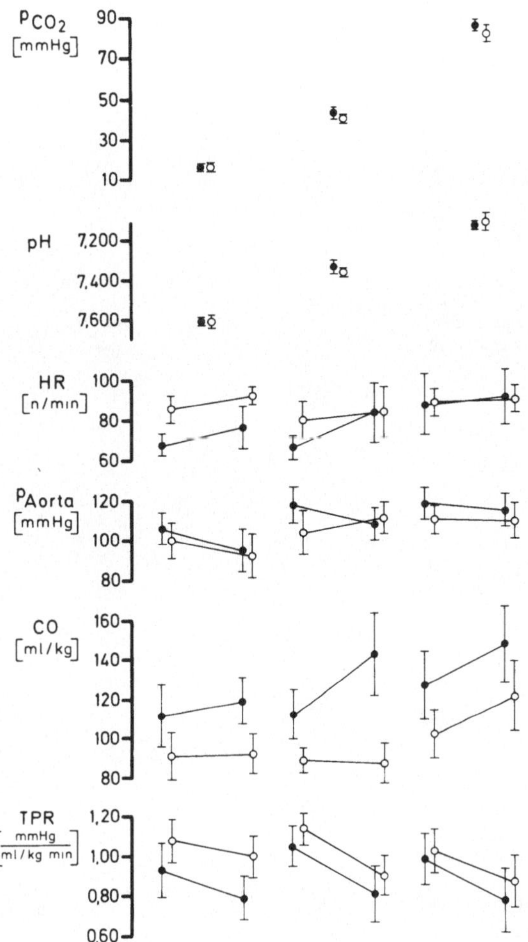

Abb. 1. Verhalten von Herzfrequenz (HR), mittlerem Aortendruck (P_{Aorta}),
Herzzeitvolumenindex (CO) und peripherem Gesamtwiderstand (TPR) unter
den Bedingungen von Hypo-, Normo- und Hyperkapnie, vor (●) und nach
(o) Injektion von 0,5 mg/kg Dociton[R].
Wertpaare jeweils vor und nach Injektion von 10 mg Triadenal[R]

Herzfrequenz, mittlerer arterieller Blutdruck, Herzzeitvolumenindex,
endiastolischer Druck im linken Ventrikel, peripherer Widerstand,
Schlagvolumenindex und die Druckanstiegsgeschwindigkeit im linken Ventrikel dp/dt änderten sich nicht signifikant bei Variation des arteriellen Kohlensäurendruckes. Durch Injektion von Triadenyl[R] sank der arterielle Blutdruck leicht ab ($p < 0,05$), der Herzzeitvolumenindex stieg
geringfügig an ($p < 0,05$) und der periphere Widerstand verringerte sich
($p < 0,05$). Die anderen Parameter änderten sich unter Triadenyl[R] nicht
signifikant. Die Coronardurchblutung nahm bei Senkung des arteriellen

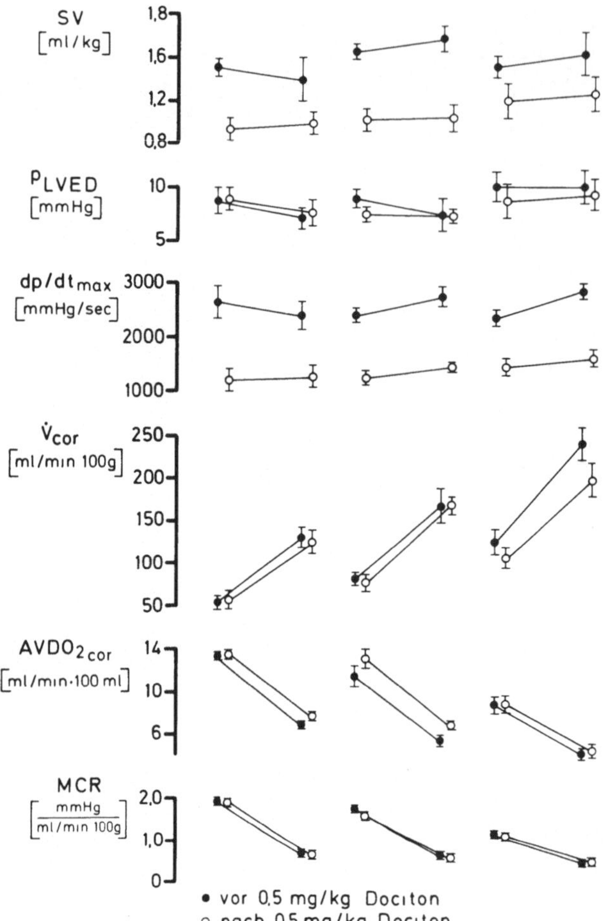

Abb. 2. Verhalten von Schlagvolumenindex (SV), endiastolischem Druck im linken Ventrikel ($_{LVED}$), der maximalen Druckanstiegsgeschwindigkeit im linken Ventrikel (dp/dt$_{max}$), der Coronardurchblutung (V$_{cor}$), der arterio-coronarvenösen Sauerstoffdifferenz (AVDO$_2$ $_{cor}$) und des Coronarwiderstandes (MCR) unter den Bedingungen von Hypo-, Normo- und Hyperkapnie, vor (●) und nach (o) Injektion von o,5 mg/kg Dociton[R]. Wertpaare jeweils vor und nach Injektion von 10 mg Triadenyl[R]

Kohlensäuredrucks gegenüber der Normokapnie ab (p< 0,001), die prozentuale Abnahme betrug 34 %. Unter Hyperkapnie stieg die Coronardurchblutung um 55 % gegenüber der Kontrollmessung stark an (p< 0,001). Triadenyl[R]-Gabe steigerte die Coronardurchblutung in Hypokapnie um 147 %, in Normokapnie um 105 % und um 92 % in Hyperkapnie (p< 0,001).

Der Coronarwiderstand nahm unter Hyperkapnie gegnüber Normokapnie ab (p< 0,01), unter Hypokapnie errechnete sich eine leichte Zunahme des Coronarwiderstandes (p< 0,01). Nach Triadenyl[R]-Gabe verringerte sich der Coronarwiderstand in den drei Gruppen signifikant (p< 0,01).

Parallel zu der Steigerung der Coronardurchblutung durch Erhöhung des arteriellen Kohlensäuredruckes nahm die Sauerstoffsättigung des

Tabelle 1. Einfluß von Hypo-, Normo- und Hyperkapnie auf Herzfrequenz (HR), mittleren Aortendruck (P_{Aorta}), Herzzeitvolumenindex (HZV/kg), peripheren Gesamtwiderstand (TPR), Schlagvolumenindex (SV), enddiastolischen Druck im linken Ventrikel (P_{LVED}), Druckanstiegsgeschwindigkeit im linken Ventrikel (dp/dt_{max}), Coronardurchblutung (V_{cor}), arterio-coronarvenöse Sauerstoffdifferenz ($AVDO_2$) und den Coronarwiderstand (MCR) vor und nach Gabe von 10 mg Triadenyl^R. (n = 5; $\bar{x}$ und $s\bar{x}$)

| | | Hypokapnie | | Normokapnie | | Hyperkapnie | |
| | | vor | nach | vor | nach | vor | nach |
		Triadenyl		Triadenyl		Triadenyl	
P_{CO_2}	mmHg	16,82 ± 1,21	16,82 ± 1,21	43,48 ± 1,87	43,48 ± 1,87	85,40 ± 2,08	85,40 ± 2,08
pH		7,635 ± 0,022	7,635 ± 0,022	7,347 ± 0,052	7,347 ± 0,052	7,145 ± 0,021	7,145 ± 0,021
HR	n/min	68 ± 12	77 ± 11	66 ± 6	83 ± 15	87 ± 15	91 ± 14
$\bar{P}_{Aorta}$	mmHg	107 ± 7	95 ± 11	118 ± 9	108 ± 7	118 ± 8	114 ± 8
HZV/kg	ml/min	112 ± 16	119 ± 11	112 ± 12	143 ± 24	127 ± 17	147 ± 19
TPR	$\dfrac{mmHg}{ml/min.kg}$	1,09 ± 0,11	1,02 ± 0,09	1,14 ± 0,07	0,90 ± 0,09	1,03 ± 0,10	0,87 ± 0,12
SV	ml/kg	1,51 ± 0,07	1,39 ± 0,19	1,65 ± 0,06	1,77 ± 0,16	1,44 ± 0,09	1,51 ± 0,19
P_{LVED}	mmHg	8,8 ± 1,24	7,0 ± 0,89	8,8 ± 0,80	7,4 ± 1,74	9,8 ± 1,49	9,6 ± 1,63
dp/dt_{max}	mmHg/sec	2650 ± 169	2420 ± 263	2460 ± 169	2720 ± 193	2300 ± 130	2800 ± 144
$\dot{V}_{cor}$	ml/min.100g	53,16 ± 13,14	131,58 ± 7,42	80,91 ± 6,34	165,54 ± 11,57	125,63 ± 16,32	241,48 ± 19,89
$AVDO_2$	Vol%	13,34 ± 0,47	6,79 ± 0,47	11,52 ± 1,08	5,27 ± 0,51	8,70 ± 0,81	4,00 ± 0,31
MCR	$\dfrac{mmHg}{ml/min.100g}$	1,97 ± 1,0	0,67 ± 0,05	1,36 ± 0,03	0,63 ± 0,03	1,17 ± 0,04	0,45 ± 0,08

Tabelle 2. Einfluß von Hypo-, Normo- und Hyperkapnie auf Herzfrequenz (HR), mittleren Aortendruck ($\overline{P}_{Aorta}$), Herzzeitvolumenindex (HZV/kg), peripheren Gesamtwiderstand (TPR), Schlagvolumenindex (SV), enddiastolischen Druck im linken Ventrikel (P_{LVED}), Druckanstiegsgeschwindigkeit im linken Ventrikel (dp/dt_{max}), Coronardurchblutung ($\dot{V}_{cor}$), arterio-coronarvenöse Sauerstoffdifferenz ($AVDO_2$) und den Coronarwiderstand (MCR) vor und nach Gabe von 10 mg Triadenyl[R] unter ß-Rezeptoren-Blockade. (n= 5; $\bar{x}$ und $s_{\bar{x}}$)

		Hypokapnie vor Triadenyl	nach	Normokapnie vor Triadenyl	nach	Hyperkapnie vor Triadenyl	nach
P_{CO_2}	mmHg	15,62 ± 1,66	15,62 ± 1,66	40,20 ± 2,04	40,20 ± 2,04	84,00 ± 3,80	84,00 ± 3,80
pH		7,614 ± 0,022	7,614 ± 0,022	7,367 ± 0,018	7,367 ± 0,018	7,130 ± 0,037	7,130 ± 0,037
HR	n/min	86 ± 7	92 ± 3	80 ± 9	83 ± 13	88 ± 7	90 ± 7
$\overline{P}_{Aorta}$	mmHg	100 ± 9	93 ± 11	114 ± 11	111 ± 8	110 ± 7	109 ± 9
HZV/kg	ml/min	91 ± 12	92 ± 8	89 ± 6	87 ± 10	102 ± 12	121 ± 18
TPR	$\dfrac{mmHg}{ml/min.kg}$	0,93 ± 0,12	0,97 ± 0,11	1,04 ± 0,10	0,80 ± 0,14	0,98 ± 0,12	0,78 ± 0,15
SV	ml/kg	0,93 ± 0,13	0,99 ± 0,11	1,01 ± 0,09	1,19 ± 0,12	1,18 ± 0,16	1,24 ± 0,17
P_{LVED}	mmHg	8,8 ± 1,0	7,6 ± 1,2	7,4 ± 0,6	7,2 ± 0,48	8,6 ± 1,6	9,0 ± 1,48
dp/dt_{max}	mmHg/sec	1200 ± 176	1240 ± 180	1220 ± 66	1400 ± 109	1400 ± 164	1560 ± 160
$\dot{V}_{cor}$	ml/min.100g	58,02 ± 9,49	125,38 ± 11,21	76,88 ± 9,81	170,02 ± 9,00	107,22 ± 12,25	196,34 ± 20,55
$AVDO_2$	Vol%	13,5 ± 0,76	7,73 ± 0,90	12,99 ± 0,84	6,75 ± 0,45	8,54 ± 0,85	4,19 ± 0,30
MCR	$\dfrac{mmHg}{ml/min.100g}$	1,94 ± 0,03	0,65 ± 0,08	1,60 ± 0,09	0,58 ± 0,08	1,15 ± 0,13	0,49 ± 0,08

coronarvenösen Blutes zu; dadurch verringert sich die arterio-coronarvenöse Sauerstoffdifferenz ($p < 0,05$). Durch Coronardilatation mit Triadenyl[R] verringert sich die arterio-coronarvenöse Sauerstoffdifferenz noch weiter ($p < 0,01$).

Nach Blockade der ß-Rezeptoren durch Propranolol nahmen der Inotropie-Parameter dp/dt_{max} ($p < 0,01$), der Herzzeitvolumenindex ($p < 0,05$) und der Schlagvolumenindex ($p < 0,05$) ab. Die anderen Kreislaufgrößen änderten sich nicht signifikant.

Weder Änderungen des arteriellen pCO_2 noch Triadenyl[R]-Gabe änderten Herzfrequenz, mittleren Aortendruck, Herzzeitvolumenindex, peripheren Widerstand, Schlagvolumenindex, enddiastolischen Druck im linken Ventrikel und den Kontraktilitätsparameter dp/dt_{max}.

Die Coronardurchblutung stieg unter Hyperkapnie um 40 % an ($p < 0,01$) und nahm unter Hypokapnie um 23 % ab ($p < 0,05$).

Nach Triadenyl[R]-Gabe konnten wir unter Hypo-, Normo- und Hyperkapnie eine signifikante Zunahme der Coronardurchblutung um 115 % ($p < 0,001$), 113 % ($p < 0,01$) bzw. 83 % ($p < 0,01$) messen.

Die respiratorische Alkalose bewirkte eine leichte, statistisch nicht zu sichernde Zunahme der arterio-coronarvenösen Sauerstoffdifferenz; unter respiratorischer Acidose nahm die coronare $AVDO_2$ ab ($p < 0,01$).

Parallel zu der Steigerung der Coronardurchblutung auf Triadenyl[R] nahm in den drei Gruppen die arterio-coronarvenöse Sauerstoffsättigung ab ($p < 0,001$). Der Coronarwiderstand nahm in dieser Versuchsreihe nach Erhöhung des arteriellen pCO_2 ab ($p < 0,01$) und durch respiratorische Alkalose zu ($p < 0,05$). Die Abnahme des Coronarwiderstandes auf Triadenyl[R] konnte in den drei Gruppen gesichert werden ($p < 0,001$).

Diskussion

Die vorliegenden Ergebnisse bestätigen in qualitativer Hinsicht die Untersuchungen von EBERLEIN (1966), LOCHNER und Mitarbeitern (1967) und LEDINGHAM et al. (1971). Sie stehen im Gegensatz zu den Arbeiten von KOSCHE, RAFF und LOCHNER (1971, 1973), die Ausgangspunkt für unsere erneuten tierexperimentellen Untersuchungen waren.

Die Untersuchungen von KOSCHE und Mitarbeitern (1971, 1973) unterscheiden sich in folgenden Punkten von unseren Versuchen: 1. die Tierversuche wurden in Chloralose-Urethan-Narkose durchgeführt, 2. sie wurden bei eröffnetem Thorax vorgenommen und 3. wurde der Sinusknoten durch Infiltration mit Formalin ausgeschaltet und das Herz elektrisch stimuliert. Unter diesen Versuchsbedingungen blieb die Coronardurchblutung ebenso wie der pO_2 im Coronarsinusblut bei Variation des arteriellen Kohlensäuredruckes zwischen 40,5 und 70,5 mmHg konstant. Aufgrund dieser Ergebnisse verneinten KOSCHE und Mitarbeiter (1971, 1973) einen coronardilatatierenden Effekt der Kohlensäure.

Die gegenteiligen Befunde der vorangegangenen Arbeiten von EBERLEIN (1966) und LOCHNER et al. (1967) führten KOSCHE et al. auf stärkere Änderungen von Blutdruck und Herzfrequenz im Einzelversuch zurück. Die Änderung der Coronardurchblutung entspräche der veränderten Herzarbeit.

Die von EBERLEIN (1966) und LOCHNER et al. (1967) gemessene Zunahme der coronarvenösen Sauerstoffsättigung unter Hyperkapnie wurde auf die Meßmethode zurückgeführt. Bei beiden Arbeitsgruppen wurde das coronar-

venöse Blut zur Oxymetrie aus dem zur Messung der Coronardurchblutung
in den Coronarsinus eingeführten Meßkatheter entnommen. KOSCHE und
Mitarbeiter nahmen an, daß es an dieser Entnahmestelle insbesonders
bei höheren Coronarflüssen zu einer Mischung von venösem und coronar-
venösem Blut kommen kann. Dieser Einwand trifft nicht auf die Arbeit
von LEDINGHAM und Mitarbeitern (1971) zu, in der ebenfalls eine Zunahme der Coronardurchblutung bei gleichzeitiger Verringerung der arterio-coronarvenösen Sauerstoffdifferenz nachgewiesen wurde. Bei diesen Untersuchungen wurde das Blut aus einem zur Blutentnahme weit in
die Coronarvenen vorgeschobenen Katheter und nicht aus einem im Coronarsinus liegenden Meßkatheter entnommen. Unter diesen Bedingungen
nahm die arterio-coronarvenöse Sauerstoffdifferenz unter respiratorischer Acidose signifikant von 10,7 auf 5,8 Vol% ab, der coronarvenöse
pO_2 stieg von 30 auf 57 mmHg an.

Das Ausbleiben einer coronaren Antwort auf eine respiratorische Acidose
in den Untersuchungen von KOSCHE und Mitarbeitern (1971, 1973) muß auf
die angewandte Methodik zurückgeführt werden: Durch Ausschalten des
Sinusknotens ist die Reizleitung unterbrochen; die Regulierung der
Coronardurchblutung scheint, wenigstens teilweise, über intrakardiale
Reflexbögen, deren Bahnen im Reizleitungssystem verlaufen, zu erfolgen.
Nach Ausschalten des Sinusknotens ist dieser Reflexbogen unterbrochen,
die normale coronare Antwort muß ausbleiben.
Diese möglicherweise sehr störende Maßnahme ist nicht notwendig, da
sowohl in der Arbeit von EBERLEIN (1966) wie in unseren Untersuchungen
die Pulsfrequenz unter allen Bedingungen nahezu konstant blieb.

Unterschiede zu den Arbeiten von EBERLEIN (1966) und LOCHNER et al.
(1967) ergeben sich hinsichtlich der Größenordnung der nach respiratorischer Acidose auftretenden Coronardilatation.

LOCHNER und Mitarbeiter (1967) errechneten eine Zunahme der Coronardurchblutung von 2,7 % pro 1 mmHg pCO_2-Anstieg. EBERLEIN (1966) fand
eine Zunahme der Coronardurchblutung von 94 auf 192 ml/min.100g bei
einem Anstieg des arteriellen Kohlensäuredruckes von 45 auf 82 mmHg.
Aus diesen Angaben läßt sich unter Vernachlässigung der Tatsache, daß
zwischen dem arteriellen Kohlensäuredruck und der Organdurchblutung
keine lineare Beziehung besteht, eine Zunahme der Coronardurchblutung
von 2,8 % pro 1 mmHg pCO_2-Anstieg berechnen.

In unseren Versuchen nahm die Coronardurchblutung von 80,91 auf
125,63 ml/min.100g bei einem Anstieg des arteriellen pCO_2 von 43,48
auf 85,40 mmHg - entsprechend einer Abnahme des aktuellen pH von
7,347 auf 7,145 - zu. Dies würde einer Zunahme der Coronardurchblutung
um 1,3 %/mmHg pCO_2 entsprechen.

Diese Werte stimmen mit den von LEDINGHAM und Mitarbeitern (1971) er-
hobenen Befunden überein. Diese Untersuchungen wurden an Hunden erhoben,
die Coronardurchblutung wurde am intakten Tier mittels der Clearance-
Methode mit ^{133}Xe bestimmt. Bei einem Anstieg der arteriellen Kohlensäurespannung von 40 auf 100 mmHg stieg die Coronardurchblutung um
49 % an, entsprechend einem Anstieg der Coronardurchblutung von 0,82 %
/mmHg pCO_2-Anstieg.

Die quantitativen Unterschiede zu den Arbeiten von EBERLEIN (1966) und
LOCHNER et al. (1967) könnte auf die Methodik zurückgeführt werden.
So wurden diese Untersuchungen in Chloralose-Urethan-Narkose durchgeführt. Bei den Versuchstieren bestand während der Untersuchungen von
EBERLEIN (1966) eine metabolische Acidose mit einem aktuellen pH von
7,25 bei einem pCO_2 von 45 mmHg, entsprechend einem BE von -8 bis -9
mval/l.
Mit der Entwicklung des CO-Oxymeters hat die Genauigkeit der Oxymetrie
vor allem im unteren Sättigungsbereich erheblich zugenommen.

Unter respiratorischer <u>Alkalose</u> konnten wir eine signifikante Abnahme der Coronardurchblutung mit Zunahme der arterio-coronarvenösen Sauerstoffdifferenz feststellen.

Es muß diskutiert werden, ob die respiratorische Alkalose selbst oder die zum Erreichen der pCO_2-Erniedrigung notwendige Hyperventilation für die Abnahme der Coronardurchblutung verantwortlich ist. VANCE und Mitarbeiter (1973) versuchten, diese Faktoren zu differenzieren, indem sie mit einem konstant hohen Atemminutenvolumen ventilierten und die Normokapnie durch Beatmen mit Carbogen erreichten. Die Autoren konnten zeigen, daß die Coronardurchblutung - bei gleichbleibend hohem Atemminutenvolumen - bei Übergang von Normokapnie zu Hypokapnie abnahm.

Es muß diskutiert werden, ob die Coronardilatation bei Veränderung des pCO_2 auf die begleitende pH-Verschiebung oder auf einen direkten Einfluß der Kohlensäure zurückzuführen ist. Hinweise ergeben sich aus Untersuchungen von KAMMERMEIER und Mitarbeitern (1972), die am isolierten Meerschweinchenherzen Messungen des Coronarflusses vornahmen. Die Autoren variierten sowohl auf respiratorischem wie auf metabolischem Wege das aktuelle pH in einem Bereich zwischen 7.0 und 7,9. In Alkalose war die Coronarperfusion um 30 bis 40 % eingeschränkt, in Acidose um 50 % gesteigert. Wurde bei einer Erhöhung des pCO_2 das aktuelle pH der Perfusionslösung durch Pufferung mit $NaHCO_3$ normalisiert, blieb die unter nicht kompensierter respiratorischer Acidose beobachtete Zunahme der Koronardurchblutung aus. Aus diesen Befunden folgerten die Autoren, daß die Coronardurchblutung ausschließlich durch Änderung des aktuellen pH und nicht durch den direkten Einfluß der Kohlensäure beeinflußt wird.

Weder die Änderung der Coronardurchblutung unter dem Einfluß eines wechselnden pCO_2 noch die Antwort auf den Coronardilatator Triadenyl[R] wurde nach unseren Untersuchungen durch Blockade der ß-Rezeptoren mit 0,5 mg/kg Propranolol abgeschwächt. Aufgrund dieser Befunde kann gefolgert werden, daß die Coronardurchblutung direkt und nicht über das Zwischenglied einer nervalen oder humoralen adrenergen Stimulation beeinflußt wird. In die gleiche Richtung weisen Befunde von KÖHLER et al. (1972), die unter respiratorischer Acidose den Serumspiegel von Adrenalin und Noradrenalin bestimmten. Es fanden sich hierbei erhebliche tierspezifische Unterschiede, beim Hund ließ sich - im Gegensatz zur Katze - eine Katecholaminausschüttung unter respiratorischer Acidose nicht nachweisen.

Für den klinischen Bereich läßt sich aufgrund dieser Untersuchungen sagen - soweit die Tierversuche auf den Menschen direkt übertragbar sind - daß die extreme Hyperventilation mit respiratorischer Alkalose zu einer Verschlechterung der myokardialen Sauerstoffversorgung führen kann, die sich in einer erhöhten Ausschöpfung bemerkbar macht. Bei Patienten mit eingeschränkter Coronarreserve sollte eine starke Hyperventilation nur unter strenger Indikation vorgenommen werden.

<u>Zusammenfassung</u>

An fünf Bastardhunden wurde in leichter Halothanenarkose und unter maschineller Beatmung der Einfluß einer respiratorischen Acidose und Alkalose auf Hämodynamik, Coronardurchblutung und arterio-coronarvenöse Sauerstoffdifferenz untersucht.

Bei Übergang von einem pCO_2 von 43 auf 85 mmHg stieg die Coronardurchblutung von 80 auf 125 ml/min.100g um 55% signifikant an, bei Senkung des arteriellen pCO_2 auf 16 mmHg sank die Coronardurchblutung signifikant von 80 auf 53 ml/min.100g um 34 % ab. Die coronare $AVDO_2$ verringerte sich unter Hyperkapnie und nahm unter Hypokapnie zu.

Nach Triadenyl[R]-Gabe nahm die Coronardurchblutung unabhängig von dem arteriellen pCO_2 signifikant zu.

Durch ß-Rezeptoren-Blockade wurde der Einfluß der arteriellen Kohlensäurespannung auf die Coronardurchblutung und die durch Triadenyl[R]-Gabe getestete Coronarreserve nicht beeinflußt.

Ein direkter Einfluß des arteriellen Kohlensäuredruckes auf die Coronardurchblutung und ein coronardilatatierender Effekt der begleitenden pH-Verschiebung müssen als kausale Faktoren diskutiert werden.

Summary

The influence of respiratory acidosis and respiratory alcalosis on hemodynamics, coronary blood flow and arterial-coronaryvenous O_2-difference was studied in 5 mongrel dogs under light halothane anaesthesia.

Increase of the arterial carbon dioxide tension from 43 to 85 mmHg produced an increase of coronary blood flow from 80 to 125 ml/min.100g (55 %); during hypocapnia (arterial carbon dioxide tension about 16 mmHg) coronary blood flow decreased from 80 to 53 ml/min.100g. The arterio-coronaryvenous O_2-difference decreased during hypercapnia and increased during hypocapnia significantly.

The increase of coronary blood flow by injection of Triadenyl[R] was not significantly influenced by variation of the arterial carbon dioxide tension.

The influence of variation of arterial pCO_2 on coronary flow was not changed by blockade of the ß-receptors.

A direct influence of arterial pCO_2 on coronary flow or a coronary dilating effect of the concomitant pH shift are to be discussed as causal factors.

Literatur

BETZ, E.: Die Wirkung von Kohlensäureinhalation auf die Durchblutung im Myokard, Gehirn, Skelettmuskulatur und Haut. Arch. Physiol. Ther. 14, 53 (1962).
EBERLEIN, H.J.: Koronardurchblutung und Sauerstoffversorgung des Herzens unter verschiedenen CO_2-Spannungen und Anästhetika. Arch. Kreisl.-Forsch. 50, 18 (1966).
ECKENHOFF, J.E., HAFKENSCHIEL, J.H., LANDMESSER, C.H., HARMEL, M.H.: Cardiac oxygen metabolism and control of the coronary circulation. Amer. J. Physiol. 149, 634 (1947).
FEINBERG, H.X., GEROLA, A., KATZ, L.N.: Effect of changes in blood CO_2 level on coronary flow and myocardial O_2-consumption. Amer. J. Physiol. 199, 349 (1960).
GREEN, H.D., WEGRIA, R.: Effects of asphyxia, anoxia and myocardial ischemia on the coronary blood flow. Amer. J. Physiol. 135, 271 (1942).
HENSEL, I., BRETSCHNEIDER, H.J.: PITOT-Rohrkatheter für die fortlaufende Messung der Coronar- und Nierendurchblutung im Tierexperiment. Arch. Kreisl.-Forsch. 62, 249 (1970).
HILTON, R., EICHHOLZ, F.: The influence of chemical factors on coronary circulation. J. Physiol. 59, 413 (1925).
KAMMERMEIER, H., RUDROFF, W.: Funktion und Energiestoffwechsel des isolierten Herzens bei Variation von pH, pCO_2 und HCO_3^-. Pflügers Arch. 334, 50 (1972).

KITTLE, C.E., AOKI, H., BROWN, B.B. Jr.: The role of pH and pCO_2 in
the distribution of blood flow. Surgery 57, 139 (1965).
KÖHLER, E., NOACK, E., STROBACH, H., WIRTH, K.: Effects of respiratory
acidosis on heart and circulation in cats, pigs, dogs and rabbits.
Res. exp. Med. 158, 308 (1972).
KOSCHE, F., RAFF, W.K., LOCHNER, W.: Coronardurchblutung bei Erhöhung
des arteriellen Kohlensäuredrucks. Pflügers Arch. 328, 170 (1971).
KOSCHE, F., RAFF, W.K., LOCHNER, W.: Der coronare Strömungswiderstand
bei Senkung des arteriellen pH-Wertes. Pflügers Arch. Suppl. 339
(1973).
LEDINGHAM, I. McA., McBRIDE, T.I., PARRATT, J.R., VANCE, J.P.: The
effect of hypercapnia on myocardial blood flow and metabolism. J. Physiol. 210, 87 (1970).
LOCHNER, W., HIRCHE, H.J., KOIKE, S.: Die Wirkung arterieller Kohlen-
säuredrücke auf die Koronardurchblutung. Ärztl. Forsch. 21, 408 (1967).
MAAS, A.H.J., HAMELINK, M.L., DeLEEUV, R.M.J.: An evaluation of the
spectrophotometric determination of $Hb-O_2$, Hb-CO, and Hb in blood with
the CO-Oxymeter II 182. Clin. chim. Acta 29, 303 (1960).
MARTEL, J.: Vergleichende Messung des $Hb-O_2$ mit dem CO-Oximeter und
dem AO-Oximeter und Vergleich der Hb-Messung durch das CO-Oximeter mit
der Hb-Cyan-Methode. In Vorbereitung.
MARKWALDER, J., STARLING, E.H.: Note on some factors which determine
blood flow through coronary circulation. J. Physiol. 47, 275 (1913).
McARTHUR, W.J.: Coronary flow response to hypocapnia induced by hyperventilation. Aerospace Med. 36, 5 (1965).
RAYFORD, C.R., KHOURI, E.M., LEWIS, F.B., GREGG, D.F.: Evaluation of
use of left coronary artery inflow and O_2 content of coronary sinus
blood as a measure of left ventricular metabolism. J. appl. Physiol.
14, 817 (1959).
ROWE, G.G., CASTILLO, C.A., CRUMPTON, Ch.,W.: Effects of hyperventilation on systemic and coronary hemodynamics. Amer. Heart. J. 63, 67
(1962).
SCHEUER, J.: The effects of respiratory and metabolic alkalosis on
coronary flow, hemodynamics and myocardial carbohydrate metabolism.
Cardiologica (Basel) 52, 275 (1968).
SHANK, R.G.: Pharmacological studies with Propranolol. In: Beta-
Rezeptoren-Blockade. S. 3, D. HAAN, Herausgeber. Darmstadt: Dr. Diet-
rich Steinkopf Verlag 1967.
THEYE, R.A.: Calculation of blood O_2-content from optically determined
Hb and $Hb-O_2$. Anesthesiology 33, 635 (1970).
VANCE, J.P., BROWN, D.M., SMITH, G.: The effect of hypocapnia on myo-
cardial blood flow and metabolism. Brit. J. Anaesth. 45, 455 (1973).

Vortrag Nr. 38

EINFLUSS VON METHOHEXITAL UND THIOPENTAL AUF DIE CORONARPERFUSION UND DIE SAUERSTOFFVERSORGUNG DES HERZENS

Von D. Patschke, J.B. Brückner, J.W. Gethmann, D. Stoijiljkovic,
J. Tarnow und A. Weymar

Einleitung

In früheren Jahren konnte durch den Mangel an geeigneten Meßverfahren
der Bedeutung der Myokarddurchblutung in Narkose nur wenig Aufmerksamkeit geschenkt werden. Erst seit der Entwickung atraumatischer
Meßtechniken haben sich im letzten Jahrzehnt diesem Problem zunehmend
Untersucher gewidmet. Methodische Einwände schwächen daher die Aussagekraft der ersten Mitteilungen erheblich ab. Dagegen liefern die neueren, unter standardisierten Bedingungen durchgeführten tierexperimentellen Untersuchungen von EBERLEIN und KETTLER (12, 22) zuverlässige
Information und erlauben die Coronarwirkungen der heute gebräuchlichen
Anaesthetika gegeneinander abzuwägen.

Die Befunde der zitierten Autoren gelten jedoch nur für die Narkose im
steady state, in dem ein Gleichgewicht zwischen Wirkung und Konzentration des Anaesthetikums herrscht. Während der Einleitung der Narkose
ist dagegen der Blutspiegel eines Anaesthetikums den Wechselwirkungen
von Anflutung, Rückverteilung, enzymatischem Abbau und Bindung an Pro-
teine ausgesetzt und stabilisiert sich erst im Laufe der Zeit. Es ist
daher zu vermuten, daß die Herzwirkungen von Anaesthetika während der
Einleitungsphase, in der in der Klinik die meisten kardiovaskulären
Komplikationen auftreten, von denen unter steady state Bedingungen ab-
weichen. Nachdem wir die Ergebnisse unserer Untersuchungen mit den
intravenösen Kurzanaesthetika Propanidid und Althesin - einem neuen
Steroidanaesthetikum - bereits an anderer Stelle (26) mitgeteilt haben,
wollen wir nun über den akuten Einfluß von Methohexital und Thiopental
auf die Hämodynamik, die Coronarperfusion und die myokardiale Sauerstoffversorgung des Hundes berichten.

Methodik

Für die Untersuchungen dienten uns 8 Bastardhunde beiderlei Geschlechts
im Gewicht zwischen 27 und 38 kg. Die Narkosen der unpraemedizierten
Tiere wurden mit 3 mg/kg Piritramid (Dipidolor[R]) intravenös eingeleitet
und nach Intubation, die nach Relaxierung mit 4 mg Diallylnortoxiferin
(Alloferin[R]) erfolgte, mit einem Lachgas-Sauerstoff-Gemisch im Verhältnis 2 : 1 sowie kleineren fraktionierten Piritramidgaben unterhalten.
Während des ganzen Versuches wurden die Tiere unter fortlaufender Kontrolle der endexspiratorischen CO_2- (URAS M, Fa. Hartmann & Braun) und
inspiratorischen O_2-Konzentration (Beckman Oxymeter) mit einem Engström-
respirator (ER 300, LKB Medical, Stockholm) normoventiliert. Die Normoventilation und der Säure-Basen-Haushalt wurden durch Blutgasanalysen
(Astrup-Methode) kontrolliert und bei Abweichung von der Norm entsprechend korrigiert. Bis zum Beginn der Kreislaufuntersuchungen erhielten
alle Tiere eine intravenöse Dauertropfinfusion mit 500 ml 10%iger Glu-
coselösung. Nach Lagerung der Tiere auf dem Operationstisch erfolgte
die Präparation der Arteria et Vena brachialis, der Aa. et Vv. femorales und der Vena jugularis externa dextra. Über die Gefäße wurden
unter Röntgenkontrolle folgende Katheter eingelegt:
1. Ein Druckmeßkatheter in die Aorta ascendens
2. Ein Katheter in die obere Hohlvene

3. Ein Thermoelement in die Aorta descendens
4. Ein weitlumiger Injektionskatheter in den rechten Vorhof
5. Ein Katheter-Tipmanometer und ein "Pig-Tail"-Katheter in den linken
   Ventrikel
6. Ein Druckmeßkatheter in die Arteria pulmonalis
7. Ein Druckdifferenzkatheter nach BRETSCHNEIDER (21) in den Sinus
   coronarius
8. Ein Katheter zur Blutentnahme in die Arteria femoralis

Der Coronar-Sinuskatheter wurde mit Hilfe einer am Katheterende befe-
stigten und mit Kontrastmittel gefüllten Gummimanschette gegen die
Sinuswand abgedichtet und gleichzeitig fixiert. Die Kontrolle der kor-
rekten Lage des Katheters erfolgte röntgenologisch durch Darstellung
des Sinus coronarius nach retrograder Kontrastmittelinjektion und durch
Oxymetrie des Koronarblutes. Der Druckdifferenzkatheter wurde an einen
Druckdifferenzrezeptor (Hewlett Packard, Waltham, Mod. 267 BC) angeschlossen, die Druckdifferenz über eine Trägerfrequenzbrücke (Hellige
TF 19) verstärkt und anschließend analog radiziert. Das Meßergebnis
wurde auf ein Digitalvoltmeter gegeben, das den Coronarfluß direkt an-
zeigte. Da nach neueren Untersuchungen (20) der Ausfluß des Sinus coronarius nur 75 % der linksventrikulären Myokarddurchblutung beträgt,
wurde der gemessene Coronarfluß auf 100 % umgerechnet. Zur Messung der
Drucke in der Aorta und der Pulmonalis sowie des zentralvenösen und
enddiastolischen linksventrikulären Druckes dienten elektrische Druckwandler (Statham P 23 Db, Bell & Howell CEC) und Verstärker (Hellige
MA 83). Die Messung des Druckes im linken Ventrikel erfolgte über das
Mikro-Kathetertipmanometer (Millar PC 350) und einen Verstärker
(Statham SP 1400), in den zur fortlaufenden Bestimmung der linksventri-
kulären Druckanstiegsgeschwindigkeit - dp/dt - ein Differentiator
(RC-Glied) eingebaut ist.

Alle Meßgrößen und eine EKG-Standardableitung zeichnete ein 8-Kanal-
Pigmentschreiber (Hellige EK 21) kontinuierlich auf. Das Herzzeitvolumen wurde mit der Kälteverdünnungsmethode mit Hilfe eines direkt-
anzeigenden Rechengerätes (BN 6560, Fa. Fischer, Göttingen) nach SLAMA-
PIIPER (31) bestimmt. Zur Ermittlung der arterio-coronarvenösen Sauer-
stoffdifferenz($AVDO_2$ cor) wurde die Sauerstoffsättigung des arteriellen
und coronarvenösen Blutes sowie der Hämoglobingehalt mit einem CO-
Oxymeter (Mod. 182, Instrumentation Lab.Inc.) analysiert. Der myokardiale Sauerstoffverbrauch wurde aus dem Produkt von Coronarfluß und
$AVDO_2$ cor ermittelt. Die Verdrängungsarbeit des Herzens errechnete
sich aus dem Produkt des mittleren systolischen Druckes und des HZV/kg.

Zur Bestimmung des Wirkungsgrades der Herzarbeit wurde die auf 100 g
linken Ventrikel bezogene äußere Herzarbeit ($\bar{P}_{syst}$ · HZV/100g linker
Ventrikel) mit Hilfe des kalorischen Energieäquivalents (1 mmHg.ml/min
.100g entspricht 0,637 . 10^{-5} ml O_2/ml.100g) umgerechnet und mit dem
gemessenen myokardialen Sauerstoffverbrauch ins Verhältnis gesetzt.
Der periphere Gesamt- bzw. Coronarwiderstand wurde aus folgenden For-
meln errechnet:

$$\frac{\text{mittlerer Aortendruck - zentralvenöser Druck}}{\text{HZV/kg}}$$

bzw.

$$\frac{\text{mittlerer diastolischer Druck - zentralvenöser Druck}}{\text{Coronarfluß/min . 100 g linker Ventrikel}}$$

Vor Einführen der Katheter erhielten die Tiere 5 mg/kg Heparin /Li-
quemin[R]) i.v. injiziert. Eine Wiederholungsdosis von 2 mg/kg erfolgte
alle 2 Stunden. Die Präparation der Gefäße und die Eichung der Geräte
dauerte etwa 3 bis 4 Stunden.

Nach vorausgegangenen Kreislaufmessungen wurde in einem Kreislauf-
steady-state den Tieren in randomisierter Reihenfolge 2,0 und 5,0 mg/kg
Methohexital (Brevimytal^R, Fa. Lilly) und 5,0 und 10,0 mg/kg Thiopental
(Trapanal^R, Fa. Promonta) innerhalb von 20 bis 30 Sekunden zentralvenös
injiziert. Die Registrierung des Kreislaufverhaltens erfolgte danach
über einen Zeitraum von 20 bis 30 Minuten. Die Injektion der nächsten
Dosis erfolgte immer erst dann, wenn die Kreislaufwirkungen des vorher
applizierten Anaesthetikums sicher abgeklungen waren. Bei einigen Tieren wurde am Ende der Untersuchung die Reproduzierbarkeit der Kreislaufreaktion durch Injektion einer Wiederholungsdosis überprüft. Nach
Versuchsende wurden die Tiere seziert und die Lage der Katheter kontrolliert. Das Herz wurde entnommen und das Gewicht des linken Ventrikels
bestimmt.

Die statistische Interpretation der beobachteten Kreislaufänderungen erfolgte mit dem Student-t-Test aus paarigen Einzelwerten.

Ergebnisse

In Abb. 1 ist anhand einer Originalregistrierung eines Einzelversuches
das typische Verhalten des Kreislaufs nach 5,0 mg/kg Methohexital dargestellt. Unmittelbar nach der Injektion setzte eine Tachycardie ein
und der arterielle Druck sank von 140/95 auf 110/90 mmHg ab. Parallel
dazu nahm der Inotropieparameter dp/dt max von 2050 auf 1050 mmHg/sec
ab. Während das HZV und der zentralvenöse Druck sich nur geringfügig
änderten, stieg der Coronarfluß, der linksventrikuläre enddiastolische
Druck und der Pulmonalisdruck erheblich an. Eine deutliche Erholungs-
tendenz zeigte das Tier erst ab der 10. Minute post injectionem. Die
Kontrollwerte sind nach 30 Minuten nahezu wieder erreicht. Eine fast
identische Kreislaufreaktion zeigte das gleiche Versuchstier auch nach
10,0 mg/kg Thiopental (Abb. 2). Die Beeinträchtigung des Kreislaufs
dauerte etwa 20 Minuten.

Für alle 8 Versuchstiere wurde in Abb. 3-5 das Kreislaufverhalten nach
Methohexital synoptisch dargestellt. Bis zur 1. Minute nach der Injektion von 5,0 mg/kg Methohexital stieg die Herzfrequenz von 71 auf 141
Schläge/min (p$<$0,0005) an und blieb auch noch zur 20. Minute mit 97
Schlägen/min deutlich über dem Kontrollwert. Da das HZV - abgesehen
von dem initialen und nur kurzfristigen Anstieg von 81,7 auf 99,3 ml/kg
.min - unverändert blieb, sank das Schlagvolumen entsprechend von 1,15
auf 0,65 ml/kg (p$<$0,0005) ab und erholte sich im weiteren Verlauf nur
langsam. Der mittlere Aortendruck fiel von 116 auf 93 mmHg (p$<$0,01)
ab und kehrte bereits zur 3. Minute zum Kontrollwert zurück. Ähnlich
verhielt sich der periphere Gesamtwiderstand (Abfall von 1,4 auf
0,91 mmHg/ml/kg.min (p$<$0,0005). Parallel zum Verhalten des Schlagvolumens sank auch der Inotropieparameter dp/dt max im Mittel von 2360
auf 1160 mmHg/sec (p$<$0,0005) ab und stieg bis zur 20. Minute wieder
bis auf 1860 mmHg/sec an. Der linksventrikuläre enddiastolische Druck
und der Mitteldruck in der Arteria pulmonalis zeigten einen nahezu
identischen Verlauf. In der 1. Minute stiegen sie von 8,9 auf 16,3 mmHg
(p$<$0,0025) bzw. von 18,0 auf 20,9 mmHg (p$<$0,025) an und fielen bis
zur 5. Minute wieder auf den Ausgangswert ab. Der zentralvenöse Druck
blieb unverändert.

Der auf 100 g linken Ventrikel bezogene Coronarfluß stieg von 76,2 ml/min
x 100 g in der 1. Minute auf 99,2 ml/min.100g an und blieb bis zur 5.
Minute signifikant (p$<$0.05 bis 0,005) erhöht. Gleichzeitig nahm der
coronare Gefäßwiderstand von 1,53 auf 0,89 mmHg/ml/min.100g (p$<$0,0025)
ab. Durch die Abnahme der coronarvenösen Sauerstoffsättigung vergrößerte
sich die arterio-coronarvenöse Sauerstoffdifferenz von 13,9 auf 15,3
Vol% (p$<$0,025). Der myokardiale Sauerstoffverbrauch stieg von 10,3 auf

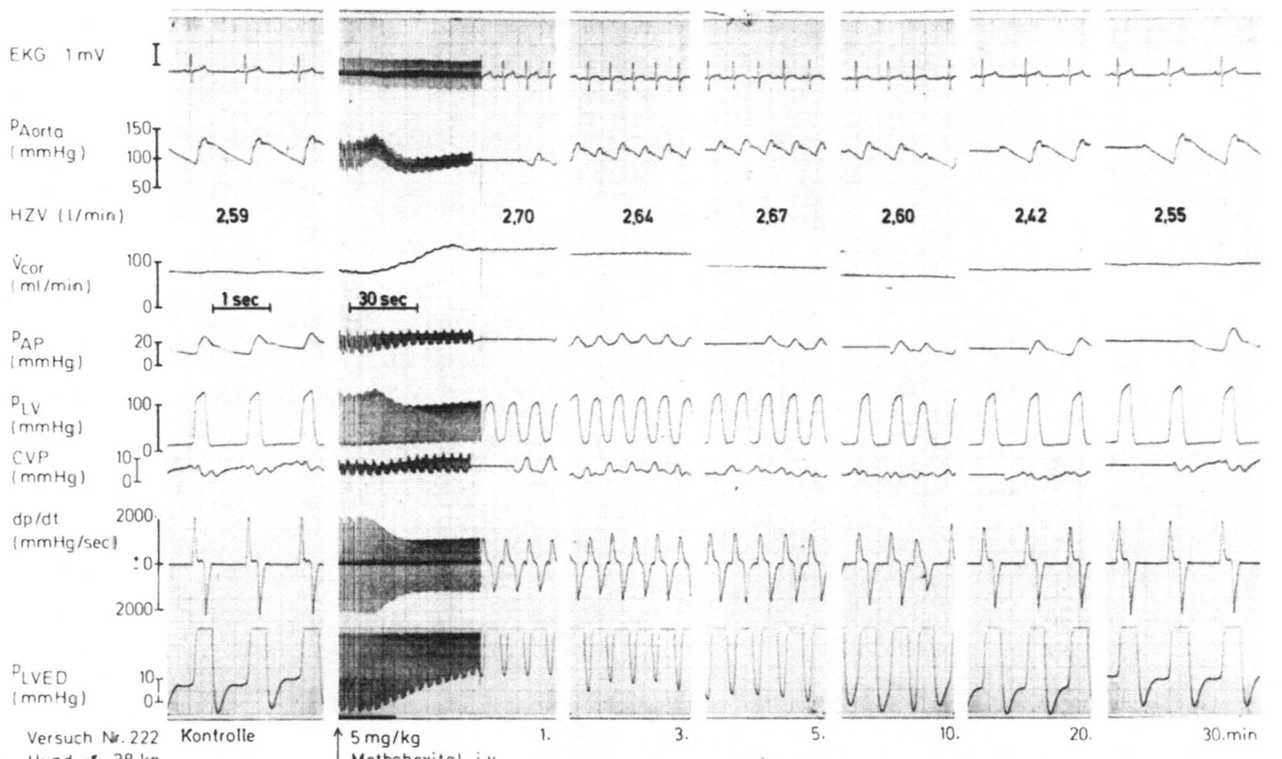

Abb. 1. Verhalten der Hämodynamik und der Coronarperfusion nach 5,0 mg/kg Methohexital bei einem Versuchstier (Originalregistrierung). Registrierung von oben nach unten: EKG, Aortendruck, Herzzeitvolumen, Coronarfluß, Pulmonalarteriendruck, Druck im linken Ventrikel, zentralvenöser Druck, linksventrikuläre Druckanstiegsgeschwindigkeit und enddiastolischer Druck im linken Ventrikel

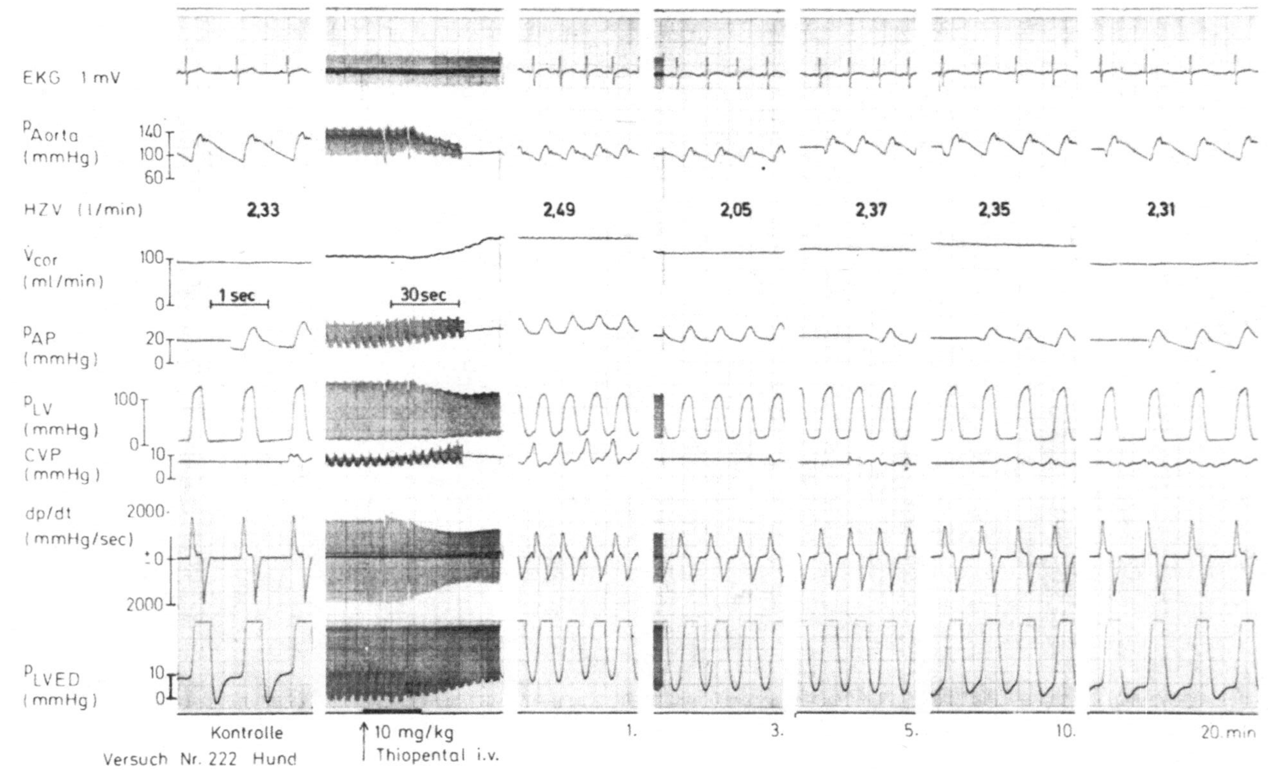

Abb. 2. Originalregistrierung der Kreislaufwirkungen nach 10,0 mg/kg Thiopental bei demselben Versuchstier wie in Abb. 1

13,8 ml/min.100g (p< 0,025) an. Auch nach der 20. Minute lag der O_2-Verbrauch mit 11,8 ml/min.100g noch signifikant über dem Kontrollwert. Während die äußere Herzarbeit ($\overline{P}_{syst}$ · HZV/kg) in dem Beobachtungszeitraum unverändert blieb, sank der Wirkungsgrad der Herzarbeit von 17,7 auf 12,5 % (p<0,0025) ab und blieb bis zur 20. Minute mit 14,4 % gegenüber dem Kontrollwert deutlich erniedrigt.

Die Kreislaufreaktionen nach der klinisch üblichen Dosis von 2,0 mg/kg Methohexital entsprachen qualitativ denen nach der höheren 5,0 mg/kg Dosis. Ausmaß und Dauer waren jedoch weniger ausgeprägt. Die Kontrollwerte waren meist nach 20 Minuten wieder erreicht (Tabelle 1).

In der 1. Minute nach der Injektion von 10,0 mg/kg Thiopental stieg die Herzfrequenz im Mittel von 64 auf 104 Schläge/min (p<0,0025) an und blieb bis zur 10. Minute signifikant über dem Kontrollwert erhöht. Da das HZV nur gering um den Ausgangswert von 70,9 ml/min·kg schwankte, sank das Schlagvolumen tachycardiebedingt von 1,12 ml/kg bis zur 3. Minute auf 0,72 ml/kg (p<0,005) ab. Der mittlere Aortendruck nahm für die Dauer von 3 Minuten von 121 auf 112 mmHg (p< 0,05) ab, während der periphere Gesamtwiderstand auch nur initial von 1,65 auf 1,17 mmHg/ml /kg·min abfiel (Abb. 6).

Bei konstantem zentralvenösem Druck fiel dp/dt max von 2260 auf 1500 mmHg/sec ab und war bis zur 20. Minute (1960 mmHg/sec) noch nicht zur

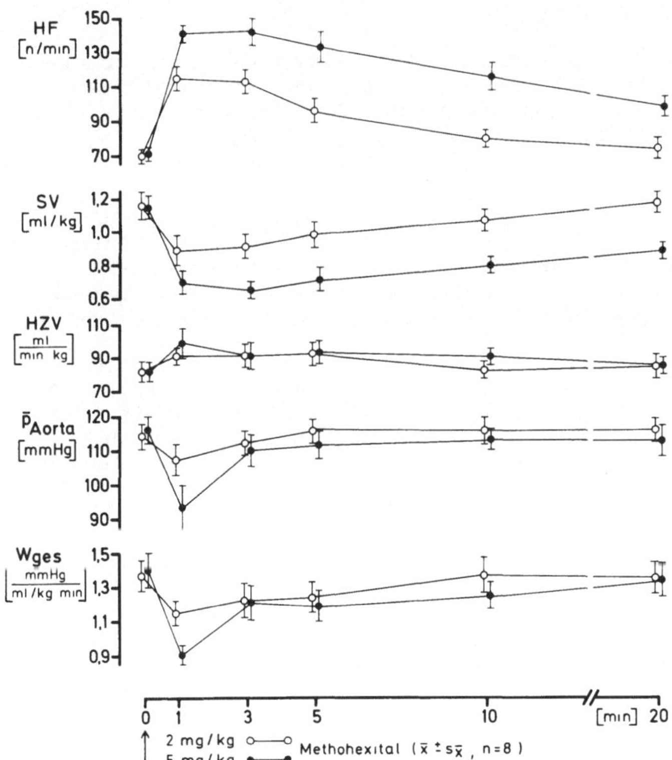

Abb. 3. Einfluß von 2,0 mg/kg (o-----O) und 5,0 mg/kg (●---●) Methohexital auf die Herzfrequenz (HF), das Schlagvolumen (SV), das Herzzeitvolumen (HZV), den mittleren Aortendruck ($\overline{P}_{Aorta}$) und den peripheren Gesamtwiderstand (W_{ges})

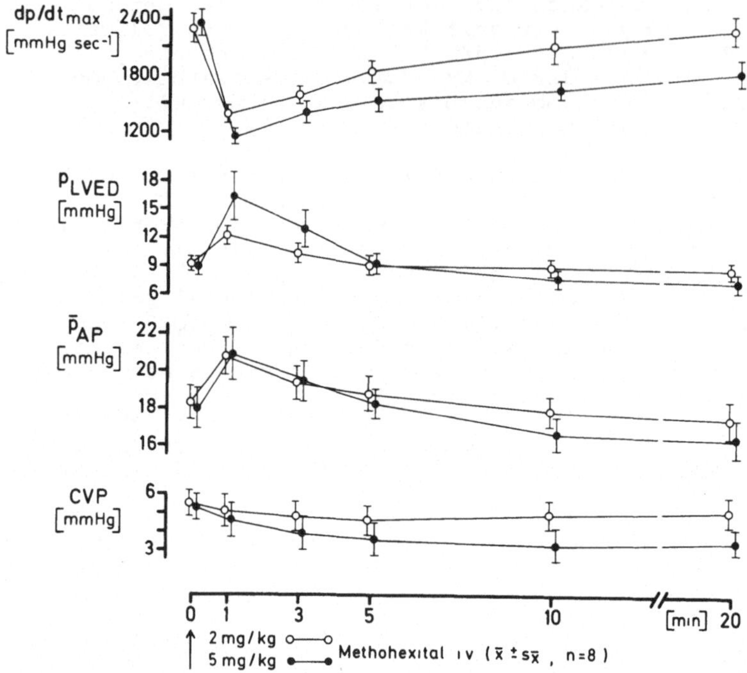

Abb. 4. Einfluß von Methohexital auf die max. linksventrikuläre Druckanstiegsgeschwindigkeit (dp/dt max), den linksventrikulären enddiastolischen Druck (P_{LVED}), den mittleren Druck in der Art. Pulmonalis
($\bar{P}_{AP}$) und den zentralvenösen Druck (CVP)

Basislinie zurückgekehrt. Der linksventrikuläre enddiastolische Druck
(von 9,3 auf 16,7; p < 0,025) und der Druck in der Arteria pulmonalis
(von 17,5 auf 24,5 mHg; p < 0,005) stiegen an und näherten sich erst in
der 10. Minute wieder dem Ausgangswert (Abb. 7).

Da der Coronarfluß im Mittel von 78,1 auf 108,4 ml/min·100g (p < 0,0125)
anstieg und die arterio-coronarvenöse Sauerstoffdifferenz von 12,5 auf
14,0 Vol% (p < 0,01) zunahm, stieg auch der myokardiale Sauerstoffverbrauch von 9,6 auf 15,1 ml/min·100g (p < 0,01) an. Ähnlich wie nach
Methohexital fiel auch der Coronarwiderstand von 1,46 auf 0,99 mmHg/ml
/min·100g (p < 0,005) stark ab. Die Verdrängungsarbeit des Herzens blieb
konstant, während der Wirkungsgrad der Herzarbeit von 18,0 % auf 14,1 %
(p < 0,01) sich verminderte (Abb. 8).

Die Kreislaufwirkungen nach 10,0 mg/kg Thiopental waren 20 Minuten nach
der Injektion noch nicht völlig abgeklungen. Die Beeinträchtigung
des Kreislaufs nach 5,0 mg/kg unterschied sich von der höheren Dosis
nur quantitativ (Tabelle 2).

Diskussion

Das Oxybarbiturat Methohexital gehört zu den potentesten intravenösen
Einleitungsanaesthetika und ist nach den heutigen Kenntnissen etwa
3 mal stärker wirksam als das Thiobarbiturat Thiopental (5, 6, 7, 10,
18, 37). Da die Angaben in der Literatur über das Potenzverhältnis

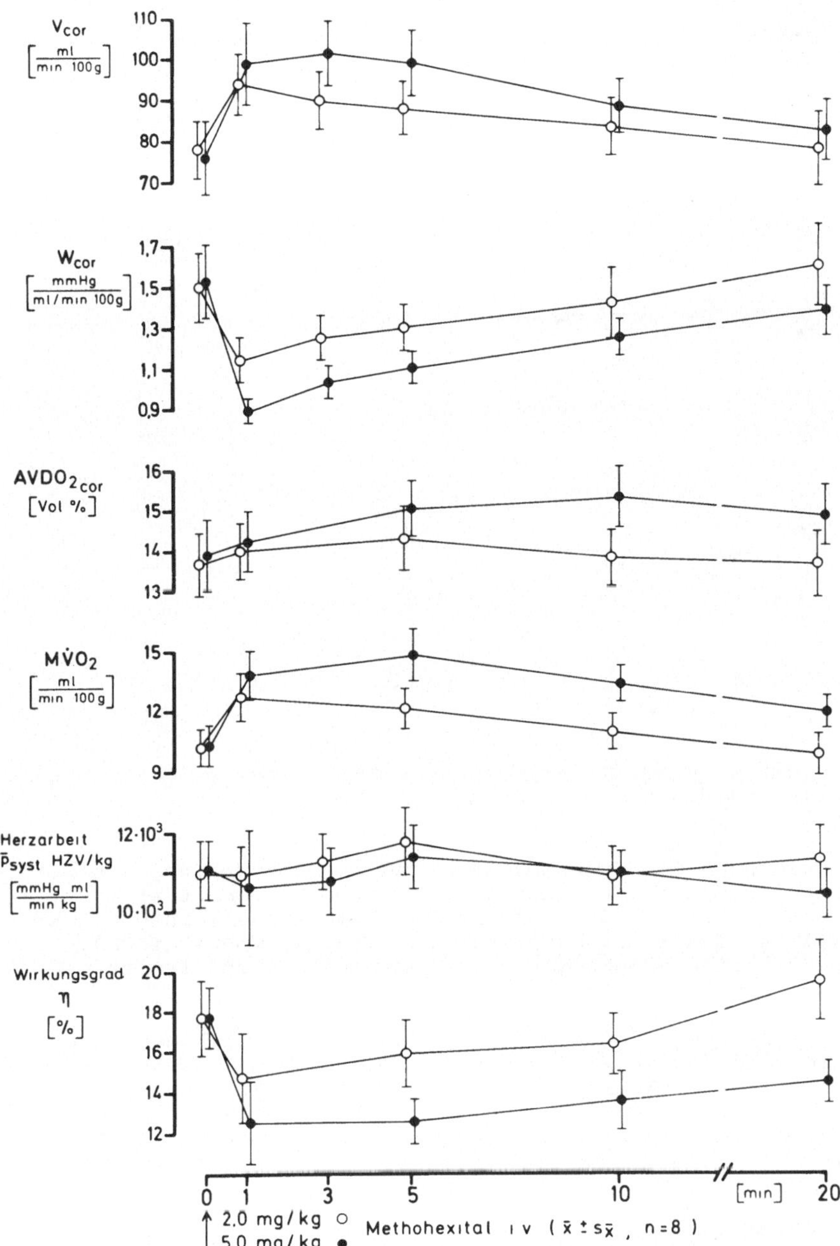

Abb. 5. Einfluß von Methohexital auf den Coronarfluß ($\dot{V}_{cor}$), den Coronarwiderstand (W_{cor}), die arterio-coronarvenöse Sauerstoffdifferenz ($AVDO_2$ $_{cor}$), den myokardialen Sauerstoffverbrauch ($M\dot{V}O_2$), die Verdrängungsarbeit des Herzens (A) und den mechanischen Wirkungsgrad der Herzarbeit (η)

dieser beiden Anaesthetika von 1 : 2 bis 1 : 3,6 schwanken, orientieren wir unsere Dosen an den vergleichenden Originaluntersuchungen von WYANT, DOBKIN und DUNDEE (8, 11, 38, 39). Die Wahl von äquipotenten

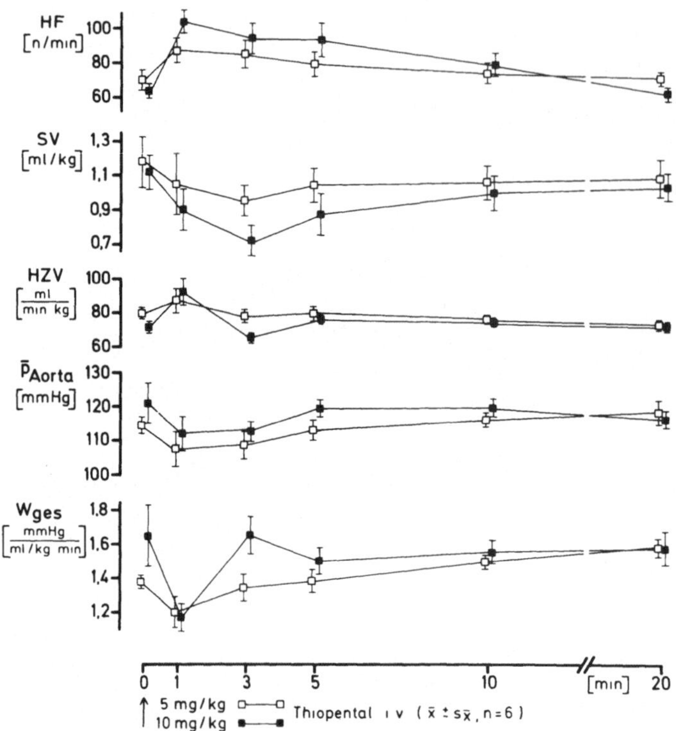

Abb. 6. Einfluß von 5,0 mg/kg (□ --- □) und 10,0 mg/kg (■---■) Thiopental auf die Hämodynamik des Hundes. Symbole siehe Abb. 3

Dosen für den Tierversuch ist problematisch und die Übertragung von Untersuchungsergebnissen auf den Menschen nur unter Vorbehalt statthaft. Wir wollen daher bei der Besprechung der Ergebnisse keinen direkten Vergleich zwischen den Kreislaufwirkungen nach Methohexital und denen nach Thiopental ziehen sondern nur Größenordnung und Tendenz der Kreislaufreaktionen aufzeigen.

Bei der Literaturdurchsicht finden sich zahlreiche vergleichende Untersuchungen über die kardiovaskulären Wirkungen von Methohexital und Thiopental (6, 10, 11, 18, 27). Während WYANT und DOBKIN (39) eine stärkere Hypotension nach Methohexital gegenüber Thiopental beobachteten, berichten dagegen neuere klinische Untersuchungen das Gegenteil (6, 10, 37). Die Ergebnisse von WYANT sind wahrscheinlich auf eine relative Überdosierung von Methohexital zurückzuführen.

Der Abfall des Systemdrucks nach beiden Anaesthetika wird allgemein mit einer peripheren Vasodilatation erklärt (5). Die Beteiligung einer myokardialen Kontraktilitätsminderung an der Kreislaufdepression wurde bisher nur für das Methohexital eingehend untersucht. SOGA und BEER (32, 33) haben im Tierexperiment und in Untersuchungen am Menschen mit Hilfe des preload-unabhängigen Kontraktilitätsindex nach VERAGUT und KRAYENBÜHL (23, 35) eine stärkere Beeinträchtigung der Herzinotropie weitgehend ausschließen können. Dagegen stützt sich die Annahme einer myokarddepressiven Wirkung des schon seit 1935 verwendeten Thiopentals mehr auf klinische Erfahrungen und weniger auf spezielle, die Kontraktilität betreffende Meßergebnisse (16, 24).

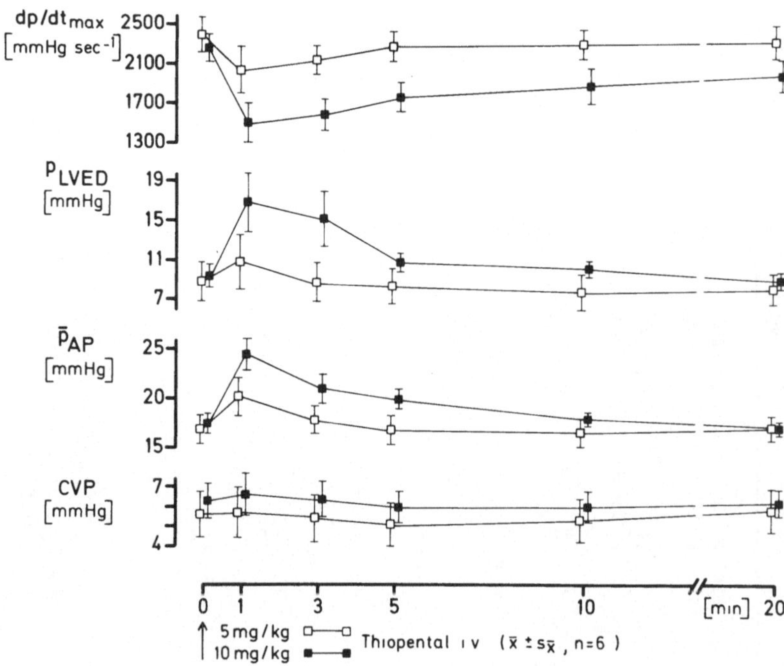

Abb. 7. Einfluß von Thiopental auf den Kreislauf des Hundes. Siehe
Abb. 4

Nach den grundlegenden Arbeiten von SIEGEL und SONNENBLICK (30, 34)
stellt die maximale linksventrikuläre Druckanstiegsgeschwindigkeit
dp/dt$_{max}$ während der isovolumetrischen Kontraktionsphase eine brauch-
bare Größe zur Beurteilung der Herzinotropie dar. Da aber dp/dt$_{max}$
Einflüssen der Herzfrequenz, der myokardialen Vordehnung (preload) durch
den enddiastolischen Druck und des diastolischen Aortendruckes unter-
liegt, müssen diese Parameter mitberücksichtigt werden. Ein Anstieg
dieser Größen bewirkt die Zunahme von dp/dt$_{max}$, ohne daß sich die Kontraktilität im engeren Sinne ändert (36). Bei unseren Untersuchungen
fiel nach 10,0 mg/kg Thiopental dp/dt$_{max}$ um 33,6 % ab, während gleichzeitig die Pulsfrequenz um 62,5 % und der linksventrikuläre enddiastolische Druck um 79,5 % anstiegen. Da in diesem Fall Pulsfrequenz und
preload der Abnahme von dp/dt$_{max}$ entgegen wirken (36), ist die negativ
inotrope Wirkung des Thiopentals wahrscheinlich stärker als dies zahlenmäßig durch den Abfall von dp/dt$_{max}$ zum Ausdruck kommt. Da die Nachbelastung nur kurzzeitig um 7 % absank, kann sie bei dieser Betrachtung
vernachlässigt werden. Ähnlich ist die beobachtete Reaktion nach Methohexital zu interpretieren. Nach der klinisch üblichen Dosis 2,0 mg/kg
fiel dp/dt$_{max}$ um 39,1 % - nach 5,0 mg/kg sogar um 50,8 % - Pulsfrequenz
und preload stiegen um 50 % bzw. 31,5 % an, während sich afterload
auch hier nur unbedeutend änderte.

Als Zeichen einer starken kardialen Depression ist auch der Abfall des
Schlagvolumens zu werten, das nach 10,0 mg/kg Thiopental um 35,7 %
sowie nach 2,0 und 5,0 mg/kg Methohexital um 23,4 % bzw. 44,5 % abnahm.
Der beobachtete Anstieg des Druckes in der Arteria pulmonalis ist wahrscheinlich Folge des erhöhten enddiastolischen Druckes im linken Ventrikel, der den Druck im kleinen Kreislauf retrograd beeinflußte.

Tabelle 1. Verhalten der Herzfrequenz (HF), des Schlagvolumens (SV), des Herzzeitvolumens (HZV), des arteriellen Mitteldruckes ($\bar{P}_{Aorta}$), des peripheren Gesamtwiderstandes (W_{ges}), der max. linksventrikulären Druckanstiegsgeschwindigkeit (dp/dt $_{max}$) des end-diastolischen Druckes im linken Ventrikel (P_{LVED}), des mittleren Pulmonalisdruckes ($\bar{P}_{AP}$), des zentralvenösen Druckes (CVP), des Coronarflusses ($\dot{V}_{cor}$), des Coronarwiderstandes (W_{cor}), der arterio-coronarvenösen Sauerstoffdifferenz (AVDO$_2$ $_{cor}$), des myokardialen Sauerstoffverbrauches (MVO$_2$), der Herzarbeit ($\bar{P}_{syst}$ · HZV/kg) und des mechanischen Wirkungsgrades (η) nach 2,0 mg/kg Methohexital i.v.($\bar{x} \pm s_{\bar{x}}$; n = 8)

* $p < 0,05$; $^\triangle$ $p < 0,01$; • $p < 0,005$

	Kontrolle	1. min	3. min	5. min	10. min	20. min
HF n/min	70 ± 4	105 ± 7 •	103 ± 7	96 ± 7	79 ± 5	73 ± 6
SV ml/kg	1,16± 0,08	0,89± 0,09 •	0,91± 0,07	0,98± 0,08	1,06± 0,07	1,16± 0,06
HZV ml/min·kg	81,6± 5,9	90,7± 5,3 *	91,4± 6,7	92,0± 6,5	82,3± 5,1	84,0± 6,5
$\bar{P}_{Aorta}$ mmHg	115 ± 4,0	108 ± 4,6 *	112 ± 3,3	115 ± 3,7	116 ± 4,2	115 ± 3,3
W_{ges} mmHg/ml/min·kg	1,37± 0,09	1,15± 0,07 •	1,22± 0,1	1,24± 0,09	1,37± 0,1	1,35± 0,09
dp/dt$_{max}$ mmHg/sec	2300± 166	1400± 81 •	1606± 87	1856± 127	2138± 172	2325± 164
P_{LVED} mmHg	9,2 ± 0,7	12,1± 1,1 •	10,4± 1,0	9,1 ± 0,9	9,0 ± 0,9	8,7 ± 0,9
$\bar{P}_{AP}$ mmHg	18,3± 0,9	20,8± 1,0 •	19,4± 0,9	18,8± 0,8	17,9± 0,8	17,5± 1,0
CVP mmHg	5,5 ± 0,7	5,1 ± 0,8	4,8 ± 0,8	4,6 ± 0,8	4,9 ± 0,8	5,1 ± 0,8
$\dot{V}_{cor}$ ml/min·100g	77,8± 6,9	94,2± 7,4 *	89,8± 6,8	88,2± 6,5	83,0± 6,9	76,9± 8,8

Tabelle 1. (Fortsetzung)

	Kontrolle	1. min	3. min	5. min	10. min	20. min
W_{cor} mmHg/ml/min·100g	$1,50 \pm 0,17$	$1,14 \pm 0,11$ △	$1,25 \pm 0,11$	$1,30 \pm 0,11$	$1,41 \pm 0,17$	$1,58 \pm 0,2$
$AVDO_2$ cor Vol%	$13,7 \pm 0,8$	$14,0 \pm 0,7$	—	$14,3 \pm 0,6$	$13,8 \pm 0,7$	$13,6 \pm 0,8$
$M\dot{V}O_2$ ml/min·100g	$10,2 \pm 0,87$	$12,7 \pm 1,2$ *	—	$12,1 \pm 1,0$	$10,9 \pm 0,9$	$9,7 \pm 1,0$
Herzarbeit mmHg·ml/min·kg	10937 ± 834	10878 ± 746	11251 ± 710	11749 ± 876	10839 ± 722	11230 ± 842
η %	$17,7 \pm 1,9$	$14,7 \pm 2,2$ ●	—	$15,9 \pm 1,7$	$16,3 \pm 1,5$	$19,4 \pm 2,0$

Tabelle 2. Kreislaufwirkungen von 5,0 mg/kg Thiopental. Symbole siehe Tabelle 1. ($\bar{x} \pm s_{\bar{x}}$; n = 6)
$*$ p < 0,05; $^\triangle$ p < 0,01; $\bullet$ p < 0,005

	Kontrolle	1. min	3. min	5. min	10. min	20. min
HF n/min	70 $\pm$ 6	87 $\pm$ 7 $*$	85 $\pm$ 8	79 $\pm$ 7	73 $\pm$ 6	69 $\pm$ 4
SV ml/kg	1,18$\pm$ 0,15	1,05$\pm$ 0,18 $*$	0,95$\pm$ 0,09 $\bullet$	1,04$\pm$ 0,1	1,05$\pm$ 0,1	1,07$\pm$ 0,11
HZV ml/min·kg	79,1$\pm$ 3,3	86,6$\pm$ 7,7	79,0$\pm$ 4,1	78,9$\pm$ 3,5	74,6$\pm$ 2,6	71,6$\pm$ 3,2
$\bar{P}_{Aorta}$ mmHg	114 $\pm$ 2,3	107 $\pm$ 4,8	108 $\pm$ 4,0	113 $\pm$ 3,4	116 $\pm$ 2,1	118 $\pm$ 3,7
W_{ges} mmHg/ml/min·kg	1,38$\pm$ 0,04	1,20$\pm$ 0,09 $*$	1,34$\pm$ 0,08	1,38$\pm$ 0,07	1,49$\pm$ 0,04	1,57$\pm$ 0,05
dp/dt$_{max}$ mmHg/sec	2408$\pm$ 181	2042$\pm$ 245 $^\triangle$	2142$\pm$ 180	2275$\pm$ 145	2283$\pm$ 146	2308$\pm$ 165
P_{LVED} mmHg	8,8 $\pm$ 2,0	10,8$\pm$ 2,8	8,7 $\pm$ 2,0	8,3$\pm$ 1,8	7,8$\pm$ 1,8	8,2$\pm$ 1,7
$\bar{P}_{AP}$ mmHg	16,8$\pm$ 1,4	20,2$\pm$ 1,9 $\bullet$	17,7$\pm$ 1,5	16,8$\pm$ 1,5	16,5$\pm$ 1,4	17,0$\pm$ 1,3
CVP mmHg	5,6 $\pm$ 1,2	5,7 $\pm$ 1,3	5,4 $\pm$ 1,2	5,1 $\pm$ 1,1	5,3 $\pm$ 1,1	5,8 $\pm$ 1,1
$\dot{V}_{cor}$ ml/min·100g	80,5$\pm$ 5,9	97,4$\pm$ 7,4 $\bullet$	85,8$\pm$ 5,7	85,1$\pm$ 5,6	83,4$\pm$ 4,9	76,7$\pm$ 5,3
W_{cor} mmHg/ml/min·100g	1,32$\pm$ 0,1	1,02$\pm$ 0,05 $^\triangle$	1,17$\pm$ 0,05	1,25$\pm$ 0,07	1,30$\pm$ 0,08	1,44$\pm$ 0,1
$\dot{M V O}_2$ ml/min·100g	10,7$\pm$ 0,8	13,8$\pm$ 1,0 $\bullet$	—	12,0$\pm$ 0,9	12,0$\pm$ 0,9	10,3$\pm$ 0,6

Tabelle 2. (Fortsetzung)

	Kontrolle	1. min	3. min	5. min	10. min	20. min
Herzarbeit mmHg·ml/min·kg	10653 ± 686	11144 ± 1665	9865 ± 638	10251 ± 605	9859 ± 517	9792 ± 801
η %	17,1 ± 2,6	14,1 ± 3,2 ●	—	14,6 ± 1,8	14,2 ± 2,0	16,6 ± 2,9
$AVDO_2$ cor Vol%	13,6 ± 1,1	14,5 ± 1,1 ✳	—	14,3 ± 1,0	14,5 ± 1,1	13,6 ± 1,0

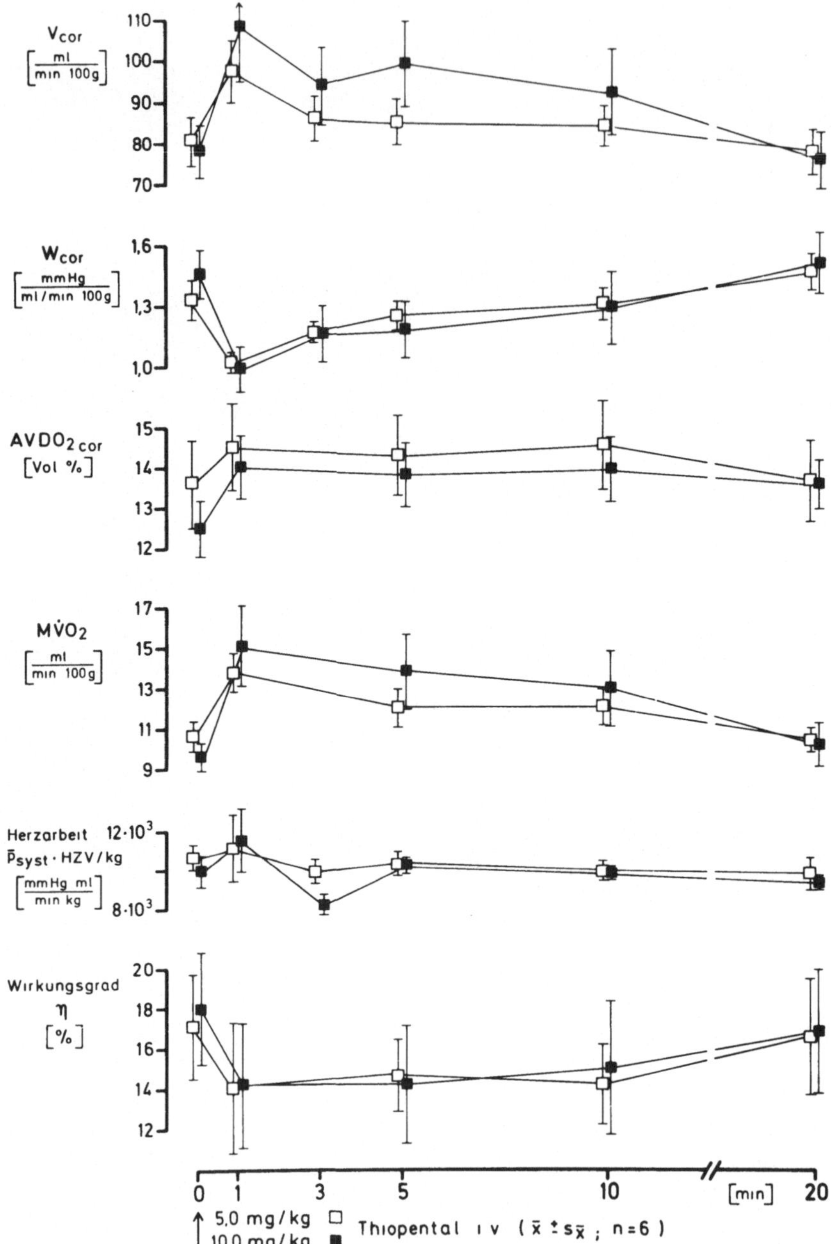

Abb. 8. Einfluß von Thiopental auf die Sauerstoffversorgung des Herzens. Symbole siehe Abb. 5

Unsere Befunde, die Untersuchungen von SANKAWA (29) bestätigen, widersprechen erheblich den Ergebnissen von SOGA und BEER. Diese Autoren fanden nach der hohen Dosis von 10,0 mg/kg Methohexital beim Hund nur eine kurzfristige Abnahme des Kontraktilitätsindex nach VERAGUT und KRAYENBÜHL um 18 %, während Herzfrequenz, Herz- und Schlagvolumenindex nahezu unverändert blieben. Sie führten daher den beobachteten Blutdruckabfall von 34 % hauptsächlich auf eine periphere Vasodilation zurück. Da SOGA und BEER ihre Befunde lediglich als prozentuale Änderungen zum Kontrollwert ohne Angabe von Absolutzahlen mitteilten, ist eine detaillierte Stellungnahme zu den unterschiedlichen Ergebnissen nicht möglich. Es ist jedoch denkbar, daß die hämodynamischen Ausgangsbedingungen der verschiedenen Versuchstiergruppen nicht identisch waren.

Die Diskussion über die Ursache der narkosebedingten Myokarddepression ist nicht abgeschlossen. Nach in vitro Untersuchungen ist zu vermuten, daß Anaesthetika, insbesondere die Barbiturate, den oxydativen Zellstoffwechsel hemmen und somit die biochemische Energieproduktion in der Herzmuskelzelle - ähnlich wie unter Hypoxiebedingungen - herabsetzen (1, 4). Dagegen haben verschiedene Untersucher (9, 13, 14) in vivo normal oder sogar übernormal hohe Kreatinphosphat- bzw. ATP-Werte beim insuffizienten Myokard gefunden, das vorher hohen Dosen von Barbituraten ausgesetzt war. Der entscheidende Effekt der Barbiturate auf das Herz soll daher nicht in einer Hemmung der oxydativen Phosphorylierung sondern in einer Utilisationsstörung der energiereichen Phosphate bestehen.

Da das Herz seinen Stoffwechsel ausschließlich aerob deckt, ist der myokardiale Sauerstoffverbrauch ein direktes Maß für die bei der Kontraktion verbrauchte Energie. Als Determinanten für den Sauerstoffverbrauch gelten die Herzfrequenz, die myokardiale Wandspannung ($\bar{P}_{syst}$), der kontraktile Zustand des Herzens (dp/dt_{max}) und die Druck-Volumen-Arbeit, wobei die Druckarbeit konsumierender ist als die Volumenarbeit (2, 17, 19, 28). Dagegen kommen der Beschleunigungsarbeit, Aktivierungsprozessen und dem Basalstoffwechsel nur geringere Bedeutung zu.

Bei unseren Versuchstieren stieg der myokardiale Sauerstoffverbrauch nach 10,0 mg/kg Thiopental um 56,9 % und nach 5,0 mg/kg Methohexital um 44,1 % an. Da die Verdrängungsarbeit unverändert blieb, die Kontraktilität und der systolische Blutdruck sogar abfielen, muß der Energiemehrverbrauch zu Lasten der Herzfrequenzerhöhung gehen.

Die beschriebenen hämodynamischen Parameter berücksichtigen aber nur einen Teil der energieverbrauchenden Prozesse und erlauben daher, den Sauerstoffverbrauch des Herzens nur abzuschätzen. Eine absolute, quantitative Aussage über die einzelnen sauerstoffverbrauchenden Prozesse im Rahmen des Gesamtenergiebedarfs ist erst seit der Entwicklung des von BRETSCHNEIDER und Mitarbeitern angegebenen komplexen hämodynamischen Parameters möglich. Dieser Parameter (3) besteht aus 5 additiven Gliedern. Jedes Glied entspricht energetisch einem gut definierten Teil der Herztätigkeit. Danach sind die entscheidenden Größen für den myokardialen Sauerstoffverbrauch die Spannungsentwicklung während der isometrischen Anspannungsphase (dp/dt_{max} · Herzfrequenz · Konstante) und die Haltebetätigung während der Auswurfphase

($\bar{P}_{syst}$ · $\sqrt{\text{endsystol. Volumen/100g}}$ x Auswurfzeit · Herzfrequenz · Konstante).

KETTLER (22) beobachtete, daß unter dem Einfluß stark negativ inotrop wirkender Anaesthetika wie Halothan und Methoxyfluran der Energiebedarf der Haltebetätigung den der Spannungsentwicklung überwiegt, während unter weniger negativ inotrop wirkenden Anaesthetika wie Äther, Ketamine, N_2O und der Neuroleptanalgesie das Gegenteil zu finden ist. Es ist daher anzunehmen, daß bei unseren Versuchen infolge der starken Beeinträchtigung der Spannungsentwicklung durch die Barbiturate das Herz für die Haltebetätigung kompensatorisch vermehrte Energie aufwenden muß, um die geforderte Verdrängungsarbeit in der Auswurfphase verrichten zu können. Diese Vermutung erklärt möglicherweise das beobachtete Verhalten des mechanischen Wirkungsgrades, der um 21,3 %

(10,0 mg/kg Thiopental) bzw. um 29,7 % (5,0 mg/kg Methohexital) abfiel und damit die unökonomische Arbeit des Herzens unter dem Einfluß der Barbiturate verdeutlicht. Es wäre aber auch denkbar, daß der Abfall des Wirkungsgrades Ausdruck der weiter oben diskutierten Störung der Energieverwertung ist.

Die adäquate Sauerstoffversorgung des Herzens erfolgt vornehmlich über die Regulation des Coronarflusses. Ein erhöhter Sauerstoffbedarf wird unter normalen Bedingungen durch einen erhöhten Coronarfluß gedeckt und nicht durch eine vermehrte Ausschöpfung des arteriellen Sauerstoffs, da bereits in Ruhe die Sauerstoffsättigung des coronarvenösen Blutes etwa 30 % beträgt. Nach den beiden höheren getesteten Dosen von Thio-pental und Methohexital nahm der Coronarfluß jedoch nicht in dem Maße zu wie der myokardiale Sauerstoffverbrauch, nämlich nur um 38,8 % bzw. 33,2 %. Die gleichzeitige Vergrößerung der arterio-coronarvenösen Sauerstoffdifferenz um 12 % bzw. 8,7 % zeigt, daß im Gegensatz zu Al-thesin und Propanidid der Coronarfluß den nutritiven Bedarf nicht über-steigt (26) sondern sogar unterschreitet und das Herz daher zur Deckung des Sauerstoffbedarfs vermehrt Sauerstoff ausschöpfen muß. Diese Beob-achtung korreliert gut mit den tierexperimentellen Ergebnissen anderer Untersucher (12, 19, 25), die unter Barbituratnarkosen besonders niedri-ge Werte der coronarvenösen Sauerstoffsättigung fanden.

Vergleicht man die kardiovaskulären Reaktionen nach Thiopental und Metho-hexital, so ist festzustellen, daß beide Anaesthetika ein ähnliches Wirkungsspektrum besitzen. Die kürzere anaesthetische Wirkung des Metho-hexitals gegenüber Thiopental darf nicht zu dem Schluß verleiten, auch eine verkürzte und verringerte hämodynamische Wirkung anzunehmen. Auf-grund unserer Untersuchungsergebnisse möchten wir keinem der beiden Anaesthetika den Vorzug geben.

Myokarddepression und gesteigerter myokardialer Sauerstoffverbrauch sind nachteilige Eigenschaften dieser Anaesthetika, die bei bestimmten patho-physiologischen Bedingungen beachtet werden müssen. Im Schock-syndrom, in dem das Herz ohnehin schon hypoxisch geschädigt ist und seinen Sauerstoffbedarf zum Teil über eine maximale Sauerstoffaus-schöpfung deckt (15) sowie bei manifester oder latenter Herzinsuffi-zienz sind die Barbiturate möglichst zu vermeiden. Bei Patienten mit eingeschränkter Coronarreserve ist der autorelative Anpassungsmechanis-mus an einen erhöhten Sauerstoffbedarf gestört und der Coronarfluß gehorcht einer linearen Druck-Durchfluß-Beziehung. In diesen Fällen kann ein Abfall des Systemdrucks als Folge einer Myokarddepression zu einem Mißverhältnis zwischen Sauerstoffbedarf und -angebot führen. Vorsicht ist auch bei Patienten geboten, die bereits vor der Narkose einen erhöhten myokardialen Sauerstoffverbrauch aufweisen, wie bei Hypertonie, Tachycardie und erhöhtem Grundumsatz. Anaesthetika, die die Herzfrequenz senken, den Perfusionsdruck ohne Erhöhung des myokar-dialen Sauerstoffverbrauchs aufrechterhalten und nur eine geringe ne-gativ inotrope Wirkung besitzen, haben hier klare Vorteile. Zu diesen Anaesthetika ist das Piritramid (22) und das in der Neuroleptanalgesie verwendete Fentanyl zu rechnen.

Zusammmfassung

Obwohl Thiopental und Methohexital zu den am häufigsten und längsten verwendeten intravenösen Kurzanaesthetika gehören, sind deren Wirkung auf Herz und Kreislauf weniger erforscht als die neueren Anaesthetika.

Normoventilierten Hunden (n = 8) wurde im steady state einer Kombina-tionsnarkose mit Piritramid, Lachgas, Sauerstoff, 2,0 und 5,0 mg/kg

Methohexital und 5,0 und 10,0 mg/kg Thiopental in randomisierter Reihenfolge innerhalb von 25 sec intravenös injiziert.

Die Kreislaufmessungen zeigten, daß beide Anaesthetika ein ähnliches
Wirkungsspektrum besitzen. Gemessen an dem Abfall des Schlagvolumens
und des Inotropieparameters dp/dt_{max} sowie an dem Anstieg des linksventrikulären enddiastolischen Druckes und des Druckes in der Art.
pulmonalis besitzen beide Barbiturate erhebliche myokarddepressive
Eigenschaften. Da die äußere Herzarbeit ($\bar{P}_{syst}$ · HZV/kg) unverändert
blieb, der kontraktile Zustand des Myokards (dp/dt_{max}) und die myokardiale Wandspannung ($\bar{P}_{syst}$) sogar abfielen, erklärt der starke Anstieg
der Herzfrequenz die Zunahme des myokardialen Sauerstoffbedarfs, den
der Anstieg der Coronardurchblutung (gemessen mit dem Druckdifferenzkatheter nach BRETSCHNEIDER) und die Vergrößerung der arterio-coronarvenösen Sauerstoffdifferenz deckte. Der mechanische Wirkungsgrad für
die Herzarbeit, der als Verhältnis zwischen Verdrängungsarbeit und
Energiebedarf definiert ist, fiel ab und verdeutlichte die unökonomische
Arbeit des Herzens unter dem Einfluß der Barbiturate. Die myokarddepressive Wirkung und der erhöhte myokardiale Sauerstoffverbrauch be-
grenzt die Indikation der Barbiturate bei Vorliegen eines Schocksyn-
droms und einer Herz- und/oder Coronarinsuffizienz.

Summary

Although thiopentone and methohexitone belong to the most applied
short-acting i.v. anaesthetics, in comparison with newer anaesthetic
agents their effects on heart and circulatory system are not studied
sufficiently.

In a steady state of a piritramide, nitrous oxide, oxygen anaesthesia
8 normoventilated dogs were injected 2,0 mg/kg and 5,0 mg/kg methohexitone and 5,0 mg/kg and 10,0 mg/kg thiopentone within 25 sec intravenously.

The results of measurement of this study showed that equipotent doses
of thiopentone and methohexitone affected the cardio-vascular system
similarily. Myocardial depression was seen in a decrease of stroke
volume and max dp/dt and in an increase of leftventricular end-diastolic pressure and pulmonary arterial pressure. As cardiac work
($\bar{P}_{syst}$ · HZV/kg) remained unchanged, the state of myocardial contractility (max dp/dt) and myocardial walltension ($\bar{P}_{syst}$) even decreased,
the increase in heart rate explained the increase in myocardial oxygen
consumption, which was covered by an increase of coronary blood flow
(measured with a catheter-tip-flowmeter based on the Pitot-principle)
and an increase of arterio-coronary-venous difference in oxygen. The
efficiency of cardiac work, which is defined as the ratio of cardiac
work to myocardial oxygen consumption, decreased significantly and
demonstrated the uneconomic work of the heart under the influence of
barbiturates.

Myocardial depression and increased myocardial oxygen consumption are negative aspects of an anaesthetic agent and recommend a cautious use in the
case of heart insufficiency, limited coronary reserve and shock syndrome.

Literatur

1. ALDRIDGE, W.N., PARKER, V.H.: Barbiturates and oxydative phosphory-
   lation. Biochem. J. 76, 47 (1960).
2. BERNE, R.M.: Regulation of coronary blood flow. Physiol. Rev. 45,
   171 (1965).

3. BRETSCHNEIDER, H.J., COTT, L.A., HENSEL, K., KETTLER, D., MARTEL,J.:
   Ein neuer komplexer hämodynamischer Parameter aus 5 additiven Gliedern zur Bestimmung des O_2-Bedarfs des linken Ventrikels. Pflügers
   Arch. ges. Physiol. <u>319</u>, H. 3/4, T. 14 (1970).
4. BRODY, T.M., BAIN, J.A.: Effect of barbiturates on oxydative phos-
   phorylation. Proc.Soc.exper.Biol.a.Med. <u>77</u>, 50 (1951).
5. CONWAY, C.M., ELLIS, D.B., KING, N.W.: A comparison of the acute
   haemodynamic effects of thiopentone, methohexitone and propanidid
   in the dog. Brit.J.Anaesth. <u>40</u>, 736 (1968).
6. CLARKE, R.S.J., DUNDEE, J.W.: Clinical studies of induction agents
   XV. A comparison of the cumulative effects of thiopentone, methohexitone and propanidid. Brit.J.Anaesth. <u>38</u>, 401 (1966).
7. CLARKE, R.S.J., BARRON, D.W., McARDLE, L.: Clinical studies of induction agents XXVI. The relative potencies of thiopentone, methohexitone and propanidid. Brit.J.Anaesth. <u>40</u>, 593 (1968).
8. DOBKIN, A.B., WYANT, G.M.: The physiological effect of intravenous
   anaesthesia on man. Canad. Anaesth. Soc. J. <u>4</u>, 295 (1957).
9. DÖRING, H.J., OLBRISCH, R.R.: Das Verhalten der energiereichen
   Phosphate der Gehirnrinde bei Ausschaltung der elektrischen Aktivität durch hohe Dosen verschiedener Narkotika. Arch. Tox. <u>24</u>, 277
   (1953).
10. DUNDEE, J.W.: Comparison of the effects of methohexital and propa-
    nidid on the blood pressure. Acta Anaesth. Scand. Suppl. XVII, 51
    (1965).
11. DUNDEE, J.W., MOORE, J.: Thiopentone and methohexital. A compari-
    son as main anaesthetic agents for a standard operation. Anaesthe-
    sia <u>16</u>, 50 (1961).
12. EBERLEIN, H.J.: Coronardurchblutung und Sauerstoffversorgung des
    Herzens unter verschiedenen CO_2-Spannungen und Anaesthetika. Arch.
    Kreislaufforschung Bd. <u>50</u>, 18 (1966).
13. FAWAZ, G., HAWA, E.S.: Phosphocreatine content of mammalian cardi-
    ac muscle. Proc. Soc. exper. Biol. a. Med. <u>84</u>, 277 (1953).
14. FLECKENSTEIN, A.: Die Bedeutung der energiereichen Phosphate für
    die Kontraktilität und Tonus des Myokards. Verh. Deutsch. Ges. Inn.
    Med. <u>70</u>, 81 (1964).
15. GETHMANN, J.W., BRÜCKNER, J.B., PATSCHKE, D., REINECKE, A., TARNOW,
    J., STEINER, A.: Tierexperimentelle Untersuchungen über das Verhal-
    ten der Coronardurchblutung im hämorrhagischen Schock. Vortrag auf
    der Jahrestagung d. Deutsch. Ges. Anaesth. Wiederbelebg. Hamburg
    1972.
16. GORDH, T.: The effect of Althesin on the heart in situ in the cat.
    Postgrad. Med. J. <u>48</u>, Suppl. 2 (1972).
17. GORLIN, R.: Regulation of coronary blood flow. Brit. Heart J. <u>33</u>
    Suppl. 9 (1971).
18. GREEN, R.A., JOLLY, C.: Methohexitone in dental anaesthesia. Brit.
    J. Anaesth. <u>32</u>, 593 (1960).
19. GREGG, D.E.: Physiology of the coronary circulation. G.E. Brown
    Memorial Lecture, Circulation XXVII, 1128 (1963).
20. HEISS, H.W., HENSEL, I., KETTLER, D., TAUCHERT, M., BRETSCHNEIDER,
    H.J.: Über den Anteil des Coronarsinus-Ausflusses an der Myokard-
    durchblutung des linken Ventrikels. Zeitschrift für Kardiologie
    <u>7</u>, 593 (1973).
21. HENSEL, I., BRETSCHNEIDER, H.J.: Pitot-Rohr-Katheter für die fort-
    laufende Messung der Coronar- und Nierendurchblutung im Tierexperi-
    ment. Arch. Kreisl. Forsch. <u>62</u>, 249 (1970).
22. KETTLER, D.: Hämodynamische Komponenten des myokardialen Energie-
    bedarfs und Sauerstoffversorgung des Herzens bei verschiedenen
    Narkosen. Habilitationsschrift 1972.
23. KRAYENBÜHL, H.P.: Die Dynamik und Kontraktilität des linken Ven-
    trikels. Basel-New York: S. Karger-Verlag 1969.
24. LIST, W.F., HIOTAKIS, K., GRAVENSTEIN, J.S.: Die Wirkung von Thio-
    pental auf die Myokardfunktion. Anaesthesist <u>21</u>, 388 (1972).

25. LOCHNER, W., MERCKER, H., NASSERᵢ, M.: Über den anaeroben Energie-
    gewinn des Warmblüterherzens in situ unter Cyanidvergiftung. Naunyn-
    Schmiedeberg's Arch. exper. Path. Pharmak. 236, 365 (1959).
26. PATSCHKE, D., BRÜCKNER, J.B., GETHMANN, J.W., STEINER, A., TARNOW,
    J., EBERLEIN, H.J.: Vergleichende tierexperimentelle Untersuchungen
    der Herzwirkungen von Glaxo CT 1341 (Althesin), Propanidid, Cremo-
    phor EL und Histamin. Vortrag Jahrestagg. der Deutsch. Ges. Anaesth.
    und Wiederbelebg. Hamburg 1972.
27. REDISH, C.H., VORE, R.E., CHERNISH, S.M., GRUBER, C.M.: A compari-
    son of thiopental sodium, methiural sodium and methohexital sodium
    in oral surgery patients. Oral Surg. 11, 603 (1958).
28. RUTISHAUER, W., HIRZEL, H., AMENDE, I., MEHMEL, H., ARBENZ, U.:
    Myokardfunktion und Coronardurchblutung bei Coronarsklerose.
    Schweiz. med. Wschr. 102, Nr. 47 (1972).
29. SANKAWA, H.: Cardiovascular effects of propanidid and methohexital
    sodium in dogs. Acta Anaesth. Scand. Suppl. XVII, 55 (1965).
30. SIEGEL, H.J., SONNENBLICK, E.H., JUDGE, D., WILSON, W.S.: The quan-
    tification of myocardial contractility in dogs and man. Cardiolo-
    gica 45, 189 (1964).
31. SLAMA, H., PIIPER, J.: Direktanzeigendes Rechengerät zur Bestimmung
    des Herzzeitvolumens mit der Thermoinjektionsmethode. Z. Kreisl.
    Forsch. 53, 322 (1964).
32. SOGA, D., BEER, R.: Myokardkonstraktilität und Narkose. Anaesthe-
    sist 21, 165 (1972).
33. SOGA, D., BEER, R.: Myokardkontraktilität und Hämodynamik im Ver-
    lauf einer Methohexital-Narkose. Anaesthesiologie und Wiederbele-
    bung Bd. 57, Berlin-Heidelberg-New York: Springer-Verlag 1972.
34. SONNENBLICK, E.H.: Implications of muscle mechanics in the heart.
    Fed. Proc. 21, 975 (1962).
35. VERAGUT, O.P., KRAYENBÜHL, H.P.: Estimation and quantification of
    myocardial contractility in the closed-chest dog. Cardiologica 47,
    96 (1965).
36. WALLACE, A.G., SKINNER, N.S., MITCHELL, J.H.: Haemodynamic deter-
    minants of the maximal rate of rise of left ventricular pressure.
    Amer. J. Physiol. 205, 30 (1963).
37. WHITWAM, J.G., MANNERS. J.M.: Clinical comparison of thiopentone
    and methohexitone. Brit. Med. J. 1, 1663 (1962).
38. WYANT, G.M., CHANG, C.A.: Sodium methohexitone: a clinical study.
    Canad. Anaesth. Soc. J. 6, 40 (1959).
39. WYANT, G.M., DOBKIN, A.B., AASHEIM, G.M.: Comparison of seven intra-
    venous anaesthetic agents in man. Brit. J. Anaesth. 29, 194 (1957).

Vortrag Nr. 39

DER EINFLUSS VON ALTHESIN (GLAXO CT 1341) AUF DIE CORONARDURCHBLUTUNG UND DEN METABOLISMUS DER MENSCHLICHEN HERZENS[+]

Von H. Sonntag, U. Donath, D. Kettler, D. Regensburger und H.-D. Schenk

Tierexperimentelle Befunde und Untersuchungen an Patienten haben gezeigt, daß Althesin (CT 1341) - in Abhängigkeit von der Dosierung -
zu einem Anstieg der Herzfrequenz sowie zu einer Zunahme des Herzzeitvolumens führt. Aortendruck und peripherer Widerstand werden erniedrigt. Diese Kreislaufeffekte von CT 1341 treten nach übereinstimmen-
den Untersuchungen unmittelbar nach der intravenösen Injektion auf.
Es schien uns von Interesse zu prüfen, wie und in welchem Ausmaß die
Energieversorgung des menschlichen Herzens unter dem Einfluß von Althesin verändert wird.

Methodik

Bei sieben herz- und kreislaufgesunden Patienten mit einem durchschnitt-
lichen Alter von 31 Jahren und einem mittleren Gewicht von 74,3 kg
wurde vor und nach Narkoseeinleitung mit Althesin (0,075 ml/kg =
0,90 mg/kg) neben der Coronardurchblutung und dem Sauerstoffverbrauch
des linken Ventrikels die myokardiale Aufnahme der wichtigsten Substrate des Herzstoffwechsels: Glucose, Lactat, Pyruvat und Freie Fettsäuren untersucht. Die Patienten waren zwölf Stunden nüchtern und nicht
prämediziert. Zur Bestimmung der Coronardurchblutung verwendeten wir
die von BRETSCHNEIDER und Mitarb. entwickelte Argon-Fremdgasmethode.
Die theoretischen Voraussetzungen und das Prinzip des Analysenablaufes
sind bereits von RAU und TAUCHERT ausführlich beschrieben worden.

Parallel zu den Druchblutungsmessungen wurden simultan arterielle und
coronarvenöse Blutproben zur Analyse der Sauerstoffsättigung und des
Hämoglobingehaltes (CO-Oximeter 182, Instrumentation Laboratory, Lexing-
ton/Mass.), des pO_2-, pCO_2- und pH-Wertes, von Standard-Bikarbonat und
Basen-Überschuß sowie der Substratkonzentrationen von Glucose, Lactat,
Pyruvat und der Freien Fettsäuren entnommen.

Glucose, Lactat und Pyruvat wurden im enzymatisch-optischen Test nach
WARBURG im Vollblut (Photometer Zeiss M 4 Q III) ermittelt, die Ar-
beitsvorschriften entsprechen den von BERGMEYER angegebenen Verfahren.
Die FFS wurden im Plasma nach der Methode von DUNCOMBE bestimmt und
mit Hilfe des Hämatokritwertes auf Vollblut umgerechnet. Aus den Meßwerten wurden die arterio-coronarvenöse Substratdifferenz, die Substrataufnahme und der O_2-Extraktionsquotient berechnet. Um Verfälschungen
durch Spülflüssigkeit (500 ml Sterofundin + 2.500 IE Heparin) zu vermeiden, wurde vor der Entnahme der Analysenproben das siebenfache Tot-
raumvolumen der Katheter verworfen.

EKG (Extremitätenableitung I), Aortendruck (Statham P 23 Db), linksventrikulärer Druck und dp/dt (Millar Mikro-Tip TM PC 350) sowie ex-
spiratorischer CO_2-Gehalt (Uras MT) wurden fortlaufend auf einem sechs-
fach UV-Schreiber (C.H.F. Müller/Philips) aufgezeichnet.

[+] Mit Unterstützung der Deutschen Forschungsgemeinschaft im Rahmen des
SFB 89 - Kardiologie Göttingen.

Von allen Meß- und Rechengrößen wurde der Mittelwert ($\bar{x}$) und der mittlere Fehler der Mittelwerte ($S\bar{x}$) berechnet. Als statistisches Verfahren wurde der t-Test der Differenzen angewandt.

Über die in Aussicht genommenen zusätzlichen Messungen wurden die Patienten informiert und ausschließlich mit ihrem Einverständnis untersucht.

Ergebnisse

Die arteriellen Konzentrationen der einzelnen Substrate wurden nach Althesin gegenüber den am wachen Patienten gewonnenen Ausgangswerten unterschiedlich stark erhöht, insbesondere stiegen Lactat und die FFS signifikant von 5,23 $\pm$ 0,46 auf 6,64 $\pm$ 0,66 mg% bzw. von 1,91 $\pm$ 0,18 auf 2,29 $\pm$ 0,27 mval/l an. Die Aufnahme aller Substrate durch das Myokard nach Narkoseeinleitung war signifikant gesteigert, besonders die von Glucose und Lactat, die um den Faktor drei über den Ausgangswerten lagen. Analog dazu kam es zu einer Zunahme der O_2-Extraktionsquotienten, für Glucose um 36 %, für Lactat um 8 % und für die FFS um 54 %. Der O_2-Extraktionsquotient für Pyruvat lag unter 1 %. Im einzelnen sind diese Werte in Tabelle 1 aufgeführt.

In der angegebenen Dosierung bewirkte Althesin eine Zunahme des coronaren Durchflusses von 96 $\pm$ 2 auf 173 $\pm$ 22 ml/min·100g. Der coronare Widerstand reduzierte sich dabei von 0,90 $\pm$ 0,01 auf 0,52 $\pm$ 0,06 mmHg /ml/min·100g. Bei nahezu unveränderter coronarvenöser Sauerstoffsättigung und AVD-O_2 stieg der O_2-Verbrauch des linken Ventrikels von 10,8 $\pm$ 0,9 auf 17,6 $\pm$ 2,6 ml/min·100g an (Tabelle 1 und Abb. 1). Bis auf die Herzfrequenz, die im Mittel von 79 min^{-1} auf 114 min^{-1} anstieg, fielen Perfusionsdruck, mittlerer Aortendruck und peripherer Widerstand sowie der Schlagvolumenindex signifikant ab. Als Ausdruck einer erhöhten

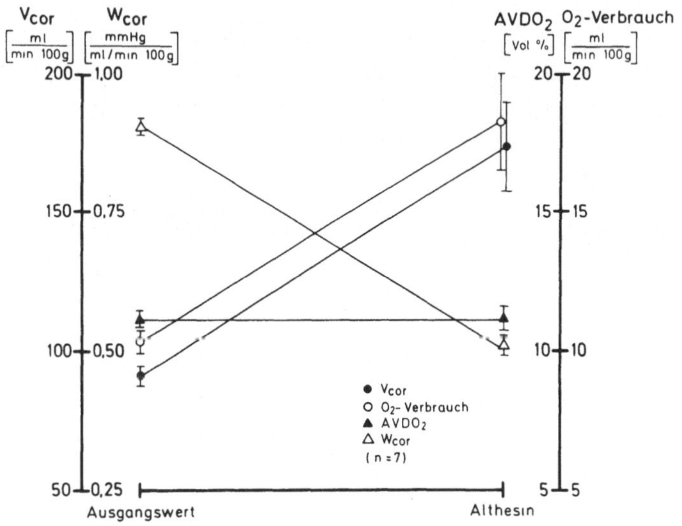

Abb. 1. Coronardurchblutung ($\dot{V}_{cor}$), Coronarwiderstand (W_{cor}), arteriovenöse O_2-Differenz des Coronarblutes (AVD O_2) und myokardialer O_2-Verbrauch unter Althesin; Mittelwerte und mittlerer Fehler der Mittelwerte. Nach Gabe von 0,90 mg/kg Althesin wird die Coronardurchblutung um etwa 80% und der linksventrikuläre O_2-Verbrauch um 63 % erhöht. Bei dem im Mittel recht hohen O_2-Verbrauch bleibt die AVD-O_2 weitgehend unverändert

Tabelle 1. Arterielle Konzentrationen der Substrate, Substrat-avD, Substrataufnahme und O_2-Extraktionsquotienten für Glucose, Lactat, Pyruvat und FFS sowie Coronardurchblutung, myokardialer O_2-Verbrauch und avD O_2 unter Althesin; Mittelwerte ($\bar{x}$) und mittlerer Fehler der Mittelwerte (SEM)

CT 1341 (n = 7)		before		during	
		$\bar{x}$	SEM	$\bar{x}$	SEM
Glucose					
art. concentration	mg %	89.9	2.99	94.2	4.1
av-substrate diff.	mg %	1.54	0.30	3.89***	0.46
uptake	mg/min·100g	1.67	0.28	6.69*****	1.05
O_2-extraction ratio	%	11.5	2.0	47.9	10.5
Lactate					
art. concentration	mg %	5.23	0.46	6.64***	0.66
av-substrate diff.	mg %	0.49	0.14	0.94**	0.29
uptake	mg/min·100g	0.48	0.14	1.56***	0.39
O_2-extraction ratio	%	3.4	1.1	11.0	3.2
Pyruvate					
art. concentration	mg %	0.44	0.05	0.49	0.08
av-substrate diff.	mg %	0.03	0.01	0.04	0.01
uptake	mg/min·100g	0.02	0.01	0.05*	0.01
O_2-extraction ratio	%	0.3	--	0.4	--
F F A					
art.concentration	mg %	1.91	0.18	2.29**	0.27
av-substrate diff.	mg %	0.42	0.05	0.54	0.14
uptake	mEq/min·100g	0.019	0.001	0.034**	0.006
O_2-extraction ratio	%	86.7	13.0	141.1	27.1
MBF	ml/min·100g	96	2	173****	22
$M\dot{V}O_2$	ml/min·100g	10.8	0.9	17.6****	2.7
avD O_2	vol %	10.8	0.8	11.1	0.9

* $p < 0,05$; **$p < 0.025$; ***$p < 0.01$; ****$p < 0.005$; *****$p < 0.0025$

hämodynamischen Belastung des linken Ventrikels stieg der "tension time index" und dp/dt_{max} um 14 % bzw. um 5 % an.

Diskussion

Auf die Gabe von 0,075 ml/kg CT 1341 reagierten die von uns untersuchten Patienten mit einem signifikanten Anstieg der Coronardurchblutung - bei entsprechend reduziertem coronaren Widerstand - um den Faktor zwei und des myokardialen O_2-Verbrauchs um 6,8 ml auf 17,6 ml/min·100g. Die Absolutwerte des Sauerstoffverbrauchs lagen unter Althesin deutlich günstiger als die - schon früher publizierten Werte - von Ketamine, jedoch wesentlich über dem linksventrikulären Sauerstoffverbrauch unter dem Einfluß von Dehydrobenzperidol. Dieser relativ hohe myokardiale O_2-Verbrauch wurde nicht durch eine vermehrte O_2-Extraktion des Coronarblutes sondern ausschließlich über die Zunahme des coronaren Durchflusses erreicht; die coronarvenöse O_2-Sättigung und die AVD O_2 blieben relativ konstant.

Die Ursache für die Zunahme des O_2-Verbrauchs ist im wesentlichen in dem Anstieg der Herzfrequenz um etwa 44 % zu sehen, die als kumulativer Faktor und indirekt als positiv inotroper Effekt einer Frequenzsteigerung in den Sauerstoffverbrauch des Herzens eingeht. In Übereinstimmung mit anderen Autoren fanden wir eine signifikante Erniedrigung des peripheren Widerstandes. Durch die frequenzbedingte Erhöhung des Herzzeitvolumens wurde eine entsprechende Abnahme des mittleren Aortendruckes kompensiert. Ebenfalls durch den Frequenzanstieg bedingt, nahm der "tension time index" um etwa 14 % zu.

Entsprechend der hämodynamischen Belastung des Herzens wurde die Aufnahme aller Substrate gesteigert, überwiegend kamen jedoch Glucose und Lactat vermehrt zur Aufnahme. Der prozentuale Anteil am Gesamtsauerstoffverbrauch des Myokards stieg für die FFS um rund 54 %, erreicht für Lactat und Glucose etwa das Vierfache des Ausgangswertes, Pyruvat fällt quantitativ nicht ins Gewicht. Von besonderem Interesse in diesem Zusammenhang ist das Verhalten der arterio-coronarvenösen Lactatdifferenz. Als Ausdruck einer regionalen oder allgemeinen Hypoxie wird eine Umkehr der arterio-coronarvenösen Milchsäurebilanz (bilanzmäßige Glycolyse) gewertet. Eine negative Lactatbilanz konnte bei keinem der untersuchten Patienten, die unter dem Einfluß von CT 1341 einen relativ hohen myokardialen O_2-Verbrauch hatten, beobachtet werden, woraus man schließen darf, daß für das Myokard unter diesem Pharmakon eine ausreichende aerobe Energiebereitstellung vorliegt. Im Falle einer eingeschränkten Coronarreserve könnte es jedoch unter CT 1341 zu einer unzureichenden Sauerstoffversorgung und möglicherweise deshalb zu einer anaeroben Glycolyse kommen. Nach den vorliegenden Befunden sehen wir eine relative Kontraindikation für CT 1341 bei kardial vorgeschädigten Patienten, insbesondere aber bei Vorliegen einer eingeschränkten Coronarreserve, da in diesen Fällen die Autoregulation infolge Coronarsklerose weitgehend erschöpft ist.

Zusammenfassung

Bei sieben nicht prämedizierten herz- und kreislaufgesunden Patienten wurden vor und nach Narkoseeinleitung mit 0,90 mg/kg Althesin (CT 1341) Coronardurchblutung, linksventrikulärer Sauerstoffverbrauch, myokardiale Aufnahme der Substrate Glucose, Lactat, Pyruvat und Freie Fettsäuren untersucht.
Unter diesem Pharmakon wurde die Aufnahme aller Substrate entsprechend der hämodynamischen Belastung des Herzens gesteigert; überwiegend jedoch die von Glucose und Lactat. Unter CT 1341 stiegen myokardialer Durchfluß und $-O_2$-Verbrauch um 80 % bzw. 63 % an.
Aufgrund der Befunde wird eine mögliche unzureichende Sauerstoffversorgung des Myokards bei eingeschränkter Coronarreserve diskutiert.

Summary

In seven patients without any heart and circulation diseases coronary blood flow, left ventricular O_2-consumption, myocardial uptake of substrates: glucose, lactate, pyruvate and free fatty acids were investigated before and after application of 0,90 mg/kg Althesin.
This drug increased the uptake of all substrates, mainly of glucose

and lactate according to the increased cardiac work. Under the influence of CT 1341 myocardial blood flow and O_2-consumption was increased by 80 % respectively 63 %.
According to these findings a possible insufficient O_2-supply of the myocardium in patients with restricted coronary reserve is discussed.

<u>Literatur</u>

1. BERGMEYER, H.U.: Methoden der enzymatischen Analyse. Weinheim/Bergstr.: Verlag Chemie 1971.
2. BRETSCHNEIDER, H.J., COTT, L., HILGERT, G., PROBST, R., RAU, G.: Gaschromatographische Trennung und Analyse von Argon als Basis einer neuen Fremdgasmethode zur Durchblutungsmessung von Organen. Verhandl. dt. Ges. Kreislaufforschg. <u>32</u>, 267 (1966).
3. DUNCOMBE, W.G.: The colorimetric micro-determination of nonesterified fatty acids in plasma. Clin. Chim. Acta <u>9</u>, 122 (1964).
4. RAU,G.: Messung der Coronardurchblutung mit der Argon-Fremdgasmethode. Arch. Kreislaufforschg. <u>58</u>, 322 (1969).
5. SONNTAG, H., HEISS, H.W., REGENSBURGER, D., SCHENK, H.-D., BRETSCHNEIDER, H.J.: Der Einfluß von Ketamine auf den myokardialen Metabolismus. Anaesthesiologie u. Wiederbelebung <u>69</u>, 37 (1972).
6. TAUCHERT, M., HEISS, H.W., PROBST, R., BRETSCHNEIDER, H.J.: Extraktionskammer mit Dosierhahn für die gaschromatographische Bestimmung des Gasgehaltes von Blut und wässrigen Lösungen. Z. Kreislaufforschg. <u>60</u>, 836 (1971).
7. TAUCHERT, M., KOCHSIEK, K., HEISS, H.W., COTT, L., RAU, G., BRETSCHNEIDER, H.J.: Technik der Organdurchblutungsmessung mit der Argon-Methode. Z. Kreislaufforschg. <u>60</u>, 871 (1971).
8. WARBURG, O.: Wasserstoffübertragende Fermente. Berlin: Verlag Dr. W. Saenger 1948.

Hämodynamische Veränderungen und Energieumsatz des menschlichen Herzens während Narkoseeinleitung mit Propanidid[+]

Von D. Kettler, H. Sonntag, U. Donath, D. Regensburger und H.-D. Schenk

An sieben herz-kreislaufgesunden Patienten sollte geklärt werden, welchen Einfluß Propanidid auf die Hämodynamik und auf den Sauerstoffverbrauch des menschlichen Herzens ausübt. Die Messungen wurden jeweils vor und nach der intravenösen Injektion von Propanidid durchgeführt. Aufgrund der extrem kurzen Wirkungsdauer von Propanidid läßt sich durch fraktionierte Gabe dieser Substanz kein ausreichendes steady state über die für die Coronardurchblutung notwendige Meßdauer von fünf Minuten erreichen. Propanidid wurde deshalb nach initialer Jnjektion von 7 mg/kg für die Dauer der Meßperiode mit 2 mg/kg/min als Dauerinfusion weiter zugeführt. An drei weiteren Patienten wurde der Lösungsvermittler Cremophor EL gesondert geprüft. Diese Patienten erhielten eine einmalige Dosis von 0,15 ml/kg Cremophor EL 20 %ig, das entspricht dem Anteil des Lösungsvermittlers im Epontol[R]. Alle Patienten wurden über die vorgesehenen Messungen bzw. Eingriffe informiert und ausschließlich mit ihrem Einverständnis untersucht.

Die für die Untersuchungen notwendigen Katheter wurden über periphere Gefäße in Lokalanaesthesie eingeführt. Folgende Messgrößen wurden vor und nach der Injektion von Propanidid bzw. Cremophor EL registriert: EKG, Aortendruck, Druck und Druckanstiegsgeschwindigkeit (dp/dt) im linken Ventrikel (Tip-Manometer), endexspiratorischer CO_2-Gehalt. Parallel wurden das Herzzeitvolumen (Thermodilution), der O_2-Gehalt des arteriellen und coronarvenösen Blutes (IL CO-Oximeter), die Coronardurchblutung (Argon-Fremdgasmethode), die Blutgase und der Säure-Basen-Haushalt sowie die Serumelektrolyte bestimmt.

Aus den Meßwerten wurde der Sauerstoffverbrauch des Myokards, der coronare und periphere Gefäßwiderstand sowie der Herz- und Schlagvolumenindex zusätzlich rechnerisch ermittelt. Von allen Meß- und Rechengrößen wurden die Mittelwerte ($\bar{x}$) und die Standardabweichungen der Mittelwerte ($s_{\bar{x}}$) berechnet. Als statistisches Verfahren wurde der t-Test der Differenzen angewandt. Im einzelnen sind die Werte in der Tabelle 1 aufgeführt.

Die von uns untersuchten Patienten reagierten auf die Gabe von 7 mg/kg und 2 mg/kg/min Propanidid mit einem signifikanten Anstieg der Coronardurchblutung um etwa den Faktor zwei. Bei nahezu unverändertem Aortendruck ergab sich somit ein um den gleichen Faktor reduzierter Coronarwiderstand. Da die arterio-coronarvenöse O_2-Differenz konstant blieb, stieg der myokardiale Sauerstoffverbrauch unter der Wirkung dieser Droge entsprechend der Durchblutungsveränderung ebenfalls auf etwa den doppelten Wert, und zwar von 10,4 auf 19,3 ml O_2/min·100g. Zur Erklärung der hohen Sauerstoffverbrauchswerte unter Propanidid kann von Seiten der Hämodynamik u.a. die Herzfrequenzsteigerung um 63 % herangezogen werden. Weiterhin kann der signifikante Anstieg des linksventrikulären enddiastolischen Druckes als Hinweis für ein vergrößertes enddiastolisches Volumen und eine daraus sich ergebende vergrößerte ventrikuläre Wandspannung gedeutet werden, die ebenfalls mit einem erhöhten Energiebedarf einhergeht. Anderseits wirken die Abnahme von dp/dt$_{max}$ und die

---

[+] Mit Unterstützung der Deutschen Forschungsgemeinschaft im Rahmen des SFB 89-Kardiologie, Göttingen

100

reduzierte Druckbelastung in Richtung eines verminderten Energiebedarfs.
Sicher darf man sagen, daß die Veränderung der hämodynamischen Parameter - wie der Anstieg der Herzfrequenz, die Abnahme des Schlagvolumenindex, die Verminderung der arteriellen Blutdruckamplitude, die Erhöhung des enddiastolischen Ventrikeldrucks, die Verminderung des peripheren Widerstandes und die Abnahme von dp/dt_{max} - als Zeichen einer
passageren Herzinsuffizienz gewertet werden müssen. Abgesehen davon,
daß bei diesem Anaesthetikum in einem bestimmten Prozentsatz mit schwersten anaphylaktischen Reaktionen zu rechnen ist, ist danach die Anwendung von Propanidid vor allem bei herz- und kreislaufgeschädigten Patienten kontraindiziert.

Tabelle 1. Einfluß von Propanidid und Cremophor EL auf die Hämodynamik,
die Myokarddurchblutung und den O_2-Verbrauch des linken Ventrikels

	Ausgangswerte		unter Propanidid (n=7)		unter Cremophor El (n=3)	
	$\bar{x}$	$s_{\bar{x}}$	$\bar{x}$	$s_{\bar{x}}$	$\bar{x}$	$s_{\bar{x}}$
$\dot{V}_{cor}$ (ml/min·100g)	91	5	182*****	10	97	9
$W_{cor} \dfrac{mmHg}{ml/min·100g}$	0,91	0,04	0,43***	0,03	0,84	0,09
$\bar{P}_{diast}$ (mmHg)	86	2	81***	2	84	2
O_2-Verbrauch (ml/min·100g)	10,4	0,6	19,3****	1,6	10,8	1,9
O_2-Sättigung (%) cor.ven.	31,7	0,8	34,8	1,4	34,7	3,6
Herzfrequenz (1/min)	79	3	129*****	3	78	5
CI (l/min·m^2)	3,91	0,11	3,63*	0,19	3,90	0,24
$W_{per} \dfrac{mmHg}{ml/min·kg}$	1,01	0,05	0,93***	0,06	0,96	0,06
$\bar{P}_{Aorta}$ (mmHg)	92	3	88**	2	90	2
dp/dt_{max} (mmHg/sec)	1510	89	1370*	82	1440	48
LVEDP (mmHg)	11,4	2,2	15,2**	1,4	12,1	2,3
SVI (ml/m^2)	47	2	30*****	2	46	1

*$p<0,05$; **$p<0,01$; ***$p<0,005$; ****$p<0,0025$; *****$p<0,0005$

Ähnliche, die Indikation einschränkende Bedenken haben auch bereits
andere Autoren, unter ihnen DUDZIAK und PODLESCH und ZINDLER geäußert.
Für die veränderte Hämodynamik und den erhöhten myokardialen Energiebedarf könnte prinzipiell die Wirksubstanz Propanidid wie auch ihr
Lösungsvermittler Cremophor EL verantwortlich sein. Nach HILTMANN und
Mitarb. ist der Lösungsvermittler "weitgehend untoxisch". Die experimentellen Untersuchungen von WIRTH und HOFFMEISTER ließen vermuten,
daß diese Substanz hämodynamisch nicht indifferent ist. Diese Autoren
beobachteten nach Injektion von Cremophor El in eine Coronararterie
oder Femoralarterie eine verlangsamte Strömungsgeschwindigkeit. Der
myokardiale Sauerstoffverbrauch wurde in den Tierexperimenten von
DUDZIAK durch den Lösungsvermittler jedoch nicht beeinflußt.

DIE DIREKTE WIRKUNG VON ETHRANE AUF DAS WARMBLÜTERMYOCARD AM HERZ-LUNGEN-PRÄPARAT

Von K. van Ackern, P. Hasselmann, K.H. Lindner, H. Lutz und K. Peter

In jüngster Zeit wird Ethrane, ein neues Inhalationsnarkotikum, im Experiment und z.T. in der Klinik untersucht. Ethrane ist ein halogenierter Methyläthyläther. Die Strukturformel ist in Abb.1 dargestellt

Die Verwendung eines Pharmakons zur Narkose hängt neben der hypnotischen und analgetischen Wirkung wesentlich auch von seinem Einfluß auf die Kontraktilität des Myocards und die Hämodynamik ab.

Bei Untersuchungen am intakten Tier und am Menschen ist es sehr schwierig, die herzspezifische Eigenwirkung einer Substanz zu beurteilen, da nervale und humorale Einflüsse den direkten organspezifischen Effekt überlagern. Deshalb wird in der vorliegenden Versuchsreihe die Wirkung von Ethrane am isolierten Warmblüterherzen im Herz-Lungen-Präparat auf Herzdynamik und Myocardkontraktilität untersucht.

Die Untersuchungen wurden an 15 Herz-Lungen-Präparaten nach Starling in der Modifikation nach KRAYER durchgeführt. Gemischtrassige Hunde mit einem mittleren Gewicht von 12,6 kg wurden nach Prämedikation mit 0,1 mg/kg Combelen i.m. mit 15 mg/kg Nembutal i.v. narkotisiert. Die Blutgerinnung wird mit Heparin aufgehoben. Die Tiere werden mit reinem Sauerstoff beatmet. Als Spenderblut dient heparinisiertes Hundeblut.

Die Abb. 2 zeigt die schematische Darstellung der Versuchsanordnung. Das Herz steht im natürlichen Zusammenhang mit den künstlich beatmeten Lungen. Die Aorta descendens ist unterbunden. In den Stumpf der Brachiocephalica ist eine Glaskanüle eingebunden, über die das gesamte, vom linken Herzen ausgeworfene Blut einem künstlichen "großen Kreislauf" zugeführt wird. Der periphere Widerstand wird mit einem Windkessel abgepuffert und so eingestellt, daß der arterielle Druck um 100 mmHg liegt. Die Bluttemperatur wird im venösen Einfluß laufend kontrolliert und mit einem Thermostat möglichst auf 37 Grad C gehalten. Die Temperatur schwankt während eines Experimentes nie um mehr als 0,5 Grad C. Der Blutspiegel im venösen Vorratsgefäß liegt konstant bei 120 mm über dem rechten Vorhof. Das gesamte Blutvolumen im System des HLP beträgt etwa ein Liter. Zur Druckmessung im linken Ventrikel wird eine Plastik-

ETHRANE

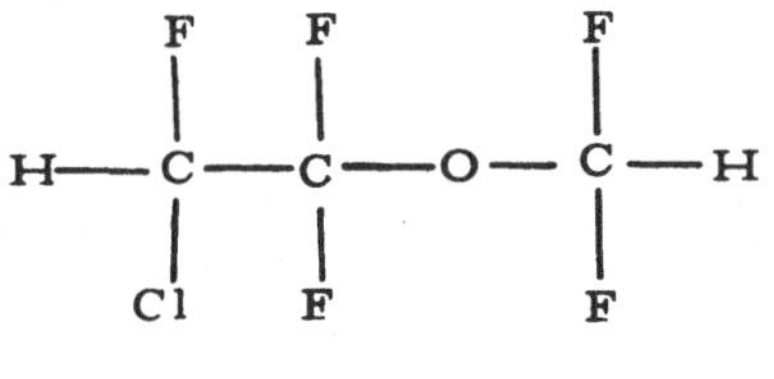

$$H-\underset{\underset{Cl}{|}}{\overset{\overset{F}{|}}{C}}-\underset{\underset{F}{|}}{\overset{\overset{F}{|}}{C}}-O-\underset{\underset{F}{|}}{\overset{\overset{F}{|}}{C}}-H$$

$$CHF_2-O-CF_2-CHFCl$$

Abb. 1. Strukturformel von Ethrane

Freie Themen (5)

Zirkulation 2

Vorsitz: G. Hossli, Zürich

R. Beer, München

Zusammenfassung

1. Propanidid führte bei sieben herz-kreislaufgesunden Patienten zu
   signifikanten Zeichen einer passageren Herzinsuffizienz, verbunden
   mit einer Verminderung des peripheren Kreislaufwiderstandes.
2. Propanidid bedingte einen Anstieg des myokardialen O_2-Verbrauches
   um etwa 100 %, der ausschließlich durch eine entsprechende Zunahme
   der Coronardurchblutung gedeckt wurde. Diese energetische Mehrbe-
   lastung dürfte vor allem Folge der beeinträchtigten Pumpfunktion
   und der damit verbundenen Tachykardie sein.
3. Propanidid sollte deshalb bei Patienten mit manifester Herzinsuffizienz und/oder bei Vorliegen einer erheblich eingeschränkten Coronarreserve nur mit großer Zurückhaltung und Vorsicht angewendet
   werden.
4. Cremophor El - der Lösungsvermittler des Propanidid und anderer
   intravenöser Anaesthetika - verhält sich beim Menschen weitgehend
   kreislaufneutral.

Literatur

1. DUDZIAK, R.: Über die Wirkung von Halothane, Fentanyl, Dehydrobenzperidol und Propanidid auf den Sauerstoffverbrauch und den Coronar-
   durchfluß des Warmblüterherzens. In: Forschungsberichte des Landes
   Nordrhein-Westfalen, Nr. 1866, Köln-Opladen (1967).
2. PODLESCH, I., ZINDLER, M.: Die intravenöse Kurznarkose mit dem neu-
   en Ultrakurznarkotikum Propanidid. Anaesthesiol. u. Wiederbel. **4**,
   160, (1965).
3. HILTMANN, R., WOLLENEBER, H., WIRTH, W., HOFFMEISTER, E.: Neue
   estergruppenhaltige Phenoxyessigsäureamide mit narkotischer Wirkung.
   Anaesthesiol. u. Wiederbel. **4**, 1 (1965).
4. SONNTAG, H., HEISS, H.W., KNOLL, D., REGENSBURGER, D., SCHENK, H.-D.,
   BRETSCHNEIDER, H.-J.: Über die Myokarddurchblutung und den myokardialen Sauerstoffverbrauch bei Patienten während Narkoseeinleitung
   mit Dehydrobenzperidol/Fentanyl oder Ketamine. Z. Kreisl.-Forsch. **61**,
   1092 (1972).
5. WIRTH. W., HOFFMEISTER, F.: Pharmakologische Untersuchungen mit Propanidid. Anaesthesiol. u. Wiederbel. **4**, 17 (1965).
6. DOENICKE, A., SPIESS, W.: Analysis of the bloodcirculation after
   administration of Propanidid. Acta anaesth. scand. **17**, 53 (1965).

Das Manuskript des Vortrages Nr. 41, J.W. GETHMANN, J. PASSIAN, J.B.
BRÜCKNER, D. PATSCHKE, J. TARNOW und D. STOJILJKOVIC: "Tierexperimentelle Untersuchungen über den Einfluß von Th. 1187a und Dilatol auf
Haemodynamik, Coronardurchblutung und myokardialen Sauerstoffverbrauch",
ist nicht eingegangen.

Vortrag Nr. 42

CORONAROGRAPHISCHE UNTERSUCHUNGEN BEI DER HALOTHANE-BEDINGTEN BLUTDRUCKSENKUNG BEIM HUND

Von W. Büttner, N. Hahn, M. Thelen und R. Felix

Nach einer Mitteilung von AHLGREN (1972) soll Halothane beim Hund eine
Konstriktion der Coronararterien bewirken, die mit der Dauer der Halothane-Applikation zunimmt. Dieser Beobachtung wäre bei jeder Diskussion
der myocardialen Sauerstoffversorgung unter Halothaneanaesthesie erhebliche Bedeutung beizumessen. Bei den zugrunde liegenden coronarographischen Experimenten sind jedoch methodische Einwände geltend zu
machen, die sowohl die Ventilation als auch die Hämodynamik betreffen.
Wir wiederholten deshalb die Untersuchung von AHLGREN in abgewandelter
Form, um folgende Fragen zu beantworten:
1. Bewirkt Halothane unter konstanter Ventilation und Hämodynamik, daß
   sich der Durchmesser der extramuralen Coronargefäße des Hundes in
   Abhängigkeit von der Narkosedauer coronarographisch darstellbar ändert?
2. Wie verhalten sich die Coronararterien bei steigender Halothanekonzentration?
3. Zeigt die myocardiale Mikrozirkulation dabei dieselben Veränderungen?

Material und Methodik

Die Untersuchungen wurden an 28 Bastard-Hunden mit einem mittleren Gewicht von 14,1 kg (SD 0,55 kg) durchgeführt. Nach mindestens zwölfstündiger Nahrungskarenz erhielten die Tiere zirka 30 min. vor Experimentbeginn 0,15 ml Thalamonal/kg KG (Firma Janssen) als Prämedikation
intramuskulär. Die Narkoseeinleitung erfolgte mit 25 mg/kg KG Propanidid (Firma Bayer) unter Relaxation mit 0,15 ml/kg KG Pancuronium (Firma
Organon). Nach der Intubation mit einem blockbaren Gummitubus erfolgte
die kontrollierte Beatmung mit reinem Sauerstoff mit Hilfe eines Engström-Respirators (Typ 300, Elema-Schönander, Stockholm) unter Messung
des endexspiratorischen CO_2-Gehaltes mit einem URAS (Hartmann & Braun,
Frankfurt/Main) unter intermittierenden Messungen von aktuellem pH-Wert,
Standard-Bikarbonat, Basen-Überschuß, PCO_2-, PO_2-Wert und Sauerstoffsättigung des arteriellen Blutes mit den Geräten nach Astrup (Typ AME 1,
Radiometer, Kopenhagen) bzw. Eschweiler (L. Eschweiler, Kiel) unter Verwendung des Nomogrammes von Siggaard-Andersen. Die Halothanezufuhr
wurde durch einen Fluotec MK II (Firma B.O.C.) geregelt; zur Blutentnahme und zur Blutdruckmessung wurde über die rechte A. femoralis mittels eines Polyvinylkatheters (1,2/2,2) die Aorta kanüliert. In 21 Fällen
wurde unter Röntgenkontrolle über die linke Arteria carotis ein Katheter in den linken Sinus valsalvae zur Injektion von Kontrastmittel
plaziert. Nach lateraler Thorakotomie und Eröffnung des Perikards wurden 17 Tieren eine Henselsche Wärmeleitsonde in das Myocard des linken
Ventrikels implantiert. Nach Verschluß des Thorax wurde der Versuch
erst dann fortgesetzt, wenn sich ein steady state über mindestens 45 min
Dauer eingestellt hatte. EKG, arterieller Druck, Herzfrequenz und endexspiratorischer CO_2-Gehalt wurden auf einem Mehrkanalschreiber (PEE
12, F. Schwarzer GmbH, München), die Wärmeleitkurve auf einem Kompsensationsschreiber (Flurograph, Hartmann & Braun AG, Frankfurt/Main)
(Abb. 1) notiert. Zur Angiographie wurde 76 %iges Urografin (Schering
AG, Berlin) in der Dosierung von 2 ml/kg KG mit Hilfe einer automatischen Gidlund-Hochdruckspritze mit 15 ml/sec bei einem Druck von

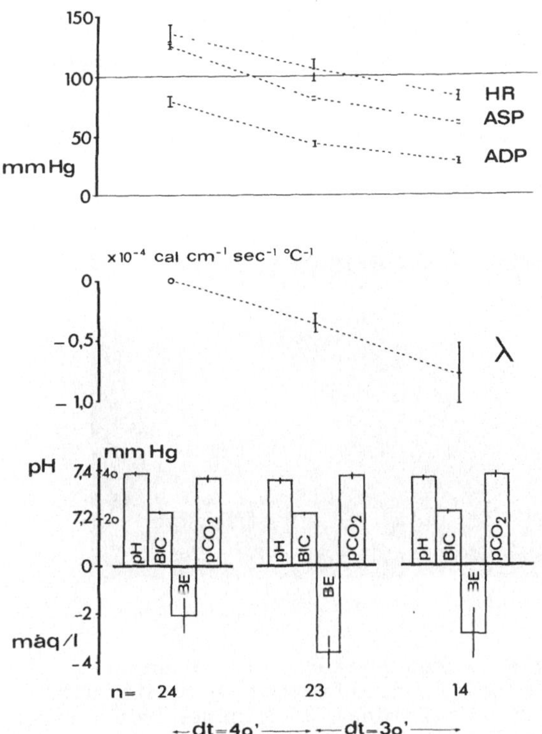

Abb. 1. Herzfrequenz, Aortendruck, Wärmetransportzahl und arterielle Blutgaswerte unter zunehmender Halothane-Konzentration zu den Zeitpunkten der Coronararteriographien. Einzelheiten sind im Text erläutert

4,7 kg/cm^2 injiziert. Die Angiogramme wurden mit einer Bildfolge von 6 Bildern/sec bei einer Belichtungszeit von 6,3 millisec aufgenommen. Bei neun Tieren wiederholten wir die Coronarographie nach Ablauf von ca. 45 Minuten ohne die Halothanekonzentration und die Ventilation zu ändern und setzten bei diesen Tieren erst danach die Versuche wie in allen anderen Fällen fort, indem wir die Halothanekonzentration auf durchschnittlich 2,5 Vol% (SD 0,2 Vol%) erhöhten, und im Mittel 3,0 ml Thalamonal (SD 0,3 ml) injizierten. Nach durchschnittlich 40 Minuten war das Blutdruckniveau von 80/40 mmHg erreicht. Daraufhin erfolgte bei 19 Tieren die erneute Coronarographie. Eine weitere Erhöhung der Halothanekonzentration auf 3 Vol% (SD 0,1 Vol%) bewirkte innerhalb 30 Minuten (SD 3,9 min) einen weiteren Abfall des Blutdruckniveaus auf die angestrebten Werte von 60/30 mmHg. Daraufhin erfolgte in neun Fällen die dritte Coronarographie.

Ergebnisse

1. Wie wir auch an anderer Stelle mitteilen, veränderte sich die Weite der extramuralen Coronararterien bei keinem Tier, sofern arterielle Blutgaswerte und Hämodynamik konstant blieben.
2. Von den 19 coronarographierten Hunden hatten 18 bei einem systolischen Blutdruck von 80 mmHg eine deutlich verminderte Weite der Coronararterien. Von den neun angiographierten Coronarien bei einem systolischen Druck von 60 mmHg zeigten alle eine weitere Konstriktion gegenüber den vorausgegangenen Bildern. Zur Veranschauli-

chung werden in Abb. 2 die Coronarangiographien eines Hundes zu den
drei beschriebenen Zeitpunkten dargestellt.

3. Die Wärmeleitzahl in einem umschriebenen Bezirk der linken Ventrikelvorderwand nahm bei der Senkung des arteriellen Blutdruckes auf
80 mmHg systolisch um $0,34 \times 10^{-4}$ cal $\times$ cm^{-1} $\times$ sec^{-1} $\times$ ^{o}C^{-1} (SD 0,07)
ab. Sie sank bei der weiteren Druckverminderung auf 60 mmHg
systolisch auf minus $0,61 \cdot 10^{-4}$ cal $\times$ cm^{-1} $\times$ sec^{-1} $\times$ ^{o}C^{-1} (SD 0,29)
gegenüber dem ursprünglichen Ausgangswert.

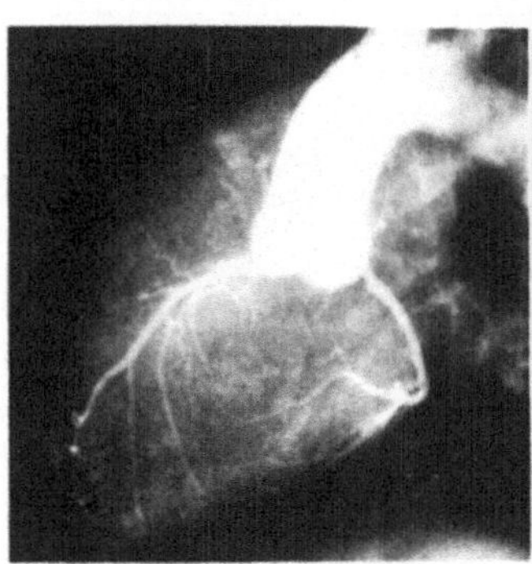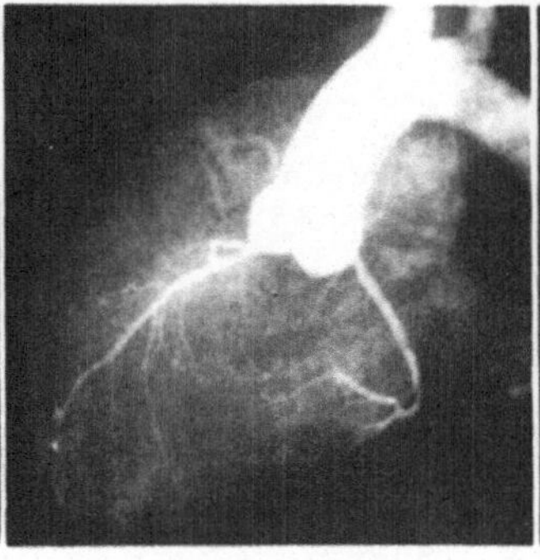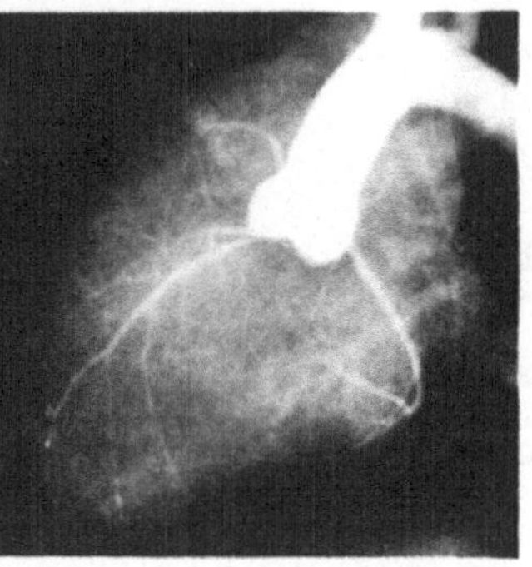

Abb. 2. Coronarogramme eines 13,5 kg schweren Hundes (BHT 9) unter
1 Vol%, 2,5 Vol% und 3 Vol% Halothane bei kontrollierter Beatmung mit
100 % Sauerstoff. Es waren jeweils 2 ml Thalamonal 25 Minuten vor der
Angiographie injiziert worden. Die entsprechenden Werte des Aortendruckes und der Herzfrequenz sind angegeben. Bemerkenswert ist die
Abnahme des Aortendurchmessers mit sinkendem Aortendruck

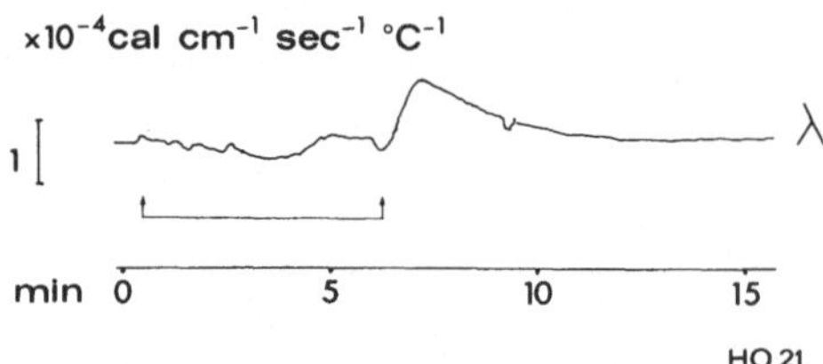

Abb. 3. Veränderungen des Wärmetransportes als Maß für die Durchblutung
im Bereich der linken Ventrikelvorderwand nach zweimaliger Lagever-
änderung (Pfeil) eines sinus-coronarius-Katheters bei unveränderten
hämodynamischen Verhältnissen

Diskussion

Der Unterschied zwischen den Ergebnissen AHLGRENS und den unsrigen
basiert unseres Erachtens darauf, daß wir in unseren Versuchen eine
kontrollierte Beatmung verwandten und Coronarographien nur durchführten,
wenn der PCO$_2$ des arteriellen Blutes nicht mehr als 5 mmHg vom Ver-
gleichswert bei der vorangegangenen Angiographie differierte. Ebenso
hielten wir die hämodynamischen Parameter wie Blutdruck und Herzfrequenz konstant. Entsprechend den Ergebnissen von FELIX achteten wir
darauf, daß die Zeitdifferenz zwischen den aufeinanderfolgenden Angio-
graphien mindestens 30 Minuten betrug, da Urografin einen direkten

coronardilatierenden Effekt besitzt, der erst nach 20 bis 25 Minuten
abklingt (FELIX und Mitarb. 1969). Der Schluß liegt nahe, daß bei der
von uns beobachteten Konstriktion der extramuralen Coronararterien bei
Senkung des Blutdruckes und der Herzfrequenz die Autoregulation der
Coronargefäße eine entscheidende Rolle gespielt hat, da Herzfrequenz
und Blutdruck die wesentlichen Größen sind, die den Sauerstoffverbrauch
des Myocards bestimmen, sofern nicht die Verminderung des arteriovenösen Druckgefälles mit ausschlaggebend war (SARNOFF und Mitarb. 1958,
BRETSCHNEIDER 1967). Wir können mit unseren Experimenten nicht ausschließen, ob eine direkte Gefäßwirkung des Halothans zum Tragen gekommen ist.
Aus zwei Gründen schien es uns ratsam, die Durchblutung des Myokards
nicht über einen Katheter im Sinus coronarius zu messen: nach den Mitteilungen von CORDAY und Mitarb. (1959) ist das Verhältnis zwischen
der Flußrate der linken Coronararterie und dem Sinus-coronarius-Aus-
fluß während Blutdruckänderungen nicht konstant, da es dabei zu unterschiedlichen Shunts zwischen den Coronargefäßen kommt. Außerdem beobachteten wir, daß nur geringe Lageänderungen des Katheters im Sinus
coronarius erhebliche Änderungen der lokalen Durchblutung im Myokard
hervorrufen kann, wie aus Abb. 3 zu entnehmen ist. Der Pfeil markiert
die Zeit, in der der Katheter in seiner Lage zweimal kontrolliert wurde.
Daher verwandten wir zur Messung der lokalen Durchblutung die Henselsche Wärmeleitsonde. Diese semiquantitative Methode erlaubt es nach
unseren Versuchen zu sagen, daß die lokale Durchblutung der linken
Ventrikelwand mit dem Sinken von Blutdruck und Herzfrequenz in einer
Größenordnung abnimmt, wie sie dem entgegengesetzt durch die Gabe von
1,5 γ/kg KG Noradrenalin gesteigert wird, was aus Abb. 4 ersichtlich
wird. Es ist einer früheren Veröffentlichung von HAHN und Mitarb. entnommen.

Der Übersicht halber haben wir hier die von uns ebenfalls gemessenen
Werte dp/dt$_{max}$, Herzarbeit und Herzleistung außer Acht gelassen. Sie
zeigen eine gute Übereinstimmung mit den Werten, die WEAVER und Mitarb.
(1970) in ihrer Veröffentlichung über "Coronary Artery Blood Flow in

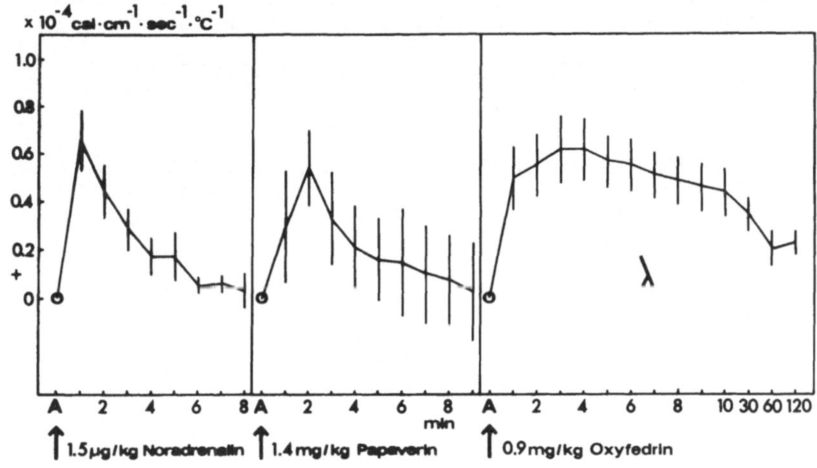

Abb. 4. Änderung der Wärmeleitzahl nach Injektion von Noradrenalin,
Papaverin und Oxyfedrin. Mittelwerte von 5 Hunden mit statistischer
Streuung. A = Ausgangswert vor der Injektion. Entnommen einer Arbeit von
HAHN und Mitarb. (1969).

the Halothane-Depressed Canine Heart" mitgeteilt haben. Sie weichen
nur in den Werten der Herzfrequenz deutlich voneinander ab; wir beziehen die niedrige Herzfrequenz in unseren Versuchen auf die Verwendung des Thalamonals. Wir wollten damit eine ausreichende Narkosetiefe
sichern, den antiarrhythmischen Effekt des Droperidols ausnutzen
(BAUER und Mitarb. 1971) und möglichst kliniknahe Ergebnisse erhalten.

Zusammenfassung

Bei unseren Untersuchungen an 28 Hunden mit Hilfe der Coronarangiogra-
phie und der Henselschen Wärmeleitsonde fanden wir, daß Halothane keine
Konstriktion der Coronararterien hervorruft, die mit der Dauer der
Halothaneapplikation zunimmt, daß sich die extramuralen Coronararterien
bei Sinken von Blutdruck und Herzfrequenz verengen, und daß die lokale
Durchblutung des linksventrikulären Myokards dabei abnimmt. Die Frage,
wie die Autoregulation der Myokarddurchblutung durch Halothane verändert wird, bleibt weiteren Untersuchungen vorenthalten.

Literatur

1. AHLGREN, I., SZLAVY, L., TRÄGARDH, B.: Coronary Angiography During
   Halothane Anaesthesia in the Dog, Acta anaesth. Scandinav. 16,
   51-58 (1972).
2. BAUER, H., KREUSCHER, H., MENZEL, H.: Anti-Arrhythmic Effect of
   Dehydrobenzperidol in Dogs. Acta anaesth. Scandinav. 15, 277-289
   (1971).
3. BRETSCHNEIDER, H.J.: Aktuelle Probleme der Koronardurchblutung und
   des Myocardstoffwechsels. Regensb. Jb. ärztl. Fortbild. XV, 1 (1967).
4. BÜTTNER, W., THELEN, M., HAHN, N.: The Effect of Halothane on extra-
   mural Arteries in the Dog. Acta anaesth. Scandinav. im Druck.
5. CORDAY, E., WILLIAMS, J.H., DE VERA, L.B., GOLD, H.: Effect of Systemic Blood Pressure and Vasopressor Drugs on Coronary Blood Flow
   and the Electrocardiogram, Amer. J. Cardiol., 626-637 (1959).
6. FELIX, R., HAHN, N., MEUSER, H.J., DÜX, A.: Der Einfluß der Kontrastmittelinjektion in den Aortenbulbus auf die Myocarddurchblutung,
   RöFo, 111, 4, 511-519 (1969).
7. SARNOFF, S.J., BRAUNWALD, E., WELCH, G.H., CASE, R.B., STAINSBY,
   W.N., MACRUZ, R.: Hemodynamic determinants of oxygen consumption
   of the heart with special reference to the tension-time-index. Amer.
   J. Physiol. 192, 148 (1958).
8. WEAVER, P.C., BAILEY, J.S., PRESTON, T.D.: Coronary Artery Blood
   Flow in the Halothane-Depressed Canine Heart, Brit. J. Anaesth. 42,
   678-684 (1970).

DIE IMPEDANZ-KARDIOGRAPHIE (THORAKALE PLETHYSMOGRAPHIE), EINE NEUE, NICHT INVASIVE METHODE ZUR BEURTEILUNG DER HERZLEISTUNG

Von E. Hartung, R. Purschke, R. Hennig, P. Brucker, H. Wüst und M. Zindler

Der Kreislaufzusammenbruch ist die häufigste lebensbedrohliche Komplikation während Narkosen und in der Intensivtherapie. Kontrollen des Blutdruckes und der Pulsfrequenz geben uns nur geringe Aussagen über die Leistungsfähigkeit des Herzens und zeigen Veränderungen oft zu spät, wenn eine Komplikation schon begonnen hat. Messungen des Herzzeitvolumens (HZV) oder der Kontraktilität erlauben eine wesentlich bessere Beurteilung der Herzleistung, sind aber bisher nur mit blutigen Methoden möglich und daher als Routine nicht anwendbar. Ein neues Verfahren, die Impedanz-Kardiographie, ermöglicht auf einfache, nicht invasive Weise eine Beurteilung der Herzleistung und wurde von KUBICEK und Mitarb. (6, 7) im Auftrage der NASA für die Überwachung von Astronauten weiterentwickelt.

Bei der thorakalen Plethysmographie (Abb. 1 [2]) werden die regelmäßigen Änderungen des elektrischen Widerstandes im Thorax, die synchron zur Herzaktion auftreten, registriert. Diese zyklischen Schwankungen werden durch Veränderungen des intrathorakalen Flüssigkeitsvolumens hervorgerufen. Da in erster Linie durch die Herzaktion eine Volumenänderung der intrathorakalen Flüssigkeit verursacht wird, können die Widerstandsänderungen mit verschiedenen Parametern der Herzleistung in Beziehung gebracht werden.
Hierzu werden zwei adhesive Aluminium-Bandelektroden von je 6 mm Breite in einem Abstand von zumindest 2 cm um den Hals, zwei weitere in Zwerchfellhöhe um den Bauch geklebt. Über die beiden äußeren Elektroden 1 und 4 wird dem Patienten ein Wechselstrom von 6 mA und 100 KHz zugeführt. An den inneren Elektroden 2 und 3, die an einen Verstärker mit hoher Eingangsimpedanz angeschlossen sind, wird das Meßsignal während der Herzaktion abgenommen. Über einen angeschlossenen Schreiber wird der komplexe Scheinwiderstand Z_O, die Widerstandsänderung ΔZ und deren erster Differentialquotient dZ/d_t registriert. Außerdem kann mit dieser Elektrodenanordnung ein Elektrokardiogramm abgeleitet werden.

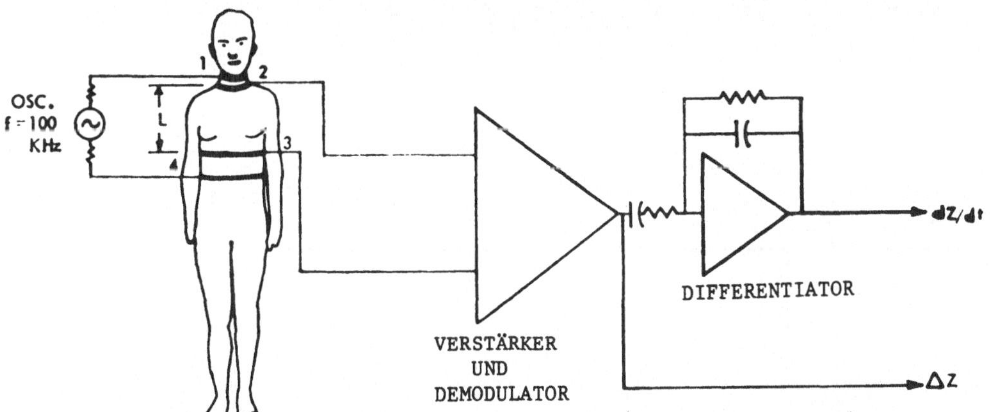

Abb. 1. Schematische Darstellung der thorakalen Plethysmographie. Einzelheiten siehe Text

Abb. 2. zeigt die Registrierung mit einem Honeywell UV-Lichtschreiber; oben das EKG, dann der erste Differentialquotient d_Z/d_t und unten der Druck in der Aorta. Zur Berechnung des Schlagvolumens (SV) wurde folgende von KUBICEK angegebene Formel (7) benutzt:

$$\Delta V = \rho \frac{L^2}{Z_O^2} \cdot T \cdot (d_Z/d_t)\min$$

In der Formel bedeuten:
ΔV: das Schlagvolumen in ml
ρ : der elektrische Widerstand des Blutes. Er ändert sich nur geringfügig mit dem Hämatokrit und geht als Konstante mit 150 Ohm-cm in die Formel ein
L : der durchschnittliche Abstand der beiden inneren Elektroden in cm
Z_O : der Grundwiderstand des gesamten Thorax, der atemabhängig ist; er beträgt bei einem gesunden Erwachsenen durchschnittlich 25 Ohm
T : ist die Austreibungszeit in Sekunden. Sie wird von dem Schnittpunkt der 1. Ableitung der Impedanz mit der geeichten Nullinie bis zum tiefsten Punkt der Kurve, der dem Klappenschluß entspricht, gemessen.
(d_Z/d_t) min:
ist der minimale Wert während der Herzaktion von d_Z/d_t, der hier nach oben registriert wird und von der Nullinie bis zum negativen Gipfel in Ohm/sec. gemessen wird.

Bei Vergleichen des Impedanzverfahrens mit den bisher üblichen Bestimmungen des HZV wurden beim Erwachsenen (1, 2, 3, 4, 6, 7, 8, 10, 12, 13) recht unterschiedliche Ergebnisse berichtet. Jedoch waren bei Kindern (8) und bei Hunden (2) die Übereinstimmungen wesentlich besser. Wir haben daher mit dem IFM/Minnesota Impedance Cardiograph Modell 304 A eigene Messungen durchgeführt und möchten die Ergebnisse bei insgesamt 260 Einzelmessungen an acht am Herzen operierten, liegenden Patienten

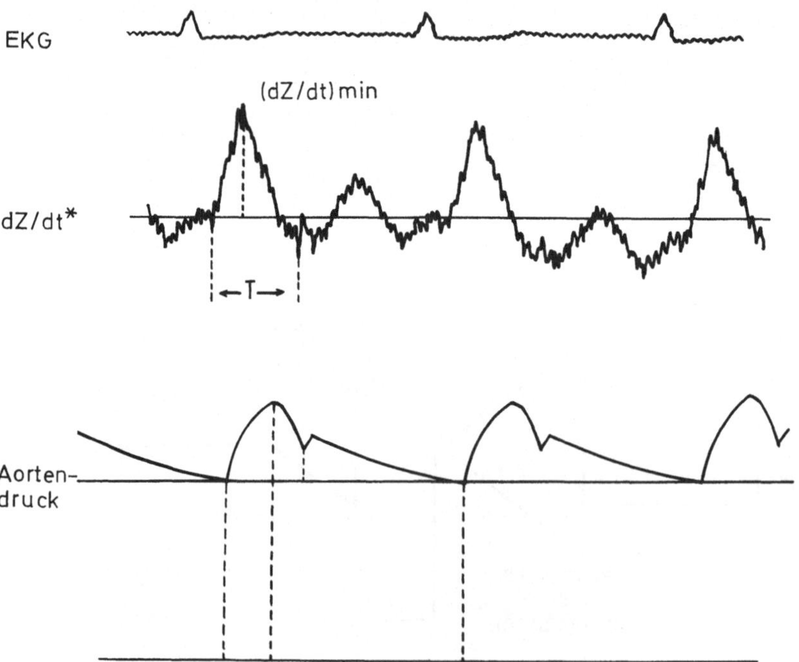

Abb. 2. Registrierung bei Impedanzcardiographie. Erklärung siehe Text

mitteilen. Das Impedanzverfahren wurde gleichzeitig mit dem Thermodilutionsverfahren (Gerät: Devices Cardiac-output Computer) und dem Pulskonturverfahren nach KOUCHOUKOS und Mitarb. (5) verglichen.

In Abb. 3 ist die direkt vom Computer gezeichnete Korrelation zwischen Schlagvolumenbestimmung mittels Thermodilution und mittels Impedanz dargestellt.
Dabei ist zu beachten, daß die Ordinate den halben Maßstab hat, sodaß die Spiegelachsen, d.h. die dicke Schräge, nicht wie sonst mit der Abszisse einen Winkel von 45° sondern einen von nur 30° bildet. Die beiden dünnen Schrägen sind die erste und zweite Fitgerade; die flachansteigende ist die errechnete Regressionsgerade für y. Die Korrelation von SV-Impedanz beträgt r = 0,63.

Die Abb. 4 stellt in gleicher Anordnung den Vergleich des SV nach Pulskontur mit dem SV nach Impedanz dar. Es ergibt sich hier eine Korrelation von r = 0,57.

In Abb. 5 erkennt man die Häufigkeit der prozentualen Abweichung des mit dem Impedanz-Kardiographen von dem mit der Thermodilutionsmethode gemessenen SV in der linken Bildhälfte.

Auf der Basis sind jeweils die Prozent der Abweichung, auf der Senkrechten die Anzahl der einzelnen Messungen angegeben. Es ist zu erkennen, daß 65 % aller Messungen, hier durch die gestrichelte Fläche dargestellt, innerhalb einer Fehlergrenze von ± 20 % liegen. Dabei kann ein mittlerer Fehler von ± 21 % berechnet werden. Im rechten Anteil der Abbildung ist zu erkennen, daß die Fehlschätzung mittels des Impedanz-Kardiographen gegenüber dem aus dem Pulskonturverfahren errechneten SV annähernd gleich groß ist. Der etwas schlankere und höhere Verlauf der Verteilungskurve könnte für eine bessere Übereinstimmung sprechen. Jedoch liegen nur 62,5 % aller Messungen innerhalb einer Fehlerbreite von ± 20 %. Der mittlere Fehler beträgt hier ± 18 %.

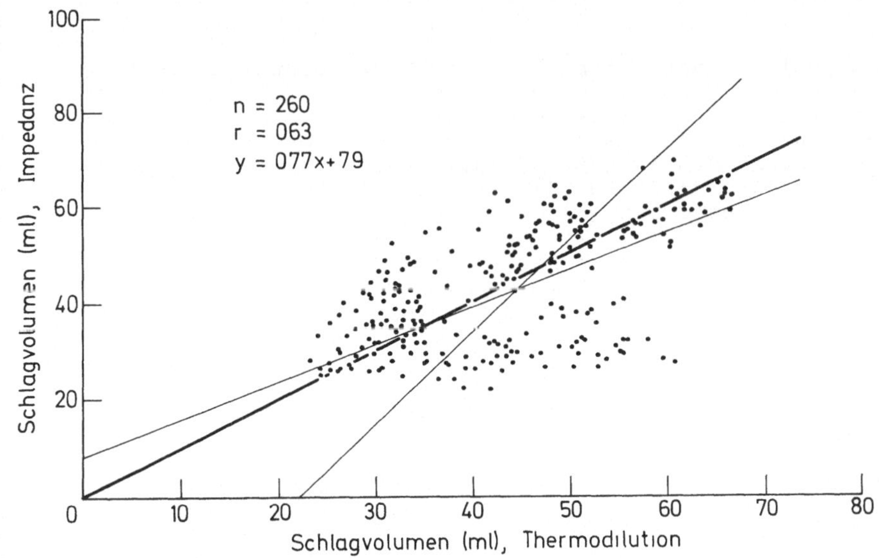

Abb. 3. Korrelation zwischen Schlagvolumenbestimmung mittels Thermodilution und mittels Impedanz

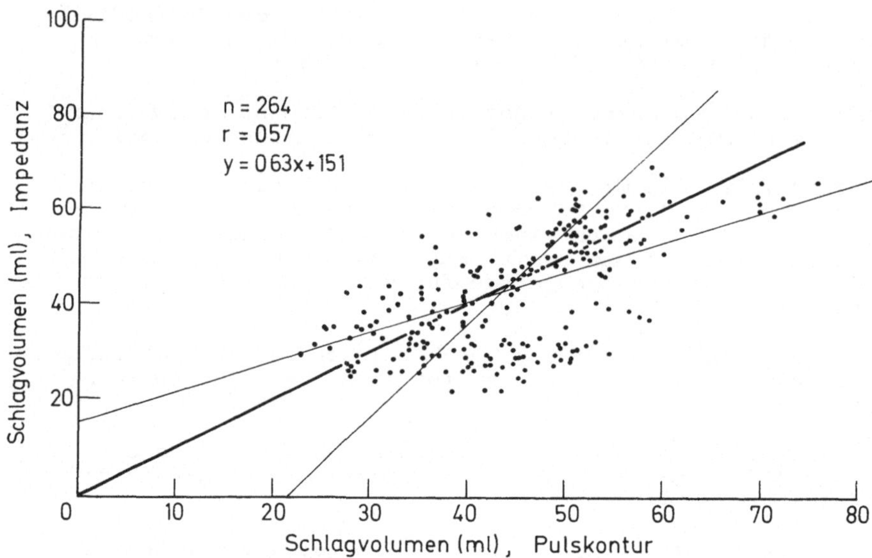

Abb. 4. Korrelation zwischen Schlagvolumenbestimmung mittels Pulskontur und mittels Impedanz

Diskussion

Wie ist nun bei dieser mäßigen Korrelation beim Vergleich zur HZV-Bestimmung nach Thermodilution und Pulskontur der praktische Wert dieser Methode zu beurteilen?
Grobe Veränderungen des HZV werden erfaßt und in Übereinstimmung mit den Veröffentlichungen (3, 4, 12) haben wir eine verhältnismäßig gute qualitative Übereinstimmung gefunden. Es kann also die Tendenz, d.h. eine Verbesserung oder eine Verschlechterung der Herzleistung beurteilt werden.

Es ist zu berücksichtigen, daß wir bei unseren Untersuchungen aus technischen Gründen nicht die Veränderungen der Impedanz durch die Atmung eliminieren konnten. Dieser Fehler kann ausgeschaltet werden, wenn die Messungen während eines Atemstillstandes vorgenommen werden. Die Schwierigkeit liegt auch darin, daß die Vergleichsmethoden, hier die Thermodilution und das Pulskonturverfahren (11) selbst einen Fehler haben, der zwischen 5 und 10 % angegeben wird. So haben z.B. die Vergleiche mit einer direkten Methode, der elektromagnetischen Flow-Messung, bei BAKER und Mitarb. (2) eine sehr gute Korrelation von r = 0,92 ergeben. Beim Vergleich mit der Pulskonturmethode fand derselbe Autor allerdings auch beim Hund eine Korrelation von r = 0,902. Eine weitere Verbesserung ist dadurch möglich, daß man gleichzeitig ein Phonokardiogramm registriert, was mit diesem Gerät möglich wäre. So kann in Fällen, wo der 1. Differentialquotient der Impedanz (d_Z/d_t) keine klare Begrenzung der Austreibungszeit (T) erlaubt, diese durch den Beginn des zweiten Herztons exakt bestimmt werden.

Wenn wir diese neue Methode mit den herkömmlichen bekannten, blutigen Verfahren vergleichen, sprechen folgende drei Vorteile für den routinemäßigen Einsatz des Impedanz-Kardiographen:
1. nicht invasiv
2. einfache Anwendung und Auswertung
3. ohne Belästigung des Patienten unbeschränkt in der Anwendungsdauer.

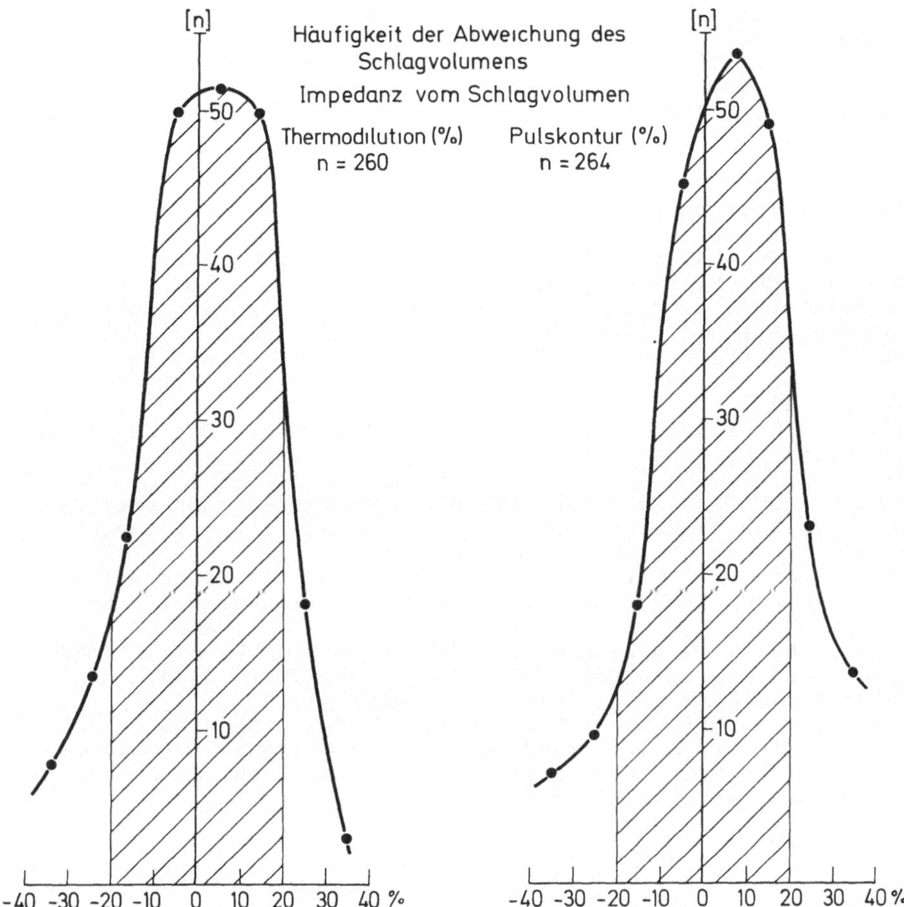

Abb. 5. Schlagvolumensmessungen mit verschieden Methoden (Abweichungshäufigkeit)

Es erscheint und dennoch von Bedeutung, nach weiteren Fehlerquellen zu suchen. Es ist geplant, insbesondere bei Intensivpatienten längere Registrierungen durchzuführen, um zu prüfen, wie weit frühzeitig eine Tendenz zur Veränderung der Kreislauffunktion zu erkennen ist und ob dies eher als mit anderen Methoden gelingt. Dann erst kann gesagt werden, ob dem Impedanzverfahren eine größere klinische Bedeutung zukommt.

Literatur

1. BACHE, R.J., HARLEY, A., GREENFIELD, J.C., Jr.: Evaluation of thoracic Impedance Plethysmography as an Indicator of Stroke Volume in Man. Amer. J. Med. Soc. 258, 100 (1969).
2. BAKER, L.E., JUDY, V., GEDDES, L.E., LANGLEY, F.M., HILL, D.W.: The measurement of cardiac output by means of electrical impedance. Cardiovasc. Res. Cent. Bull. 9, 135 (1971).
3. HARLEY, A., GREENFIELD, J.C., Jr.: Determination of cardiac output in man by means of impedance plethysmography. Aerosp. Med. 39, 248 (1968).

4. JUDY, W.V., LANGLEY, F.M., McCOWEN, K.D., STINETT, D.M., BAKER, L.E., JOHNSON, P.C.: Comparative evaluation of the thoracic impedance and isotope dilution methods for measuring cardiac output. Aerosp. Med. 40, 532 (1969).

5. KOUCHOUKOS, N.T., SHEPPARD, L.C., McDONALD, D.A.: Estimation of stroke volume in the dog by a pulse-contour method. Circ. Res. 26, 611 (1970).

6. KUBICEK, W.G., KARNEGIS, J.N., PATTERSON, R.P., WITSOE, D.A., MATTSON, R.H.: Development and evaluation of an impedance cardiac output system. Aerosp. Med. 37, 1208 (1966).

7. KUBICEK, W.G., PATTERSON, R.P., LILLEHEI, R.C., FROM, A.H.L., CASTANEDA, A., ERSEK, R.: Impedance cardiography as a noninvasive means to monitor cardiac function. J. Amer. Assoc. Advancement of Med. Instrumentation 4, 79 (1970).

8. LABADIDI, Z., EHMKE, D.A., DURNIN, R.P., LEAVERTON, P.E., LAUER, R.M.: Evaluation of impedance cardiac output in children. Pediatrics 47, 870 (1971).

9. LABIDIDI, Z., EHMKE, D.A., DURNIN, P.R., LEAVERTON, P.E., LAUER, R.M.: The first derivate thoracic impedance cardiogram. Circ. 41, 651 (1970).

10. POMERANTZ, M., DELGADO, F., EISEMAN, B.: Unsuspected depressed cardiac output following blunt thoracic or abdominal trauma. Surgery 70, 865 (1971).

11. PURSCHKE, R., ARNDT, J.O.: The validity of a pulse contour method for estimating the stroke volume. Vortrag 5. Anästhesieweltkongreß Sept. 1972.

12. SIEGEL, J.H., FABIAN, M., LANKAU, C., LEVINE, M., COLE, A., NAHMAND, M.: Clinical and experimental use of thoracic plethysmography in quantifying myocardial contractility. Surgery 67, 907 (1970).

13. VAN DE WATER, J.M., MILLER, I.T., MILNE, E.N.C., HANSON, E.L., SHELDON, G.F., KAGEY, K.S.: Impedance plethysmography. A noninvasive means of monitoring the thoracic surgery patient. J. Thorac. Cardiovasc. Surg. 60, 641 (1970).

Das Manuskript des Vortrages Nr. 44, J. TEICHMANN: "Bestimmungen des Herzminutenvolumens durch Rückatmung von N_2O", ist nicht eingegangen.

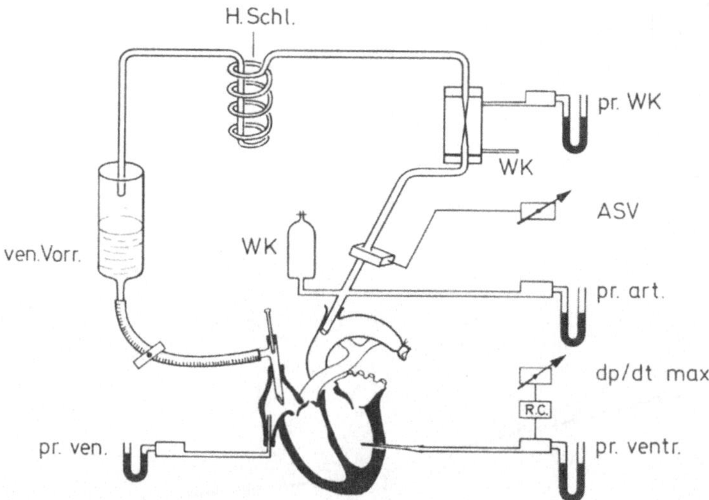

Abb. 2. Schematische Darstellung der Versuchsanordnung des Herz-Lungen-Präparates

kanüle in die Herzkammer eingestochen. Über ein R C-Glied wird die maximale Druckanstiegsgeschwindigkeit dp/dt_{max} ermittelt. Außerdem wird der Quotient $\dfrac{dp/dt\ max}{P}$ berechnet. Der arterielle Druck wird in der Aortenwurzel, der venöse Druck über einen Katheter im rechten Vorhof gemessen. Als elektronische Druckwandler werden für alle Drucke Statham-Elemente verwendet.

Die Herzfrequenz wird am EKG mit bekanntem Papiervorschub ausgezählt. Ethrane wird über einen Ethrane-Verdampfer in Stufen von 0,5 Vol% und jeweils 5 min Dauer steigend bis zu einer Endkonzentration von 5 Vol% dem Atemgas in einem halbgeschlossenen System beigemischt.

Das Aorten-Strom-Volumen wird mit einem elektromagnetischen Flowmeter blutig als Mittelfluß gemessen. Der Meßkopf ist unmittelbar hinter der Aortenwurzel in den künstlichen Kreislauf eingesetzt. Die statistische Berechnung wird durch den t-Test für gepaarte Gruppen durchgeführt.

Auf der Abb. 3 sind der Verlauf der Mittelwerte von Herzfrequenz, arteriellem Druck und Aorten-Strom-Volumen bei zunehmender Ethrane-Konzentration in der Einatmungsluft dargestellt. Die Herzfrequenz nimmt bei allen Versuchstieren mit ansteigender Ethrane-Konzentration zunehmend ab. Kein Hund zeigt einen Anstieg der Herzfrequenz. Drei Herzen zeigen eine arrhythmische Schlagfolge ab 3,0 Vol%. Sie wurden bei der Mittelwertberechnung nicht berücksichtigt. Der arterielle Druck fällt bei konstantem peripherem Widerstand wegen des verminderten Aorten-Strom-Volumens als Ausdruck der verminderten Herzleistung ab. Er sinkt von 100,5 mmHg in Ruhe bis auf 56,6 mmHg, ein Abfall von 46 %. Der venöse Druck, der nicht graphisch dargestellt ist, steigt mit zunehmender Ethrane-Konzentration von 2,5 mmHg auf einen Endwert von 3,8 mmHg. Alle hier dargestellten Parameter sind ab 1 Vol% Ethrane mit $p < 0,05$ und kleiner signifikant.

Mit zunehmender Ethrane-Konzentration nehmen die Mittelwerte von linksventrikulärem Druck, dp/dt max und $\dfrac{dp/dt\ max}{P}$ ab (Abb. 4). Die signifi-

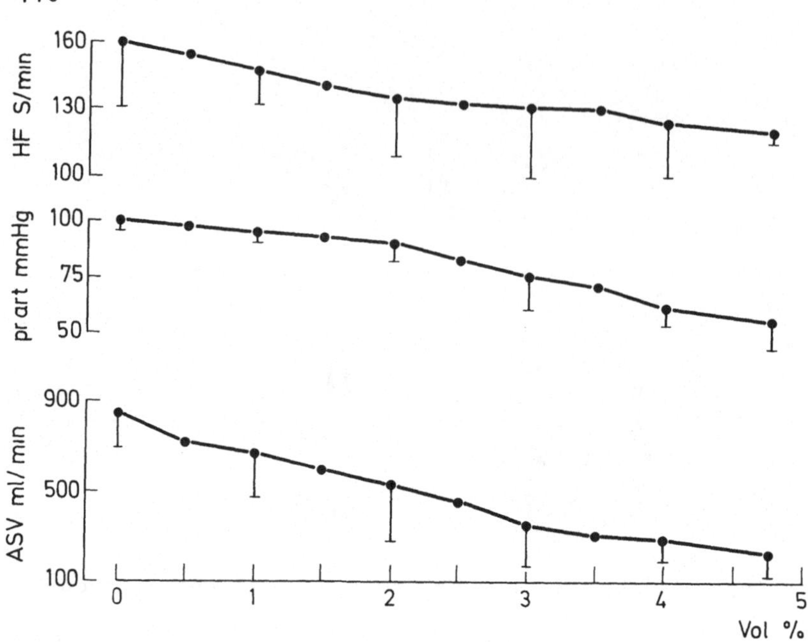

Abb. 3. Verhalten von Herzfrequenz, arteriellem Druck und Aorten-Strom-Volumen auf der Ordinate bei zunehmender Ethrane-Konzentration in der Einatmungsluft auf der Abszisse

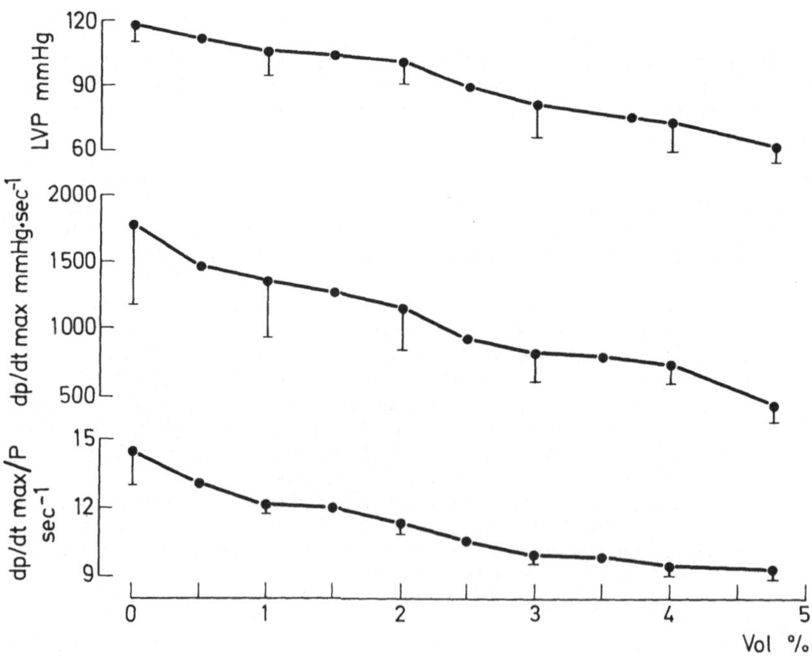

Abb. 4. Verlauf der Mittelwerte von links-ventrikulärem Druck, dp/dt max und $\dfrac{\text{dp/dt max}}{P}$

kante Abfall dieser Größen schon bei 0,5 Vol% mit $p < 0,001$ sprechen für
eine deutliche Abnahme der Myocardkontraktilität.

Auf Abb. 5 sind die prozentualen Änderungen von Herzfrequenz, arteriellem Druck und Aorten-Strom-Volumen gegen die verschiedenen Ethrane-Konzentrationen auf der Abszisse aufgetragen. Die Herzfrequenz fällt bis
auf 74 %, der arterielle Druck bis auf 54 % und das Aorten-Strom-Volumen bis auf 23 % ab. Diese Darstellung zeigt noch einmal deutlich
die ausgeprägte Minderung der Herzdynamik bei steigender Ethrane-Konzentration.

Mit k-Strophanthin oder Calcium kann die negativ inotrope Wirkung von
Ethrane in allen Fällen durchbrochen werden. Sämtliche hämodynamische
und Kontraktilitätsparameter bewegen sich unter Einfluß dieser Pharmaka in Richtung auf die Kontrollwerte zu. Ein Registrierbeispiel für
die Ethranewirkung und die Durchbrechung mit Calcium zeigt die Abb. 6.

Zusammfassung

Ethrane bewirkt am HLP ein konzentrationsabhängiges Abfallen der Herzfrequenz. Da die Temperatur nur um maximal 0,5 Grad C schwankt, kann
die Änderung der Schlagfrequenz nicht temperaturbedingt sein. Ein Anstieg des Vorhofdruckes müßte über eine myogene Dehnung zu Frequenzerhöhung führen. Der Abfall der Herzfrequenz kann in der vorliegenden
Versuchsanordnung nur als eine negativ chronotrope Wirkung von Ethrane
auf den Sinusknoten gedeutet werden.

Weiterhin führt Ethrane zu einer deutlichen dosisabhängigen Verminderung der Herzdynamik und Myocardkontraktilität. Die Minderung der Herzleistung ist am vorgeschädigten Myocard des HLP natürlich stärker ausgeprägt als an dem des intakten Warmblüterorganismus, da das isolierte
Herz nur über eingeschränkte Kompensationsmöglichkeiten verfügt.

Ethrane wirkt also am isolierten Herzen des Hundes im Herz-Lungen-Präparat negativ chrono- und inotrop.

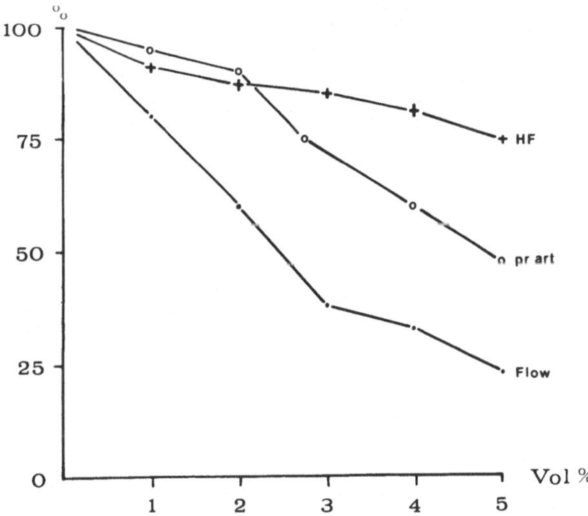

Abb. 5. Prozentuale Änderungen von Herzfrequenz, arteriellem Druck und
Aorten-Strom-Volumen bei zunehmenden Ethrane-Konzentrationen

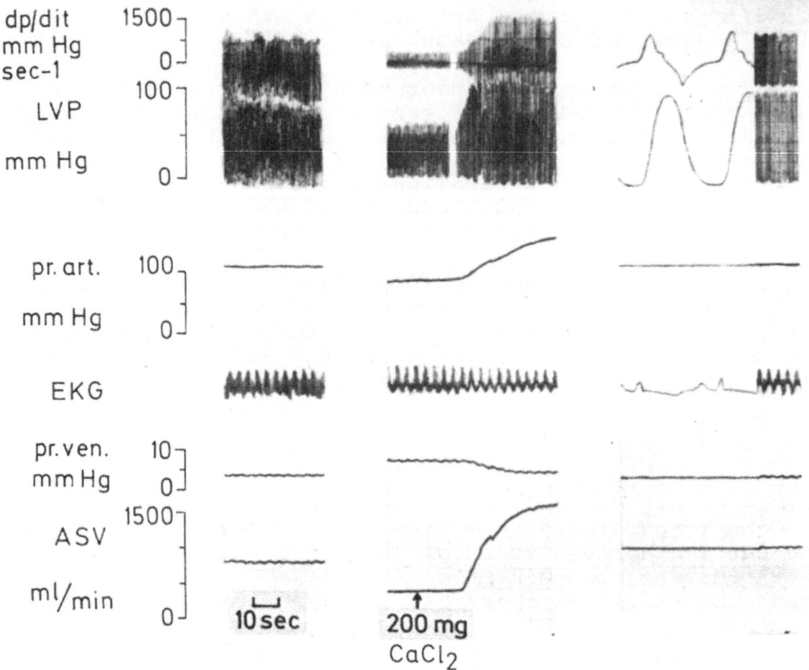

Abb. 6. Beispiel einer Originalregistrierung. Von oben nach unten sind dp/dt, links-ventrikulärer Druck, arterieller Druck als Mitteldruck, EKG, venöser Druck und Aorten-Strom-Volumen als Mittelfluß registriert. Von den Ruhewerten ausgehend zeigt sich eine deutliche Myocard- und Kreislaufdepression bei 3,0 Vol% Ethrane. Nach Injektion von 200 mg Calcium intra-cardial kommt es zunächst zu einer überschießenden Reaktion, dann zur Rückkehr aller Parameter annähernd zu den Ausgangswerten. Es werden während dieser Zeit weiterhin 3 Vol% Ethrane in der Einatmungsluft angeboten

KREISLAUFANALYSE VON ETHRANE-UNTERSUCHUNGEN AM WACHEN TIER

Von K. Peter, K. van Ackern, F. Altstaedt, K. Dietmann, P. Keller,
H. Lutz und G. Spohner

In letzter Zeit werden zunehmend Narkosen mit Ethrane, einem rasch an-
und abflutenden halogenierten Methyläthyläther durchgeführt (1, 2, 3).
Hierbei wird regelmäßig über einen ausgeprägten Blutdruckabfall sowie
eine deutliche Verminderung des Herzzeitvolumens berichtet (5, 8).

Da die Kreislaufveränderungen nach Einwirkung dieses neuen Inhalationsnarkotikums nicht in allen Einzelheiten und unter allen Bedingungen
aufgeklärt sind, und außerdem ein berechtigtes Interesse besteht, evtl.
bessere Narkotika als die bislang verfügbaren in die Klinik einzuführ-
ren, sehen wir unsere tierexperimentellen Untersuchungen gerechtfertigt.

Da erhebliche Unterschiede in der Reaktion des Kreislaufs wacher
und narkotisierter Hunde auf Pharmaka beschrieben sind (9), haben
wir die Untersuchungen an wachen, nur prämedizierten Bastardhunden
durchgeführt.

In einer Voroperation implantierten wir am Ramus circumflexus der
A. coronaria sinistra sowie am Anfangsteil der Aorta thoracica
chronisch den äußeren Gefäßdurchmessern entsprechend dimensionierte
elektromagnetische Durchflußmeßsonden.

Zur Messung des arteriellen sowie venösen Blutdrucks wurden Poly-
äthylenkatheter bis in Höhe der Aorta thoracica sowie bis zur oberen
Hohlvene eingeführt.

Die freien Enden der Sonden und Katheter leiteten wir subcutan durch
einen Hauttunnel zum Rücken der Tiere bis in Höhe der Schulterblätter
und fixierten sie dort von außen. In gleicher Sitzung tracheotomierten wir die Versuchstiere.

Die eigentlichen Messungen führten wir dann nach Abheilung aller
operativen Maßnahmen bei allgemeinem Wohlbefinden der Hunde, in der
Regel nach 3 Tagen, durch.

Im einzelnen haben wir folgende Meßgrößen direkt bestimmt bzw. errechnet:
1. Coronares Minutenvolumen
2. Coronargefäßwiderstand
3. Schlagvolumen
4. Herzminutenvolumen
5. Gesamtströmungswiderstand
6. Aortenblutdruck phasisch und als Mitteldruck
7. Herzfrequenz
8. pO_2, pCO_2, pH, BE art. und ven.
9. Venendruck und Atemfrequenz

Zur Ermittlung der mechanischen Null-Lage am Coronarkreislauf verwendeten wir eine chronisch implantierte pneumatische Verschlußman-
schette.

Für die Bestimmung des Herzzeitvolumens ergab sich die Null-Lage aus
der enddiastolischen Kurvenstrecke des phasisch registrierten Strom-

volumens. Die Herzfrequenz ermittelten wir mit einem elektronischen
Frequenzintegrator (Sachs), den wir mit der Aortendruckamplitude an-
steuerten.

Die Versuchanordnung wurde folgendermaßen gehalten: Die Ausgangswerte der ruhenden, trainierten Tiere dienten als Kontrollwert. Zur
Vermeidung überschießender Reaktionen des Tieres auf erste Gaben
der Inhalationsnarcotika prämedizierten wir die Tiere mit Combelen
i.v. Die hierauf eintretende Deprimierung nahezu sämtlicher Kreislaufgrößen war ungefähr 20, höchstens 30 Minuten nachweisbar. Hierauf hatten die Versuchstiere die Ausgangswerte wieder erreicht. Erst
jetzt erfolgte der Anschluß an das Narkosekreissystem und unter
Lachgas-Sauerstoffgabe im Verhältnis von 1 : 1 mischten wir dem
Narkosegas in unterschiedlichster Reihenfolge 0,5; 1,0; 2,0 und 4,0
Vol% Ethrane sowie Halothane zu. Die Dauer der Einwirkung von Ethrane bzw. Halothane variierte zwischen 5 und 10 Minuten. Danach
ließen wir die Tiere in einer zehnminütigen Phase aufwachen.

Aus meßtechnischen Gründen wurden die Änderungen der einzelnen Parameter in Prozenten gegenüber den Ausgangswerten angegeben.

Unter den geschilderten Bedingungen war es möglich, das Kreislaufprofil
in der Ein- und Ausleitungsphase zu untersuchen.

Ergebnisse

Bei Wertung unserer Ergebnisse zeigt sich unter den verschiedenen Ethrane-Konzentrationen ein ganz typisches und reproduzierbares Kreislaufverhalten, wobei wir die Veränderungen bei 0,5; 1,0 sowie 4,0 Vol%
Ethrane und fünfminütiger Einleitungsphase als repräsentativ ansehen.

Der Aortenmitteldruck vermindert sich dosisabhängig (Abb. 1). Er
beträgt nach 4 Vol% Ethrane 63 %. Nach 1 Vol% Ethrane beträgt der
Abfall in der gleichen Zeit nur mehr 20 %, in der Aufwachphase werden
hier die Ausgangswerte überschritten. Nach Applikation von 0,5 Vol%

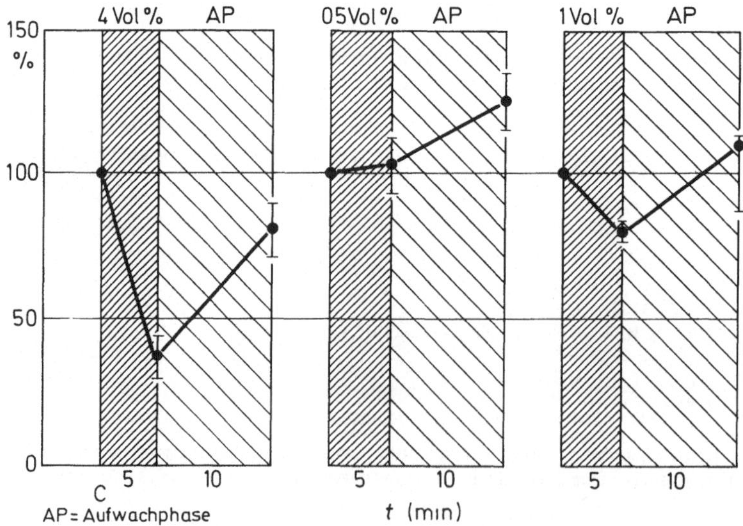

Abb. 1. Verhalten des Aortenmitteldruckes bei verschiedenen Ethrane-
Konzentrationen nach fünfminütiger Narkoseeinleitung

war es innerhalb 5, aber auch innerhalb 10 Minuten nicht möglich, das Tier zu narkotisieren. Aus der erheblichen Exzitationsphase sind die Anstiege des Aortenmitteldrucks sowie aller weiteren folgenden Kreislaufgrößen zu erklären.

Der Aortendurchfluß (Abb. 2) bzw. das errechnete Herzminutenvolumen verringerte sich nach 4 Vol% um 42 % gegenüber nur 10 % nach Applikation von 1 Vol%. Die 0,5 %-Werte sind aus den bereits angeführten Gründen entsprechend zu interpretieren.

Der Gesamtströmungswiderstand (Abb. 3) verminderte sich bei 4,0 Vol% Ethrane um durchschnittlich 33 %. Nach Ende der Aufwachphase erreichten die Tiere nahezu Ausgangswerte. Die Veränderungen des Gesamtströmungswiderstandes bei Anwendung von 0,5 bzw. 1,0 Vol% Ethrane betragen im Durchschnitt 10 %.

Das Schlagvolumen (Abb. 4) vermindert sich nach fünfminütiger Narkose mit 4,0 Vol% Ethrane um 40 auf 60 % und erreicht den Ausgangswert nicht mehr, nach 1 Vol% errechnen wir eine Reduktion um 10 % sowie nach der Aufwachphase eine Normalisierung auf Ausgangswerte.

Die Herzfrequenz (Abb.5) der einzelnen Versuchstiere betrug im Mittel 84 zu Beginn der Versuche und erhöhte sich in der Folgezeit nur geringfügig. Immerhin sahen wir keine Bradycardien.

Prozentual kaum unterschiedlich zum Aortenstromvolumen verhält sich das coronare Minutenvolumen (Abb. 6). So kommt es nach 5 Minuten bereits zu einem Abfall um 40 % bei 4,0 Vol% gegenüber nur 20 % Abfall bei Gabe von 1,0 Vol%. Auch hier sind bei Messung des coronaren Minutenvolumens die Veränderungen bei 0,5 Vol% Ethrane durch den außerordentlichen Exzitationszustand der Versuchstiere zu erklären.

Entsprechend zeigt sich bei Berechnung des Coronargefäßwiderstandes (Abb. 7) eine dosisabhängige Verminderung, die nach 5 Minuten Applikation von 4,0 Vol% Ethrane bei 37 % liegt.

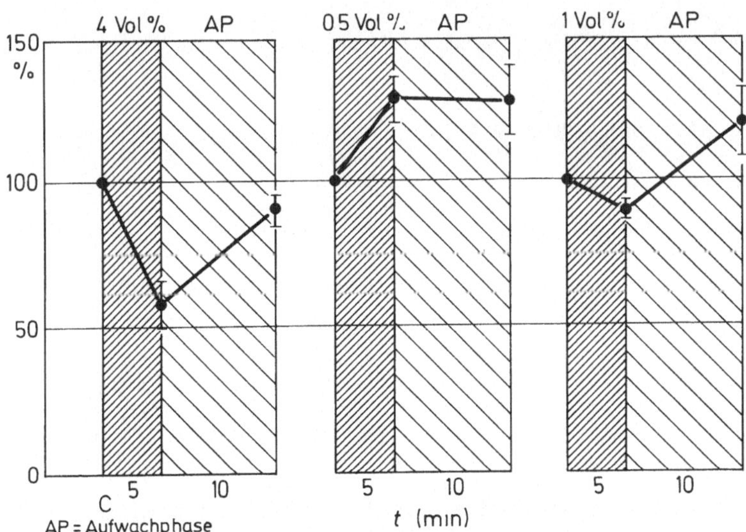

Abb. 2. Verhalten des Aortendurchflusses bzw. des Herzminutenvolumens bei verschiedenen Ethrane-Konzentrationen

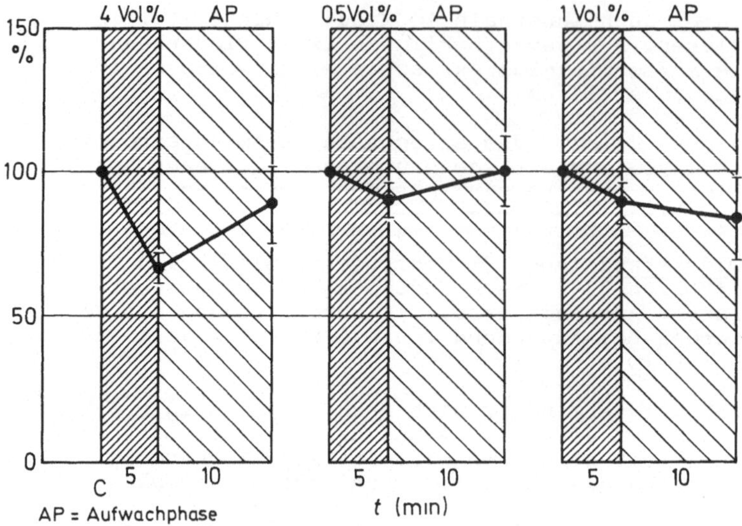

Abb. 3. Verhalten des Gesamtströmungswiderstandes bei verschiedenen Ethrane-Konzentrationen

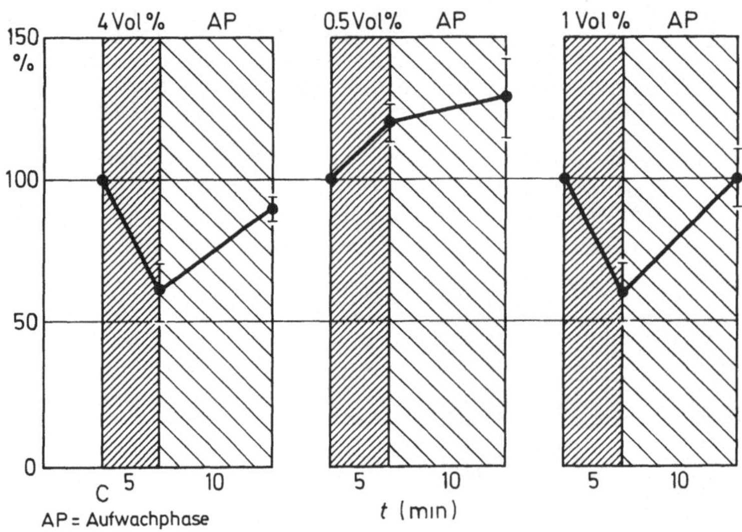

Abb. 4. Verhalten des Schlagvolumens bei verschiedenen Ethrane-Konzentrationen

Bei Bestimmung der Atemfrequenz (Abb. 8) ergaben sich außerordentliche Schwankungen. Insgesamt atmeten die Tiere zwischen 20 und 55mal pro Minute. Aus unseren Ergebnissen ist eine Aussage über eine bedeutsame Beeinflussung der Atmung in der einen oder anderen Richtung durch Ethrane nicht möglich. Dies wird durch die Ergebnisse der Astrup-Messungen unterstützt. Zu jedem Meßzeitpunkt ergaben sich Werte im Normbereich.

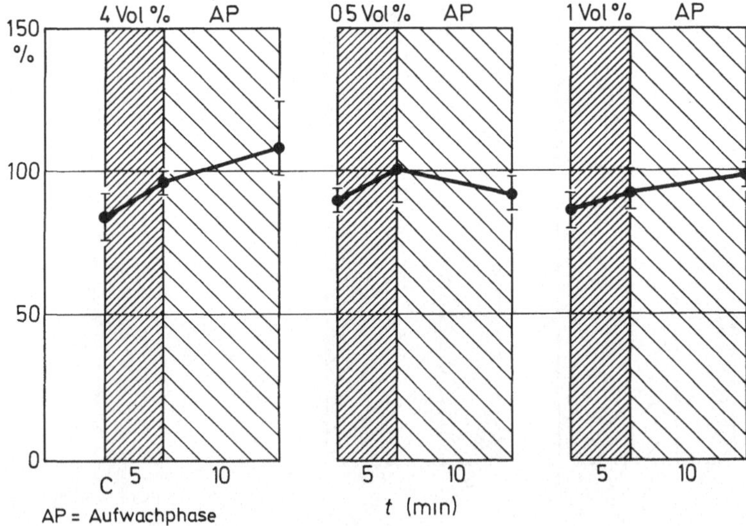

Abb. 5. Verhalten der Herzfrequenz bei verschiedenen Ethrane-Konzentrationen

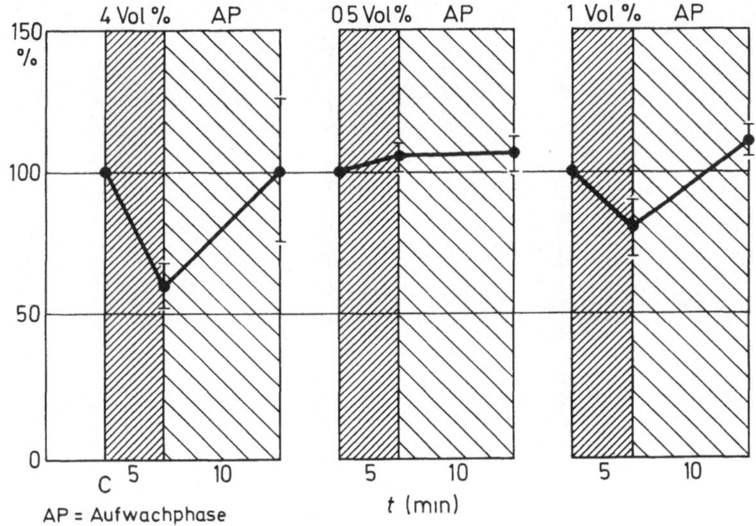

Abb. 6. Verhalten des coronaren Minutenvolumens bei verschiedenen Ethrane-Konzentrationen

Bei Wertung unserer Untersuchungsergebnisse ergibt sich eine dosisabhängige, sehr frühzeitig einsetzende Beeinflussung des Kreislaufs. Die Verminderung der hämodynamischen Meßgrößen ist bei Dosierung über 1 Vol% bereits vor Ablauf von 5 Minuten beendet. Im Anschluß hieran zeigt sich sodann eine bemerkenswerte Unbeeinflußbarkeit des Kreislaufs; dies gilt allerdings nur dann, wenn Ethrane-Dosierungen von 3,0 Vol% nicht überschritten werden. In der Aufwachphase erholen sich die Tiere außerordentlich rasch, wobei in der Regel die Ausgangswerte überschritten werden. Dies geht jedoch parallel mit einem ausgeprägten Unruhezustand der Tiere.

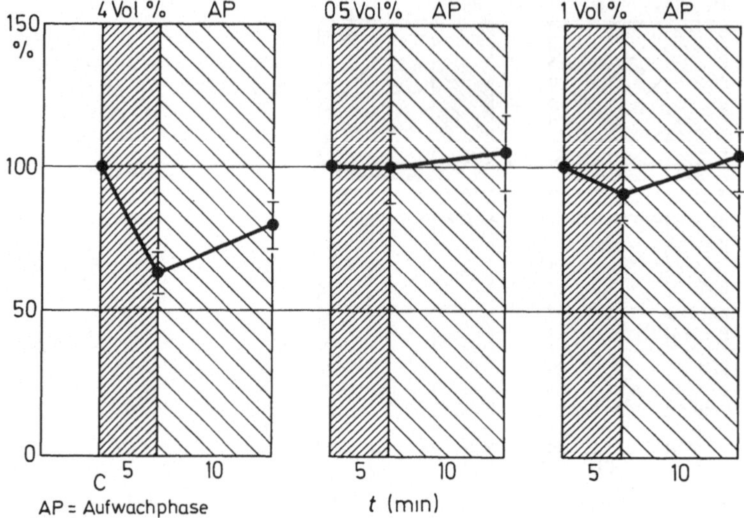

Abb. 7. Verhalten des coronaren Strömungswiderstandes bei verschiedenen Ethrane-Konzentrationen

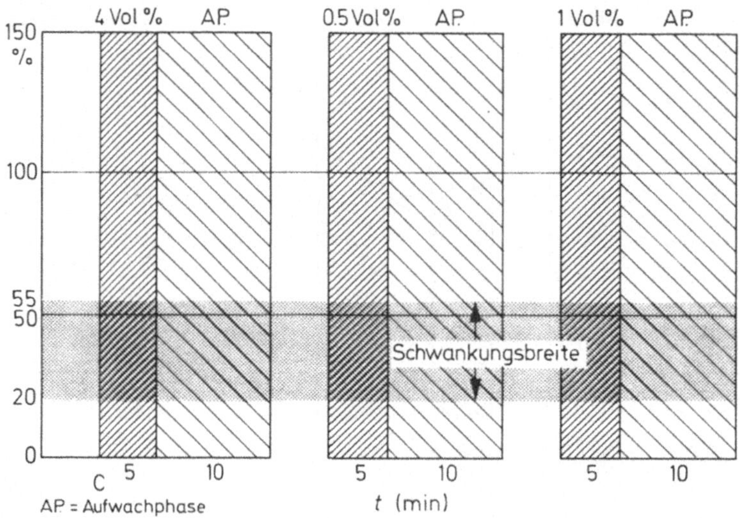

Abb. 8. Verhalten der Atemfrequenz bei verschiedenen Ethrane-Konzentrationen

Die Verminderung der hämodynamischen Größen spricht für eine umfassende, Herz und Peripherie gleichermaßen betreffende Beeinflussung, wobei die zeitlich parallel einsetzende Reduktion der Herzleistung und Verminderung des Strömungswiderstandes den Abfall des Aortendruckes und des Herzzeitvolumens erklären. Ob weiterhin eine zusätzliche Beeinflussung des venösen Gefäßbettes im Sinne einer Kapazitätszunahme und daraus folgender verminderter enddiastolischen Ventrikelfüllung diskutiert werden muß (1), können die vorliegenden Ergebnisse nicht klären.

Die erhebliche Einschränkung der Coronardurchblutung bei Anwendung von
4 Vol% könnte wohl allein schon durch den Abfall des arteriellen Blutdrucks erklärt werden. Immerhin wird jedoch das Ausmaß der Coronardurchblutung auch vom Widerstand im Coronarstromgebiet bestimmt, wobei beide
Größen - der Aortendruck und der coronare Strömungswiderstand - wiederum durch zahlreiche weitere Faktoren beeinflußt werden. So ist durch
Ethrane auch eine Widerstandsbeeinflussung wahrscheinlich. Die näheren
Zusammenhänge werden von uns derzeit in einer weiteren Studie untersucht.

Neben dem Kreislaufprofil eines Narkotikums interessiert in besonderem
Maße die Kreislaufbeeinflussung im Vergleich zu anderen Medikamenten.
Sind derartige vergleichende Untersuchungen bei intravenösen Narkotika
schon schwierig genug - jedoch lösbar - so ergeben sich bei Inhalations-
narkotika Probleme, die einen quantitativen Vergleich unserer mit Halothan und Ethrane erzielten Ergebnisse nicht ratsam erscheinen ließen
(4, 6, 7). Qualitativ verglichen zeigen sich jedoch einige Unterschiede,
die kurz zusammengefaßt seien.

Nach Ethrane sehen wir bei vergleichbarem Kreislaufprofil einen rasche-
ren Wirkungseintritt, eine kürzer anhaltende narkotische und kreislauf-
beeinflussende Wirkung sowie eine deutlich ausgeprägtere Exzitation
in der Ein- und Ausleitungsphase; schließlich werden sicherlich nicht
zuletzt aus diesem Grunde in der Aufwachphase die Ausgangswerte in der
Regel überschritten.

Auf die Praxis bezogen, zeigen unsere Untersuchungsergebnisse sehr deutlich, daß es auch mit Ethrane bei hohen Dosierungen zu schweren Ver-
minderungen der Kreislaufgrößen kommt und daß aus diesem Grund Narkose-
einleitungen mit niedrigen Dosierungen über einen längeren Zeitraum
hinweg durchgeführt werden sollten.

Zusammenfassung

In einer tierexperimentellen Untersuchung wurden folgende Kreislaufgrößen direkt registriert bzw. errechnet: Coronares Minutenvolumen,
Coronargefäßwiderstand, Schlagvolumen, Herzminutenvolumen, Gesamtströmungswiderstand, Aortenblutdruck, Herzfrequenz, zentraler Venendruck, Atemfrequenz sowie Säure-Basen-Haushalt einschließlich Sauer-
stoff- und Kohlensäurepartialdruck. Die Experimente wurden an wachen,
tracheotomierten Bastardhunden durchgeführt. Als Narkotika verwendeten
wir Ethrane sowie Halothane. Es zeigte sich eine deutlich dosisabhängige sehr rasch eintretende Kreislaufbeeinflussung durch Ethrane, wobei die Minderung der bestimmten Kreislaufgrößen erst bei Dosierung
über 3 Vol% extreme Ausmaße annahmen. Bei klinischer Dosierung dieses
Narkotikums bewegt sich die Einschränkung der hämodynamischen Größen
in tolerablen Bereichen. Eine direkte quantitative Vergleichsstudie
mit den durch Ethrane und Halothane erzielten Ergebnissen wurde nicht
durchgeführt. Das Kreislaufprofil nach Halothane-Gabe erscheint mit
bestimmten Unterschieden vergleichbar, sieht man von der Zeitdauer
der Wirkung und der Dauer der Kreislaufbeeinflussung ab.

Literatur

1. BEER, D., BEER, R., VON WOLFF, A., DUFFNER, H.: Die Einwirkung des
   neuen Inhalationsnarkoticums Ethrane auf Myocardkontraktilität und
   Hämodynamik im Vergleich zu Halothane. Anaesthesist 22, 192 (1973).
2. DOBKIN, A.B., HEINRICH, R.G., ISRAEL, J.S., LEVY, A.A., NEVILLE,
   J.F., OUNKASEM K.: Clinical and laboratory evaluation of a new inhalation agent: Compound 347 (CHF_2-O-CF_2-CHFCl) Anesthesiology 29,
   275 (1968).

3. DOBKIN, A.B., NISHIOKA, K., GENGAJE, D.B., KIM, D.S., EVERS, W., ISRAEL, J.S.: Ethrane (Compound 347) Anesthesia. A Clinical and Laboratory Review of 700 Cases. Anesth. a. Analg. Curr. Res. 48, 477 (1969).
4. EGER II, E.I., LUNDGREN, C., MILLER, S.L., STEVENS, W.C.: Anesthetic potencies of sulfur hexafluoride, carbon tetrafluoride, chloroform and ethrane in dogs: Correlation with the hydrate and lipid theories of anesthetic action. Anesthesiology 30, 129 (1969).
5. EGILMEZ, A., DOBKIN, A.B.: Enflurane (Ethrane, compound 347) in man. A clinical evaluation. Anaesthesia 27, 171 (1972).
6. GION, H., SAIDMAN, L.J.: The Minimum Alveolar Concentration of Enflurane in Man. Anesthesiology 35, 361 (1971).
7. HELRICH, M., CASCORBI, H.F.: Crossover study of ethrane and halothane in volunteers. Anesthesiology 31, 370 (1969).
8. MARSHALL, B.E., COHEN, P.J., KLINGENMAIER, C.H., NEIGH, J.L., PENDER, J.W.: Some pulmonary and cardiovascular effects of enflurane (ethrane) anaesthesia with varying Pa CO_2 in man. Brit. J. Anaesth. 43, 996 (1971).
9. WAGENMANN, U., SCHMIDT, E., TAUGNER, R.: Vergleichende Untersuchungen über die Kreislauf- und Atmungswirkung der Adenosinkörper am wachen Hund. Naunyn Schmiedeberg's Arch. exp. Path. Pharmak. 224, 416 (1955).

DIE WIRKUNG VON ETHRANE AUF DIE HÄMODYNAMIK UND DIE SAUERSTOFFVERSORGUNG DES MYOCARDS IM VERGLEICH ZU HALOTHANE[+]

Von J. Tarnow, J.W. Gethmann, D. Patschke, A. Reinecke, A. Weymar und H.J. Eberlein

Einleitung

Alle gegenwärtig klinisch verwendeten Inhalationsanaesthetika haben spezifische Nachteile und erfüllen nicht die Bedingungen, die an ein "ideales" Inhalationsnarkotikum zu stellen sind. Halothane und Methoxyfluran, die in den 60er Jahren den klinisch bewährten aber explosiblen Diäthyläther sowie das Cyclopropan weitgehend verdrängten, beeinträchtigen die kontraktile Funktion des Myocards erheblich. Besonders nachdem sich Berichte über lebertoxische (5) bzw. nephrotoxische (6) Nebenwirkungen häufen, erscheint es berechtigt, nach besseren Inhalationsanaesthetika zu suchen.

DOBKIN führte Enflurane (Ethrane[R], $CHF_2-O-CF_2-CHFCl$) - einen nicht brennbaren halogenierten Methyläthyläther - in die Klinik ein (7, 8). Die wesentlichsten bisher bekannten Charakteristika von Ethrane sind: eine im Vergleich zu Halothane größere chemische Stabilität, bessere muskelrelaxierende Wirkung, geringere Arrhythmie-Induzierung, schnellere An- und Abflutung. Andererseits wirkt Ethrane atem- und kreislaufdepressorisch. Unter höherer Dosierung wurden krampfähnliche Potentiale im EEG beobachtet, deren Bedeutung noch nicht endgültig geklärt ist (2, 11, 12, 13, 14, 15, 16, 19, 21).

Im Hinblick auf die Verwendung neuer Inhalationsanaesthetika vor allem bei Patienten mit eingeschränkter kardiovaskulärer Leistungsbreite sind detaillierte Kenntnisse über die Kreislaufwirkungen sowie ein Vergleich mit heute gebräuchlichen Inhalationsanaesthetika notwendig. Die bisher veröffentlichten Befunde (3, 4, 12, 17, 18) sind teilweise widersprüchlich oder lassen aufgrund methodischer Unterschiede und Nichtberücksichtigung äquianaesthetischer Dosierungen keinen Vergleich zu. Spezielle hämodynamische Wirkungen, wie z.B. der Einfluß auf die Sauerstoffversorgung des Myocards, wurden bisher noch gar nicht untersucht. Wir haben deshalb in unseren Untersuchungen die Wirkungen äquieffektiver Konzentrationen von Ethrane und Halothane auf die Hämodynamik und die Sauerstoffversorgung des Myocards verglichen.

Methodik

Die Kreislaufwirkungen von Ethrane und Halothane wurden an je neun Hunden untersucht. Alle Tiere erhielten die gleiche Basisanaesthesie mit Lachgas/Sauerstoff im Verhältnis 2 : 1 sowie fraktionierten Gaben von Piritramid und Diallylnortoxiferin. Die Hunde waren intubiert und wurden kontrolliert normoventiliert. Ein zweckmäßiger Maßstab für die Äquieffektivität von Inhalationsanaesthetika ist die minimale alveoläre Konzentration (MAC), bei der 50 % der Versuchstiere einen definierten Schmerzreiz tolerieren. 1 MAC beim Hund entsprechen alveoläre Konzentrationen von 0,9 Vol% Halothane und 2,2 Vol% Ethrane (9, 10). Wir untersuchten 0,5 und 1,0 MAC über einen Zeitraum von jeweils 45 Minuten, wobei die endexspiratorischen Konzentrationen, die den alveolären

---

[+] Eine detailliertere Darstellung und Besprechung der Ergebnisse erfolgt in der Zeitschrift "Der Anaesthesist".

Konzentrationen weitgehend entsprechen, mit einem für jedes Anaesthetikum geeichten Ultrarot-Absorptionsspektrometer gemessen wurden. Die Lachgaszufuhr wurde während der Untersuchung von Ethrane und Halothane beibehalten, die letzte Piritramid- und Muskelrelaxantiengabe erfolgte spätestens 30 Minuten vor Beginn der Kontrollmessungen.

Als statistische Prüfmethode für den Vergleich der Kreislaufwirkungen von Halothane mit denen von Ethrane nach jeweils 45 Minuten wurde der 2-Stichproben-Test nach WILCOXON verwendet. Signifikanz der Unterschiede wurde bei einer Irrtumswahrscheinlichkeit von weniger als 5 % angenommen.

Ergebnisse

Unter der Piritramid-N_2O-Basisanaesthesie wurden im Mittel folgende Kreislaufgrößen gemessen, die als Kontrollwerte für Ethrane und Halothane dienten: Arterieller Mitteldruck 136 mmHg, Herzzeitvolumen (Thermodilutionsmethode (20)) um 100 ml/kg·min, peripherer Gefäßwiderstand etwa 1,3 $\frac{mmHg}{ml/kg \cdot min}$, Herzfrequenz 80 Schläge/min, dp/dt_{max} (Kathetertipmanometer, RC-Differentiator) 2800 mmHg/sec, Coronardurchblutung etwa 90 ml/min·100g (gemessen mit einem Druckdifferenzkatheter im sinus coronarius, (3); dabei wurde berücksichtigt, daß der Sinusdurchfluß durchschnittlich nur 75 % der Durchblutung des linken Ventrikels repräsentiert (22), Coronarwiderstand 1,45 $\frac{mmHg}{ml/min \cdot 100g}$, arteriocoronarvenöse Sauerstoffdifferenz (CO-Oximeter) etwa 14,5 Vol% und myokardialer Sauerstoffverbrauch knapp 13 ml/min·100g. Es bestanden keine wesentlichen Unterschiede zwischen den Kontrollwerten (Piritramid-N_2O-Basisanaesthesie) der Halothane- und der Ethranegruppe. Um die wichtigsten Kreislaufwirkungen der beiden Inhalationsanaesthetika besser vergleichen zu können, wurden in den Abb. 1 und 2 alle Ausgangswerte gleich 100 % gesetzt und die im Anschluß an die Anflutungsphasen (gestrichelt dargestellt) gewonnenen Daten als prozentuale Abweichungen vom Kontrollwert angegeben. Bei der Besprechung der so dargestellten Ergebnisse wird jeweils auf die nach einer 45-minütigen Inhalation von Halothane und Ethrane ermittelten Kreislaufgrößen eingegangen.

Der arterielle Mitteldruck nahm unter beiden Narkosen schon in niedriger Dosierung im Verlauf von 45 Minuten deutlich ab, und zwar um 14 % in Halothanenarkose und um 28 % in Ethranenarkose. Bei 1,0 MAC fiel der arterielle Druck unter Ethrane um nahezu 50 %, unter Halothane dagegen nur um 34 % gegenüber dem Kontrollwert ab.

Das Herzzeitvolumen nahm 45 Minuten nach 0,5 MAC Halothane um 18 % und unter Ethrane um 22 % ab. Unter den höheren Konzentrationen betrug die HZV-Abnahme 27 % bzw. 41 %.

Das Schlagvolumen fiel unter Halothane zunächst um 14 % und unter Ethrane um 23 %. Bei 1,0 MAC war die Reduzierung des Schlagvolumens unter Halothane (-35 %) ebenfalls nicht so stark ausgeprägt wie unter Ethrane (-54 %).

Während der periphere Gefäßwiderstand unter der niedrigen Konzentration bei Halothane geringfügig anstieg (+4 %), trat unter Ethrane eine Abnahme des Gefäßwiderstandes um 9 % auf. Erst bei der höheren Dosis führte auch Halothane zu einer leichten Senkung des peripheren Widerstandes um 11 %, während der periphere Widerstand unter Ethrane im gleichen Zeitraum um 19 % abnahm.

Die Herzfrequenz änderte sich unter den niedrigen Anaesthetikakonzentrationen kaum, während bei 1,0 MAC unter Halothane die Frequenz um 19 % und unter Ethrane um 27 % anstieg.

Der Inotropie-Parameter dp/dt_{max} nahm schon bei den niedrigen Konzentrationen deutlich ab, und zwar unter Halothane um 23 % und unter

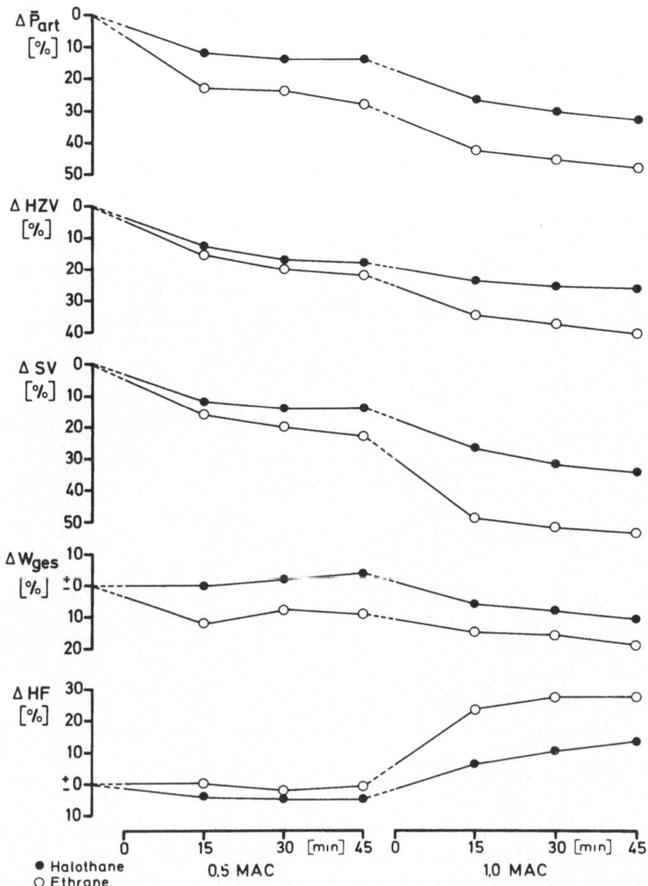

Abb. 1. Vergleich der Kreislaufwirkungen von 0,5 und 1,0 MAC Halothane
(geschlossene Kreise) und Ethrane (offene Kreise) in prozentualen Abweichungen (%) vom Kontrollwert (Mittelwerte, n = 9). Die Anflutungsphasen bis zum Erreichen von 0,5 bzw. 1,0 MAC sind gestrichelt dargestellt.
$\bar{P}_{art.}$ = arterieller Mitteldruck, HZV = Herzzeitvolumen, SV = Schlagvolumen, W_{ges} = peripherer Gesamtwiderstand, HF = Herzfrequenz.
Statistisch signifikante Unterschiede zwischen den Kreislaufwirkungen
von Halothane und Ethrane nach jeweils 45 Minuten sind mit einem Stern
gekennzeichnet

Ethrane um 30 % nach 45 Minuten. Bei 1,0 MAC fiel dp/dt_{max} bis zum
Ende der Beobachtungszeit unter Halothane um 53 % und unter Ethrane
sogar um 65 %.

Auch die Coronardurchblutung nahm unter beiden Anaesthetika ab; während
der Coronarwiderstand unter Halothane zunächst leicht anstieg und erst
bei der höheren Konzentration abnahm, fand sich unter Ethrane von Anfang an eine dosisabhängige deutliche Senkung des coronaren Widerstandes
bis um 34 % am Ende der Beobachtungszeit.

Die arterio-coronarvenöse Sauerstoffdifferenz änderte sich unter Halothane nur geringfügig, während unter der niedrigen Ethranekonzentration

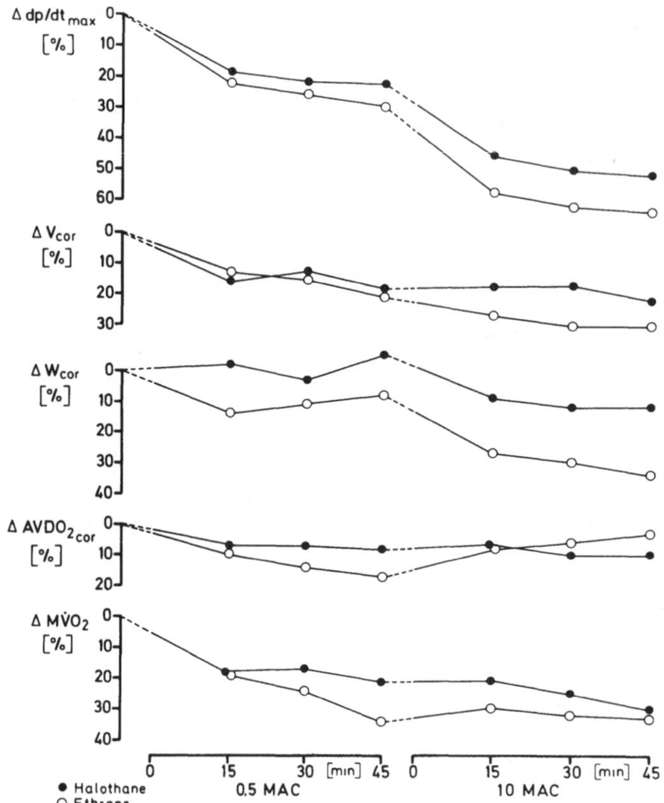

Abb. 2. Vergleich der Kreislaufwirkungen von 0,5 und 1,0 MAC Halothane
(geschlossene Kreise) und Ethrane (offene Kreise) in prozentualen Abweichungen (%) vom Kontrollwert (Mittelwerte, n = 9). Die Anflutungsphasen bis zum Erreichen von 0,5 und 1,0 MAC sind gestrichelt dargestellt.
dp/dt$_{max}$ = linksventrikuläre Druckanstiegsgeschwindigkeit, $\dot{V}_{cor}$ =
Coronardurchblutung, W$_{cor}$ = Coronarwiderstand, AVDO$_2$ $_{cor}$ = arteriocoronarvenöse Sauerstoffdifferenz, $\dot{MVO_2}$ = myocardialer Sauerstoffverbrauch.
Statistisch signifikante Unterschiede zwischen den Kreislaufwirkungen
von Halothane und Ethrane nach jeweils 45 Minuten sind mit einem Stern
gekennzeichnet

eine signifikante Abnahme der AVDO$_2$ von 15 auf 12,5 % beobachtet wurde.
Unter der höheren Ethranekonzentration stieg dann die AVDO$_2$ wieder an.
Der myocardiale Sauerstoffverbrauch nahm unter beiden Narkosen deutlich
ab und lag am Ende der Beobachtungszeit 30 % bzw. 33 % niedriger als
die Kontrollwerte.

Abb. 3 gibt die Beziehung zwischen der coronarvenösen Sauerstoffsättigung und dem Sauerstoffverbrauch des linken Ventrikels bei den untersuchten Narkosen wieder. Die Kontrollwerte der coronarvenösen Sauerstoffsättigung unter der Piritramidbasisanaesthesie sowie die Sätti-
gungswerte unter Halothane und Ethrane lagen trotz eines unterschiedlichen Sauerstoffverbrauchs im physiologischen Bereich, der in der
Abbildung gestrichelt dargestellt ist. Während unter Halothane nur eine
geringfügige Änderung der coronarvenösen Sauerstoffsättigung gegenüber
dem Kontrollwert auftrat, stieg unter 0,5 MAC Ethrane (E$_1$) die coronar-

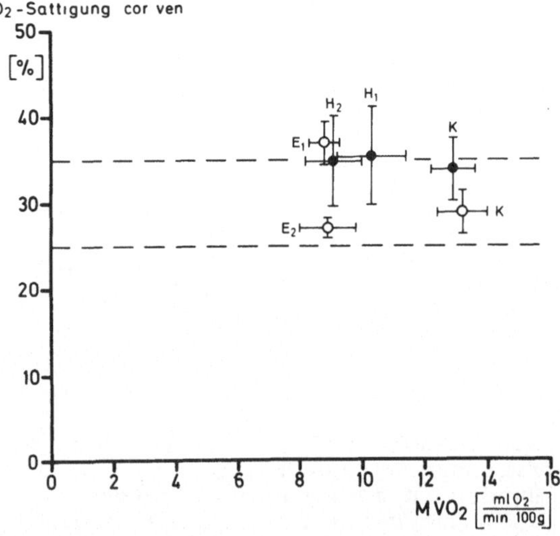

Abb. 3. Bilanz von Sauerstoffverbrauch (Abszisse) und Sauerstoffangebot
des linken Ventrikels nach dem Verhalten der coronarvenösen Sauerstoffsättigung (Ordinate) bei den untersuchten Narkosen (n = 9, $\bar{x} \pm s_{\bar{x}}$).
Die gestrichelten Linien kennzeichnen den physiologischen Bereich der
coronarvenösen O_2-Sättigung (25-35 %). Die Kontrollsättigungswerte (K =
Piritramidbasisanaesthesie) sowie die O_2-Sättigung 45 Minuten nach 0,5
und 1,0 MAC Halothane (H_1, H_2) bzw. Ethrane (E_1, E_2) lagen trotz eines
unterschiedlichen O_2-Verbrauchs des Herzens im physiologischen Bereich.
Der O_2-Bedarf wurde also durch eine autoregulative Anpassung der Coronardurchblutung gedeckt. Unter der niedrigen Ethranekonzentration (E_1)
war sogar eine Luxusperfusion des Herzens angedeutet, die coronarvenöse
O_2-Sättigung stieg von 29 auf 37 %

venöse Sauerstoffsättigung von 29 % auf 37 % an und kehrte dann unter
der höheren Konzentration zum Ausgangswert zurück.

Diskussion

Unsere Ergebnisse zeigen, daß im Vergleich zur Piritramidbasisanaesthesie nicht nur unter Halothane sondern auch unter Ethrane eine erhebliche Kreislaufdepression auftritt. Der arterielle Blutdruck - in der
Klinik der wichtigste Parameter - fällt unter Ethrane stärker ab als
unter Halothane, da sich unter Ethrane die Beeinträchtigung der Myocardkontraktilität bzw. die Abnahme des Schlagvolumens mit einer Verminderung des peripheren Gefäßwiderstandes addiert. Auch die Abnahme
von dp/dt_{max}, des HZV sowie des Schlagvolumens ist bei Ethrane stärker
ausgeprägt. Die unter 1,0 MAC Halothane und in größerem Ausmaß unter
1,0 MAC Ethrane beobachtete Zunahme der Herzfrequenz ist vermutlich
überwiegend baroreflektorisch bedingt. Der Sauerstoffbedarf des Herzens
wurde unter den geprüften Anaesthetika durch eine dem myocardialen
Sauerstoffverbrauch entsprechende autoregulative Anpassung der Coronardurchblutung gedeckt. Deshalb lag trotz eines unterschiedlichen Sauerstoffverbrauchs die coronarvenöse Sauerstoffsättigung im physiologischen Bereich. Die Sauerstoffversorgung des Myocards war also auch
unter der beobachteten erheblichen Kreislaufdepression und der Abnahme
der Coronardurchblutung nicht gefährdet. Unter der niedrigen Ethrane-
konzentration war sogar eine Luxusperfusion des Myocards angedeutet,
die in dem signifikanten Anstieg der coronarvenösen Sauerstoffsättigung
zum Ausdruck kam.

132

Aufgrund der hier mitgeteilten Befunde, die an Hunden mit normaler Coronarreserve gewonnen wurden, läßt sich sagen, daß Ethrane vom hämodynamischen Standpunkt keine wesentlichen Vorteile gegenüber Halothane
bietet. Der überwiegend durch die Myocarddepression und die Verminderung des Schlagvolumens verursachte erhebliche Blutdruckabfall unter
Ethrane und Halothane kann bei Patienten mit eingeschränkter Coronarreserve zu einer Gefährdung der Sauerstoffversorgung des Herzens führen,
da der autoregulative Anpassungsmechanismus weitgehend erschöpft sein
kann und die Durchblutung coronarsklerotischer Bezirke dann überwiegend
linear vom Perfusionsdruck abhängt. Da außerdem ein insuffizientes
Herz keine rasche Spannungsentwicklung zu leisten vermag, können stärker negativ inotrop wirksame Anaesthetika wie Halothane und Ethrane
schon in mittlerer Dosierung zu einem Herzversagen führen.

Zusammenfassung

Der Einfluß des neuen Inhalationsanaesthetikums Enflurane (Ethrane[R])
auf die Hämodynamik und die Sauerstoffversorgung des Myocards wurde
im Vergleich zu Halothane an je neun Hunden in äquianaesthetischen
Dosierungen (0,5 und 1,0 MAC) untersucht. Arterieller Blutdruck, Herzminutenvolumen, Schlagvolumen und dp/dt_{max} nahmen unter beiden Anaesthetika besonders nach der höheren Konzentration deutlich ab. Da der
periphere Gefäßwiderstand unter Halothane nahezu unverändert blieb
und unter Ethrane nur leicht abnahm, ist der Blutdruckabfall unter beiden Anaesthetika im wesentlichen auf die Beeinträchtigung der kontrak-
tilen Funktion des Myokards bzw. die Abnahme des Schlagvolumens zurückzuführen. Die kardiodepressive Wirkung von Ethrane war mindestens so
stark ausgeprägt wie die von Halothane. Die Herzfrequenz änderte sich
unter den niedrigen Anaesthetikakonzentrationen kaum; bei höherer Dosierung wurde ein deutlicher Frequenzanstieg beobachtet. Halothane und
Ethrane führten in etwa gleichem Ausmaß zu einer Abnahme der Coronardurchblutung und des myocardialen Sauerstoffverbrauchs. Der coronare
Gefäßwiderstand blieb unter Halothane nahezu unverändert, Ethrane führte
dagegen zu einer signifikanten Abnahme des Coronarwiderstandes. Die
Sauerstoffversorgung des Myocards war unter beiden Anaesthetika trotz
der erheblichen Kreislaufdepression und der Abnahme der Coronardurchblutung nicht gefährdet. Unter der niedrigen Ethranekonzentration war
sogar eine Luxusperfusion des Myocards angedeutet, die an einem Anstieg
der coronarvenösen Sauerstoffsättigung bzw. einer Abnahme der arterio-
coronarvenösen $AVDO_2$ erkennbar war.

Die Ergebnisse zeigen, daß Ethrane vom hämodynamischen Standpunkt keine
Vorteile gegenüber Halothane bietet. Die Bedeutung der Befunde für die
Narkose bei Patienten mit eingeschränkter cardiovaskulärer Leistungs-
breite wird diskutiert.

Literatur

1. BEER, C., BEER, R., VON WOLFF, A., DUFFNER, H.: Die Einwirkung des
   neuen Inhalationsnarkotikums Ethrane auf Myocardkontraktilität und
   Hämodynamik im Vergleich zu Halothane. Anaesthesist 22, 192 (1973).
2. BOTTY, C., BROWN, B., STANLEY, V., STEPHEN, C.R.: Clinical experi-
   ences with compound 347, a halogenated anesthetic agent. Anesth.
   Analg. Curr. Res. 47, 499 (1968).
3. BRETSCHNEIDER, H.J.: Methoden zur Messung der Durchblutung mit einem
   hohen zeitlichen Auflösungsvermögen. Kreislaufmessungen 3, 157.
   Banaschewski Verlag, München 1962.
4. BROWN, R.B., CROUT, R.: A comparative study of the effect of five
   general anesthetics on myocardial contractility: I. Isometric con-
   ditions. Anesthesiology 34, 236 (1971).

5. BUNKER, J.P., FORREST, W.H., MOSTELLER, F. et al.: The national halothane study. Washington DC, Government Printing Office (1969).
6. Committee on Anesthesia. National Academy of Sciences - Nation Research Council. Statement regarding the role of methoxyflurane in the production of renal dysfunction. Anesthesiology 34, 505 (1971).
7. DOBKIN, A.B., HEINRICH, R.G., ISRAEL, J.S., LEVY, A.A., NEVILLE, J.F., OUNKASEM, K.: Clinical and laboratory evaluation of a new inhalation agent: Compound 347 (CHF_2-O-CF_2-CHF Cl). Anesthesiology 29, 275 (1968).
8. DOBKIN, A.B., NISHIOKA, K., GENGAJE, D.B., SOOK, D., EVERS, W., ISRAEL, J.S.: Ethrane (compound 347) anesthesia: a clinical and laboratory review of 700 cases. Anesth. Analg. Curr. Res. 48, 477 (1969).
9. EGER, E.I., SAIDMAN, L.J., BRANDSTATER, B.: Minimum alveolar anesthetic concentration: A standard of anesthetic potency. Anesthesiology 26, 756 (1965).
10. EGER, E.I., LUNDGREN, C., MILLER, S.L., STEVENS, W.C.: Anesthetic potencies of sulfur hexafluoride, carbon tetrafluoride, chloroform and ethrane in dogs: Correlation with the hydrate and lipid theories of anesthetic action. Anesthesiology 30, 129 (1969).
11. EGILMEZ, A., DOBKIN, A.B.: Enflurane (Ethrane, compound 347) in man: A clinical evaluation. Anaesthesia 27, 171 (1972).
12. IWATSUKI, N., SHIMOSATO, S., ETSTEN, B.E.: The effects of changes in time interval of stimulation on mechanics of isolated heart muscle and its response to ethrane. Anesthesiology 32, 11 (1972).
13. LEBOWITZ, M.H., BLITT, C.D., DILLON, J.B.: Clinical investigation of compound 347. Anesth. Analg. Curr. Res. 49, 1 (1970).
14. LINDE, H.W., LAMB, V.E., QUIMBY, C.W., HOMI, J., ECKENHOFF, J.E.: The search for better anesthetic agents: Clinical investigations of ethrane. Anesthesiology 32, 555 (1970).
15. MARSHALL, B.E., COHEN, P.J., KLINGENMAIER, C.H., NEIGH, J.L., PENDER, J.W.: Some pulmonary and cardiovascular effects of enflurane (ethrane) anaesthesia with varying Pa_{CO_2} in man. Brit. J. Anaesth. 43, 996 (1971).
16. NEIGH, J.L., GARMAN, J.K., HARP, J.R.: The electroencephalographic pattern during anesthesia with ethrane. Anesthesiology, 35, 482 (1971).
17. SAIDMAN, L.J.: The effects of Ethrane (Correspondence). Anesthesiology, 31, 386 (1969).
18. SHIMOSATO, S., SUGAI, N., IWATSUKI, N., ETSTEN, B.E.: The effect of ethrane on cardiac muscle mechanics. Anesthesiology 30, 513 (1969).
19. SHIMOSATO, S., CHEN, P.Y., GILBERT, J.B., ETSTEN, B.E.: Effect of ethrane on the performance of the left ventricle. Anesthesiology 30, 351 (1969).
20. SLAMA, H., PIIPER, J.: Direktanzeigendes Rechengerät zur Bestimmung des Herzzeitvolumens mit der Thermo-Injektionsmethode. Zschr. Kreisl. Forschg. 53, 322 (1964).
21. TORRI, G., DAMIA, G., FABIANI, M.L., FROVA, G.: Uptake and elimination of enflurane in man. Brit. J. Anaesth. 44, 789 (1972).
22. HEISS, H.W., HENSEL, I., KETTLER, D., TAUCHERT, M., BRETSCHNEIDER, H.J.: Über den Anteil des Coronarsinus-Ausflusses an der Myocarddurchblutung des linken Ventrikels. Zschr. Kardiol. 62, 593 (1973).

Vortrag Nr. 80

DIE AUSWIRKUNG WIEDERHOLTER HALOTHANE- UND ETHRANE-NARKOSEN AUF LEBERGEWICHT, HEXOBARBITALSCHLAFZEIT UND N-DEMETHYLIERUNG VON AETHYL-MORPHIN BEI DER RATTE

Von G. Lazarus und I. Rietbrock

Die in der Anaesthesie verwendeten halogenierten aliphatischen und aetherischen Verbindungen sind biochemisch nicht inert. Halothane wird zu 12-20 % der resorbierten Gesamtmenge metabolisiert (4), die Metabolisierungsrate von Ethrane (R), einem halogenierten Methyl-Aethyl-Aether, soll 2,4 % betragen (1). Die Metabolisierung erfolgt durch das arzneimittelabbauende Enzymsystem, ein substratunspezifisches, NADPH-abhängiges Redoxsystem, das an den Membranen des glatten endoplasmatischen Retikulums, vornehmlich der Leber, lokalisiert ist. Ein vermehrtes Substratangebot ruft eine Synthesesteigerung dieser Enzyme hervor unter gleichzeitiger Vermehrung des glatten endoplasmatischen Retikulums (6). Dabei scheint das Ausmaß der Induktion abhängig zu sein von der Lipoidlöslichkeit der induzierenden Substanz und ihrer Verweildauer am glatten endoplasmatischen Retikulum (5). Indirekte Parameter für eine stattgehabte Enzyminduktion sind u.a. Anstieg des relativen Leberfeuchtgewichts, Verkürzung der Hexobarbitalschlafzeit und beschleunigte N-Demethylierung von Aethylmorphin im Leberhomogenat. Eine Induktion mikrosomaler Enzyme wurde auch nach Vorbehandlung mit Halothane (3, 7, 8, 9) und mit Ethrane (3) beobachtet.

Im Folgenden soll daher die Auswirkung wiederholter Halothane- und Ethrane-Expositionen auf das mikrosomale Enzymsystem der Rattenleber mittels dieser drei indirekten Parameter verglichen werden.

Methodik

Weibliche Wistar-Ratten der Gewichtsklasse 200-250 g wurden an fünf aufeinanderfolgenden Tagen für jeweils eine Stunde in einem luftdichten Kasten von 35 l Rauminhalt mit 2 Vol% Halothane bzw. 2,5 Vol% Ethrane in 5 l/min reinem O_2 begast.

Am 1., 3, und 7. Tag nach der letzten Exposition wurde nach intraperitonealer Injektion von 100 mg Hexobarbital/kg KG die Schlafzeit ermittelt, definiert als Zeitraum zwischen Injektion und Rückkehr der Stellreflexe. Zur Bestimmung des relativen Leberfeuchtgewichtes (g Leber/ 100 g KG) wurden die Tiere über beide Carotiden entblutet und die sofort entnommene und oberflächlich abgetupfte Leber gewogen.

Bei einem weiteren Kollektiv wurde die Begasungsdauer auf 5x2 Std. verlängert und am 3. Tag nach der letzten Narkose die N-Demethylierung von Aethylmorphin im Leberhomogenat bestimmt. Gemessen wurde der entstehende Formaldehyd nach NASH (2) in nMol/min·100g KG.

In einem letzten Versuch wurden die Tiere in 4 Wochen an 24 Tagen für 2 Stunden einer subnarkotischen Dosis von 0,5 Vol% Halothane bzw. 0,6 Vol% Ethrane ausgesetzt und am 1. Tag nach der letzten Begasung die Hexobarbitalschlafzeit, am 2. Tag das relative Lebergewicht und die N-Demethylierung bestimmt.

Ergebnisse

Wie Abb. 1 zeigt, erreicht die Hexobarbitalschlafzeit nach fünfmaliger
Begasung mit 2 Vol% Halothane am 3. Tag nach der letzten Exposition
mit 49 % des Kontrollwertes ihren tiefsten Stand und nähert sich bis
zum Ende der 2. Woche wieder der Norm. Die Hexobarbitalschlafzeit nach
gleicher Vorbehandlung mit 2,5 Vol% Ethrane ist nur am 1. Tag um 23 %
vermindert und liegt bereits am 3. Tag wieder im Normbereich.

Das relative Leberfeuchtgewicht nimmt nach Abb. 2 im Anschluß an die
Begasungsserie mit Halothane deutlich zu, 10 % am 3. Tag nach der letzten Narkose, und differiert auch am 7. Tag noch von den Kontrollwerten.
Das relative Lebergewicht der Ethrane-Tiere ist ebenfalls, wenn auch
geringer, am 3. Tag erhöht, unterscheidet sich aber zu keinem Zeitpunkt
signifikant von dem der Kontrollen.

In Abb. 3 ist die N-Demethylierungsrate von Aethylmorphin im Leberhomogenat nach Verlängerung der Begasungsdauer auf 5x2 Stunden aufgetragen.
Am 3. Tag nach der letzten Narkose findet sich für beide Substanzen
eine nahezu gleiche Steigerung des Aethylmorphin-Umsatzes.

Abb. 4 stellt die Auswirkung einer 24maligen zweistündigen Begasung
innerhalb von 4 Wochen mit 0,5 Vol% Halothane bzw. 0,6 Vol% Ethrane
auf die untersuchten drei Größen dar. Während die Halothane-Tiere mit
einer Verminderung der Hexobarbitalschlafzeit auf 47 %, einem Anstieg
des relativen Leberfeuchtgewichtes um 31 % und einer Steigerung der
N-Demethylierung um 55 % durchwegs ausgeprägtere Veränderung zeigen

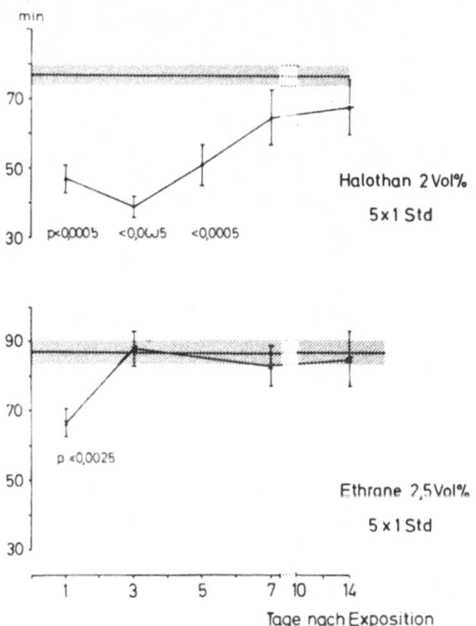

Abb. 1. Schlafzeit nach intraperitonealer Injektion von 100 mg Hexo-
barbital/kg Körpergewicht nach 5-tägiger Vorbehandlung mit 2 Vol%
Halothane bzw. 2,5 Vol% Ethrane für jeweils 1 Stunde. Aufgetragen ist
der Mittelwert ± $s_{\bar{x}}$. Der schraffierte Bereich entspricht dem Mittelwert ± $s_{\bar{x}}$ der zu einer gemeinsamen Gruppe zusammengefaßten Kontrolltiere

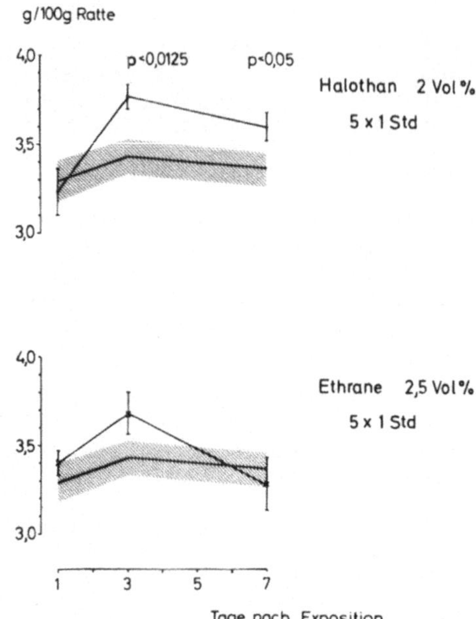

Abb. 2. Rel. Leberfeuchtgewicht an verschiedenen Tagen nach 5 mal 1-stündiger Vorbehandlung mit 2 Vol% Halothane bzw. 2,5 Vol% Ethrane. Aufgetragen ist der Mittelwert ± $s_{\bar{x}}$. Der schraffierte Bereich entspricht Mittelwert ± $s_{\bar{x}}$ einer jeweils gleichen Anzahl von Kontrolltieren

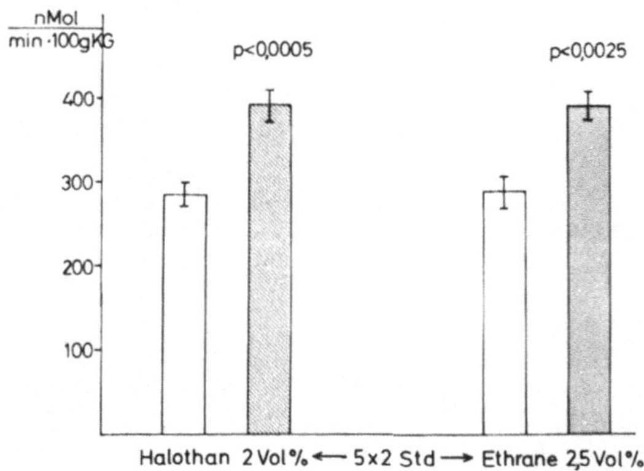

Abb. 3. N-Demethylierung von Aethylmorphin, 3. Tag nach der letzten Exposition in 2 Vol% Halothane bzw. 2,5 Vol% Ethrane. Aufgetragen ist der Mittelwert ± $s_{\bar{x}}$. Weiße Säule = Kontrolltiere

als nach fünfmaliger Vorbehandlung mit der vierfachen Konzentration, war bei den Ethrane-Tieren unter diesen Bedingungen keiner der drei Parameter signifikant verändert.

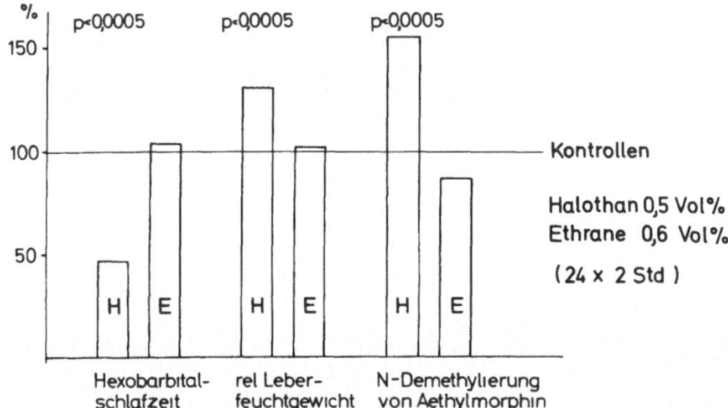

Abb. 4. Hexobarbitalschlafzeit am 1. Tag, rel. Leberfeuchtgewicht und
N-Demethylierung von Aethylmorphin am 2. Tag nach 24-maliger Vorbehandlung in 4 Wochen. Die Werte der jeweiligen Kontrolltiere sind 100 %
gleichgesetzt. H = Halothane, E = Ethrane

Zusammenfassung

Nach den vorliegenden Ergebnissen beeinflußt Ethrane ebenso wie Halothane das mikrosomale Enzymsystem im Sinne einer Enzyminduktion.

Die Veränderung im Lebergewicht und der Hexobarbitalschlafzeit sind
jedoch bei den gewählten Dosierungen nach Ethrane geringer und schnel-
ler reversibel.

Die N-Demethylierung von Aethylmorphin ist unter den gewählten Bedingungen nach beiden Präparaten in gleicher Weise gesteigert.

Nach vierwöchiger täglich zweistündiger Behandlung mit subnarkotischen
Dosen sind die Veränderungen des Lebergewichtes, der Hexobarbital-
schlafzeit und der N-Demethylierung von Aethylmorphin bei den Halothane-
Tieren besonders ausgeprägt, während nach analoger Vorbehandlung mit
Ethrane keine meßbare Beeinflussung dieser Größen zu beobachten ist.

Literatur

1. CHASE, R.E., HOLADAY, D.A., FISEROVA-BERGEROVA, V., SAIDMAN, L.J.,
   MACK, F.E.: Biotransformation of Ethrane in Man. Postgrad. Assembly
   of the N.Y. State Soc. of Anesthesiologists. December 1970
2. LINDE, H.W., BERMAN, M.L.: Nonspecific stimulation of drug-metabo-
   lizing enzymes by inhalation anesthetic agents. Anesth. Analg. Curr.
   Res. 50, 656 (1971).
3. NASH, T.: The colorimetric estimation of formaldehyde by means of
   the Hantzsch reaction. Biochem. J. 55, 416 (1953).
4. REHDER, K., FORBES, J., ALTER, H., HESSLER, O., STIER, A.: Halothane
   biotransformation in man: A quantitative study. Anesthesiology 28,
   711 (1967).
5. REMMER, H., MERKER, H.J.: Enzyminduktion und Vermehrung von endo-
   plasmatischem Retikulum in der Leberzelle während der Behandlung mit
   Phenobarbital. Klin. Wschr. 41, 276 (1963).
6. REMMER, H.: Induction of Drug Metabolizing Enzyme System in the
   Liver. European J. Clin. Pharmacol. 5, 116 (1972).
7. RIETBROCK, I.: Beeinflussung der Leberzellaktivität der Ratte durch
   wiederholte Halothane-Narkosen unter besonderer Berücksichtigung
   der Arzneimittelelimination. Habil.-Schrift, Würzburg 1973.

8. RIETBROCK, I., LAZARUS, G., OTTERBEIN, A.: Effect of Halothane on
   the Hepatic Drug Metabolizing-System. Naunyn-Schmiedeberg's Arch.
   Pharmacol. 273, 422 (1972).
9. SCHOLLER, K.L.: Electron-microscopic and autoradiographic studies
   on the effect of Halothane and chloroform on liver cells. Acta
   Anaesth. Scand. Suppl. 32, 1 (1968).

KREISLAUFZUSTAND UND MYOKARDIALE SAUERSTOFFVERSORGUNG UNTER ETOMIDATE (R 26 490-SULFAT) - TIEREXPERIMENTELLE UNTERSUCHUNGEN

Von A. Weymar, F. Eigenheer, J.W. Gethmann, A. Reinecke, D. Patschke,
J. Tarnow und J.B. Brückner

Einleitung

Die hypnotische Wirkung der Imidazol-5-carboxylat-Ester ist seit 1964
bekannt (5). JANSSEN und Mitarb. (8) wiesen 1969 im Tierversuch mit
Ratten nach, daß Aethyl-1 (α -methyl-benzyl) imidazol-5-carboxylat
(Etomidate^R, Firma Janssen, Düsseldorf) gegenüber den Kurzanaesthetika
Thiopental, Methohexital und Propanidid ein rascher wirkendes und schnel-
ler abklingendes Hypnotikum mit großer Toleranzbreite ist.

Die heute in der Klinik verwendeten intravenösen Kurzanaesthetika wirken kreislaufdepressiv. Das Kreislaufverhalten eines Warmblüterorganismus unter Etomidate wurde bisher noch nicht untersucht. Vor Beginn
einer klinischen Prüfung dieser Substanz erschien es daher angezeigt,
den Einfluß von Etomidate auf die Hämodynamik sowie auf die Coronardurchblutung und die myocardiale Sauerstoffversorgung des Hundes zu
prüfen. Die Untersuchungen erfolgten an 17 Hunden in einer Piritramid-
Basisnarkose mit kontrollierter Beatmung. Es wurde der Dosisbereich von
O,1 bis 1,6 mg/kg geprüft.

Folgende Kreislaufparameter wurden über einen Zeitraum von 20 Minuten
nach der Injektion von Etomidate gemessen: EKG, Herzfrequenz (HF),
die Drucke im rechten Vorhof, in der Aorta ($\bar{P}_{Aorta}$), in der Arteria
pulmonalis ($\bar{P}_{AP}$), im linken Ventrikel (P_{VL}), der enddiastolische Druck
im linken Ventrikel (P_{LVED}), die Druckanstiegsgeschwindigkeit (dp/dt
max), das Herzminutenvolumen (HZV) nach der Thermodilutionsmethode
(3, 12, 13), die Coronardurchblutung (V_{cor}) über einen Druckdifferenz-
Katheter nach BRETSCHNEIDER (7), die arterielle und coronarvenöse Sauerstoffsättigung mit einem CO-Oxymeter und die Sauerstoffaufnahme des
Gesamtorganismus (EHN-Spirometer (2)). Schlagvolumen (SV), peripherer
Gesamtwiderstand (W_{Ges}), coronarer Gefäßwiderstand (W_{cor}), myocardialer
Sauerstoffverbrauch (MVO_2), arterio-coronarvenöse O_2-Differenz
($AVDO_{2\ cor}$), äußere Herzarbeit und Wirkungsgrad der Herzarbeit (η)
wurden errechnet. Bei der Berechnung des Coronarflusses wurde berücksichtigt, daß - entgegen früherer Angaben (4, 11) - über den Sinus-
coronarius -Ausfluß nur 75 % der Durchblutung des linken Ventrikels
erfaßt werden (6, 14).

Ergebnisse

Die Abb. 1 zeigt eine Originalregistrierung verschiedener Herz-Kreis-
laufparameter nach intravenöser Injektion von O,8 mg/kg Etomidatesulfat.
Von oben nach unten sind folgende Größen aufgezeichnet: EKG, Aorten-
druck ($\bar{P}_{Aorta}$), Herzminutenvolumen (HZV), Coronarfluß ($\dot{V}_{cor}$), Pulmonalarteriendruck ($\bar{P}_{AP}$), Druck im linken Ventrikel (P_{LV}), zentralvenöser
Druck (CVP), Druckanstiegsgeschwindigkeit (dp/dt), enddiastolischer
Druck im linken Ventrikel (P_{LVED}). Außer einer geringen Abnahme des
Aortendruckes und der Druckanstiegsgeschwindigkeit im linken Ventrikel
sowie einer Steigerung des Herzminutenvolumens sind keine ausgeprägten
oder anhaltenden Kreislaufwirkungen sichtbar.

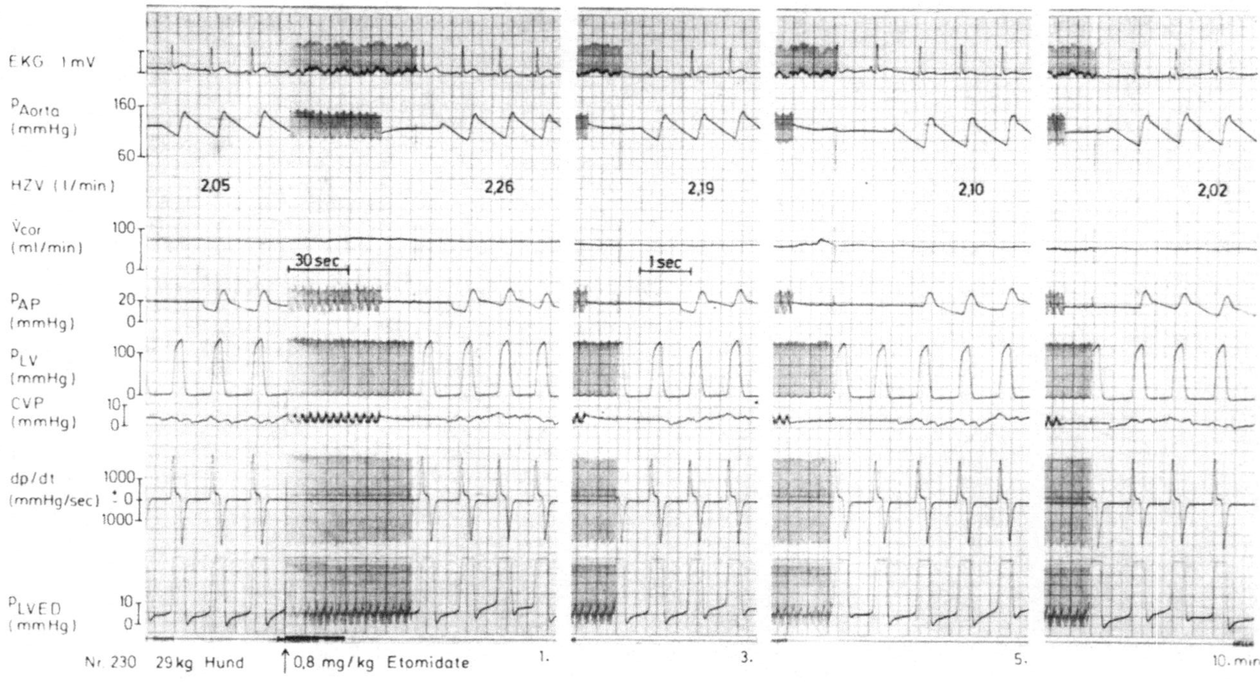

Abb. 1. Die Wirkung einer Einzeldosis von 0,8 mg/kg Etomidate (Wiedergabe einer Originalregistrierung) auf den Aortendruck ($\bar{P}_{Aorta}$), das Herzzeitvolumen (HZV), den mittleren Coronarfluß ($\dot{V}_{cor}$), den Pulmonalisdruck (P_{AP}), den linken Ventrikeldruck (P_{LV}), den zentralvenösen Druck (CVP), die linksventrikuläre Druckanstiegsgeschwindigkeit (dp/dt_{max}) und den enddiastolischen Druck (P_{LVED}) im linken Ventrikel

In Tabelle 1 sind für alle Versuche die Kontrollwerte der gemessenen Herz-Kreislaufparameter vor der Etomidate-Testung wiedergegeben.

In Abb. 2 werden für alle Versuche die Mittelwerte und deren Standardabweichungen von Herzfrequenz, Schlagvolumen, Herzzeitvolumen, mittlerem Aortendruck, peripherem Gesamtwiderstand, zentralvenösem Druck und mittlerem Pulmonalarteriendruck nach 0,8 mg/kg Etomidate als Funktion der Zeit dargestellt. Unmittelbar nach Injektionsende stieg die Herzfrequenz von 72 auf 79 Schläge/min an (p< 0,0125). Herzminutenvolumen (p< 0,01) und Schlagvolumen (p< 0,05) wurden erhöht, während der Aortendruck (p< 0,025) mäßig abfiel. Aus diesen Befunden resultierte eine signifikante Abnahme (p< 0,01) des peripheren Gesamtwiderstandes von 1,6 auf 1,37 mmHg/kg·min. Während der zentralvenöse Druck unverändert blieb, stieg der Pulmonalarteriendruck leicht an (p< 0,01).

Der enddiastolische Druck im linken Ventrikel (Abb. 3) stieg nach 0,8 mg/kg Etomidate an (p< 0,05), während der Kontraktilitätsparameter dp/dt_{max} um 130 mmHg/sec (p< 0,01) abfiel. Bei unveränderter Coronardurchblutung nahm der coronare Gefäßwiderstand ab (p< 0,01). Die myocardiale Sauerstoffaufnahme unter Etomidate stieg von 9,5 auf 10,0 ml O_2/min·100g an (p< 0,025). Da die äußere Herzarbeit prozentual etwas stärker zunahm (p< 0,01) als der myokardiale Sauerstoffverbrauch, ergab sich eine geringgradige Verbesserung des Wirkungsgrades der Herzarbeit von 16 % auf 17 % (p< 0,025).

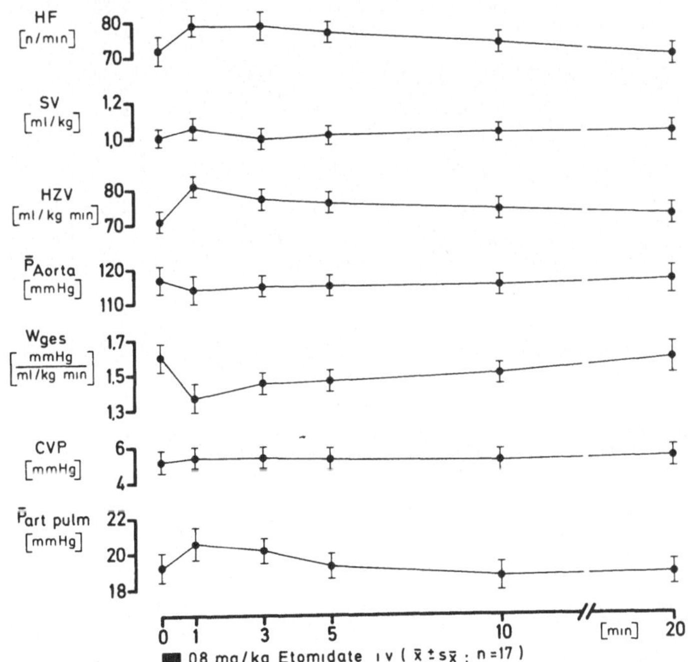

Abb. 2. Die Wirkung von 0,8 mg/kg Etomidatesulfat (Mittelwerte und deren Standardabweichung, n = 17) auf die Herzfrequenz (HF), das Schlagvolumen (SV), das Herzzeitvolumen (HZV), den mittleren Aortendruck ($\bar{P}_{Aorta}$), den peripheren Gesamtwiderstand (W_{GES}), den zentralvenösen Druck (CVP) sowie den mittleren Pulmonalarteriendruck ($\bar{P}_{AP}$)

Tabelle 1. Kreislaufparameter vor (K) und 1 min nach (1 min) Injektion von 0,1; 0,2; 0,4; 0,8 und 1,6 mg/kg Etomidatesulfat beim Hund (Angegeben sind Mittelwerte und deren Standardabweichungen, (*): $p < 0,05$; *: $p < 0,01$

	K	1 min	K	1 min	K	1 min	K	1 min	K	1 min
Hf (n/min)	82	81	69	72	80	79	72	79	72	76
	3,8	4,3	3,7	4,9	6,0	6,5	4,1	3,3*	4,5	6,7
SV (ml/kg)	1,20	1,27	1,30	1,20	1,10	1,20	1,0	1,05	1,10	1,18
	0,1	0,1(*)	0,07	0,07	0,08	0,07	0,05	0,06(*)	0,06	0,07
HZV (ml/kg·min)	97,4	102,4	83,3	88,2	85,2	93,1	71,3	80,8	79,8	86,9
	6,6	6,5(*)	4,8	5,0	6,0	6,4*	3,1	2,8*	6,4	5,9*
$\overline{P}_{Aorta}$ (mmHg)	133	130	126	126	129	126	117	114	118	115
	5,8	4,1	4,5	4,0	3,9	3,6	3,5	3,7*	5,2	5,4
$W_{Ges.}$ $\dfrac{mmHg}{ml/kg·min}$	1,40	1,27	1,52	1,47	1,51	1,37	1,60	1,37	1,53	1,34
	0,16	0,11(*)	0,13	0,09	0,1	0,11*	0,08	0,08*	0,17	0,14*
CVP (mmHg)	2	3	3	3	3	3	5	5	4	4
	0,7	0,7	0,8	0,8	0,8	0,9	0,6	0,6	0,8	0,8
Part.pulm. (mmHg)	18	18	18	19	19	19	19	21	18	19
	2,2	1,9	1,5	1,5(*)	1,4	1,5	0,8	0,9*	1,4	1,2*
P_{LVED} (mmHg)	8	8	8	9	8	9	8	9	8	8
	1,4	1,7	1,2	1,2*	1,2	1,3*	0,6	0,7(*)	1,1	0,9
dp/dt_{max} (mmHg·sec-1)	2392	2250	2233	2106	2000	1833	1853	1703	1963	1763
	185	181*	147	134*	132	124*	91	106*	139	133*
$\dot{V}_{cor}$ (ml/min·100g)	81	81	79	79	87	87	68	71	81	84
	9,3	10,1	5,7	7,3	7,2	8,0	5,7	5,7	9,6	10,0
W_{cor} $\dfrac{mmHg}{ml/min·100g}$	1,75	1,67	1,55	1,59	1,5	1,4	1,7	1,6	1,6	1,5
	0,26	0,27	0,12	0,14	0,2	0,1	0,1	0,1*	0,2	0,3(*)
$AVDO_2$ cor (Vol%)	15	15	14	14	14	14	14	14	14	14
	0,6	0,7	0,9	0,8	0,8	0,9	0,6	0,6	1,0	1,1
MVO_2 (ml/min·100g)	12	12	11	12	12	12	10	10	11	12
	1,2	1,2	0,8	1,1	0,9	1,3	0,7	0,7	1,6	1,5
Herzarbeit (mmHg·ml/kg·min)	14560	14925	11724	12631	12276	12815	9365	10326	10609	11136
	658	752	816	813	782	784	482	462*	702	772

Tabelle 1. (Fortsetzung)

	K	1 min	K	1 min	K	1 min	K	1 min	K	1 min
Wirkungsgrad d.	17,2	17,5	15,5	16,7	14,5	15,5	15,8	17,1	13,7	13,7
Herzarbeit (%)	1,3	1,2	1,6	2,1	1,2	1,8	1,1	1,5*	1,8	1,7
	O,1 mg/kg		O,2 mg/kg		O,4 mg/kg		O,8 mg/kg		1,6 mg/kg	
	(n =7)		(n = 9)		(n = 9)		(n = 17)		(n = 8)	

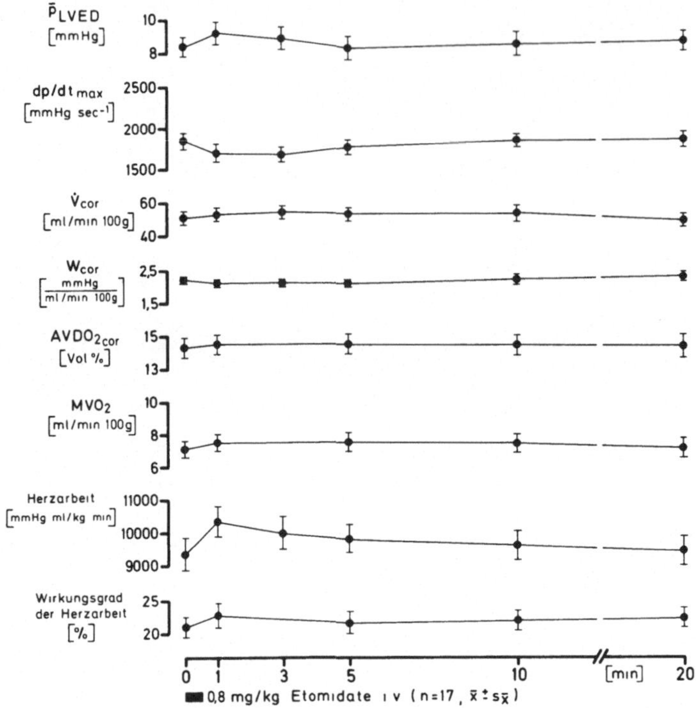

Abb. 3. Die Wirkung von 0,8 mg/kg Etomidatesulfat (Mittelwerte und deren Standardabweichungen, n = 17) auf den enddiastolischen Druck (P_{LVED}), die maximale Druckanstiegsgeschwindigkeit (dp/dt_{max}), den mittleren Coronarfluß ($\dot{V}_{cor}$), den Coronarwiderstand (W_{cor}), die arteriocoronarvenöse Sauerstoffdifferenz ($AVDO_2\,_{cor}$), den myocardialen Sauerstoffverbrauch ($M\dot{V}O_2$), die Herzarbeit und den Wirkungsgrad der Herzarbeit

In den Abb. 4 und 5 werden für den geprüften Dosisbereich von 0,1 bis 1,6 mg/kg die Änderungen der von uns gemessenen Kreislaufparameter eine Minute nach Injektion von Etomidate im Vergleich zum Ausgangswert darstellt.

Tabelle 1 enthält die zu den Abbildungen gehörigen Mittelwerte und deren Standardabweichungen. Insgesamt waren die beobachteten Kreislaufveränderungen diskret. Ein geringer Anstieg von Herzfrequenz, Herzminutenvolumen und Schlagvolumen bei gleichzeitigem Abfall des Aortendruckes und des peripheren Widerstandes konnte jeweils registriert werden. Als einziger Kreislaufparameter zeigte der mittlere Pulmonalarteriendruck ein dosisabhängiges Verhalten (Abb. 4).

Der geringe Anstieg des linksventrikulären enddiastolischen Druckes, der myocardialen Sauerstoffaufnahme und der Herzarbeit sowie des Wirkungsgrades der Herzarbeit und die Verminderung von dp/dt_{max} (im Mittel 130 bis 150 mmHg/sec) waren für den Dosisbereich von 0,1 bis 1,6 mg/kg angedeutet oder nachweisbar ohne daß eine Dosiswirkungsbeziehung erkennbar ist (Abb. 5).

Änderten sich nach Etomidate die Kreislaufparameter signifikant, so wurden die Ausgangswerte meist nach drei Minuten erreicht. Lediglich

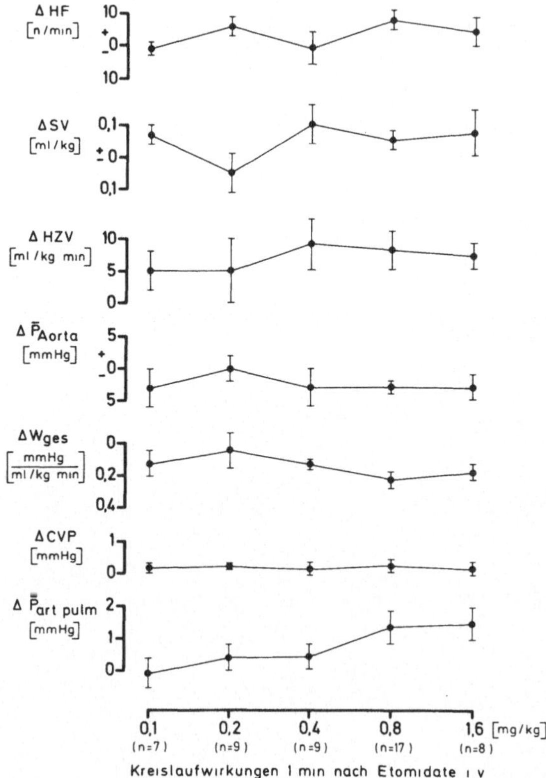

Abb. 4. Änderungen gegenüber den Kontrollwerten der Herzfrequenz (ΔHf), des Schlagvolumens (Δ SV), des Herzzeitvolumens (Δ HZV), des mittleren Aortendruckes ($\Delta \bar{P}_{Aorta}$), des peripheren Gesamtwiderstandes (ΔW_{GES}), des zentralvenösen Druckes (Δ CVP) und des mittleren Pulmonalarteriendruckes ($\Delta \bar{P}_{AP}$) eine Minute nach Injektion von 0,1 bis 1,6 mg/kg Etomidatesulfat ($\bar{x} \pm s\bar{x}$)

nach der 0,8 mg/kg Dosis waren 5 Minuten nach der Etomidate-Injektion noch eine signifikante Erhöhung des Herzminutenvolumens ($p < 0,01$) und der Herzarbeit ($p < 0,05$) bei erniedrigtem dp/dt_{max} ($p < 0,01$) und des peripheren Gesamtwiderstandes ($p < 0,01$) zu beobachten.

Die Gesamtsauerstoffaufnahme des Versuchstieres wurde durch die Injektion von Etomidate (0,1 bis 1,6 mg/kg) nicht verändert.

Diskussion

Wie bereits einleitend gesagt, untersuchte JANSSEN (8, 9) an Ratten die hypnotische Wirkung und die Sicherheitsbreite von Etomidate und stellte dabei fest, daß Etomidate eine im Vergleich zu Methohexital und Propanidid 3 mal, im Vergleich zu Thiopental 9 mal größere Sicherheitsbreite besitzt. Die Letaldosis (LD_{50}) war 80 mal höher als die hypnotisch wirksame Einzeldosis (ED_{50}).

Bei unseren Kreislaufuntersuchungen am Hund fanden wir nach Injektion von 0,8 mg/kg Etomidate einen Anstieg des Herzminutenvolumens um 13 %. Die Ursache dieser Zunahme ist in einer durch Barorezeptorenstimulierung

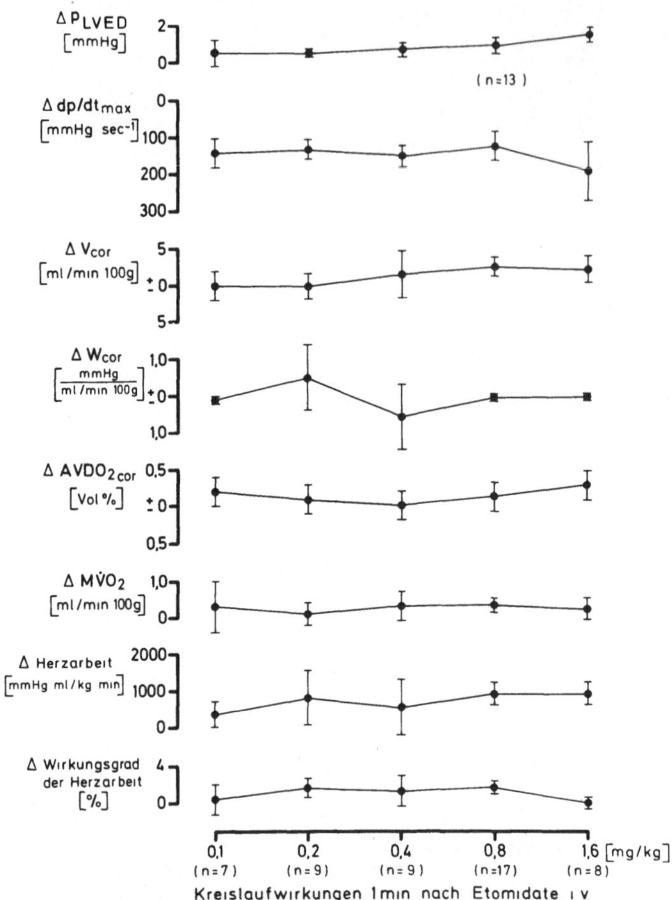

Abb. 5. Die Änderungen gegenüber den Kontrollwerten des enddiastolischen Druckes (ΔP_{LVED}), der maximalen Druckanstiegsgeschwindigkeit ($\Delta dp/dt_{max}$), des mittleren Coronarflusses ($\Delta \dot{V}_{cor}$), des Coronarwiderstandes (ΔW_{cor}), der arterio-coronarvenösen Sauerstoffdifferenz ($\Delta AVDO_{2\,cor}$), des myocardialen Sauerstoffverbrauches ($\Delta M\dot{V}O_2$), der Herzarbeit und des Wirkungsgrades der Herzarbeit ($\bar{x} \pm s\bar{x}$)

hervorgerufenen Herzfrequenzsteigerung (10 %) bei unverändertem Schlagvolumen zu sehen. PATSCHKE und Mitarb. (10), die mit der gleichen Methodik die Kreislaufwirkungen anderer intravenöser Kurznarkotika prüften, fanden dagegen unter Althesin und Thiopental Frequenzanstiege von 21 bzw. 24 %. Auch blieb das Herzminutenvolumen nach Althesin und Propanidid unverändert, während es nach Methohexital, Thiopental - analog zu Etomidate - zwischen 9,5 und 13 % anstieg. Trotz dieser HZV-Zunahme unter Etomidate kam es zu einer Erniedrigung des mittleren Aortendruckes um rund 2 %, für die ursächlich eine periphere Widerstandserniedrigung in Betracht kommt. Eine Inotropieminderung ist für den Druckabfall nicht verantwortlich zu machen. Es fällt zwar der Kontraktilitätsparameter dp/dt_{max} um 130 bis 150 mmHg/sec ab, da sich aber gleichzeitig Herzfrequenz, preload (enddiastolischer Druck) und afterload (diastolischer Aortendruck) änderten, ist dies für den Beweis einer Myocarddepression nicht ausreichend. Eine große Abnahme des Kontrakilitätsparameters beobachtete dagegen PATSCHKE nach Thiopental, Althesin,

Propanidid und Methohexital (-15 % bis -39 %). Da bei diesen Anaesthetika Herzfrequenz und preload deutlich zunahmen, während der afterload
nur geringfügig abfiel, kann mit Sicherheit angenommen werden, daß die
Inotropieminderung im Vergleich zu Etomidate noch stärker ausgeprägt
war, als dies rein zahlenmäßig zum Ausdruck kommt.

Pulmonalisdruck und linksventrikulärer enddiastolischer Druck nehmen
zwar geringfügig zu, liegen aber in dieser Größenordnung ($\pm$ 1,0 mmHg)
noch in der Fehlerquote des Meßverfahrens. Die äußere Herzarbeit stieg
unter Etomidate an. Die Coronardurchblutung und die myocardiale Sauerstoffaufnahme blieben nahezu unverändert. Demgegenüber blieb die Herzarbeit nach Propanidid, Althesin, Methohexital und Thiopental unverändert, während die O_2-Aufnahme erhöht war. Damit kann angenommen werden, daß sich der Wirkungsgrad der Herzarbeit unter Etomidate nicht
verschlechtert, während er bei den anderen Anaesthetika abnahm. Histaminfreisetzung durch Propanidid, Thiopental und Methohexital ist bekannt. Nach Untersuchungen von DOENICKE (1) kann jedoch eine Histamin-
liberation nach Etomidate ausgeschlossen werden, die nach anderen intravenösen Anaesthetika beträchtlich ist.

Aufgrund unserer Untersuchungen, die gezeigt haben, daß Etomidate im
Vergleich zu Thiopental, Propanidid, Methohexital und Althesin im Tierexperiment praktisch keine kreislaufdepressiven Eigenschaften besitzt,
sollte geprüft werden, ob diese Vorteile gegenüber den zur Zeit gebräuchlichen Injektionsanaesthetika in der Klinik genutzt werden können.

Zusammenfassung

Im Tierversuch (Hund, n = 23) wurde die Beeinflussung der Kreislaufs
unter besonderer Berücksichtigung der myocardialen Sauerstoffversorgung
durch R 26 490 (Etomidate-Sulfat, Firma Janssen, Düsseldorf) im Dosisbereich von 0,1 bis 1,6 mg/kg geprüft.

Im einzelnen wurden folgende Parameter gemessen: EKG, Herzfrequenz,
die Drucke im rechten Vorhof, in der Aorta, in der Arteria pulmonalis,
im linken Ventrikel, der enddiastolische Druck im linken Ventrikel,
Herzminutenvolumen, Schlagvolumen, dp/dt_{max}, peripherer Widerstand,
äußere Herzarbeit, Coronardurchblutung (Druckdifferenzverfahren nach
BRETSCHNEIDER), coronarer Gefäßwiderstand, arterio-coronarvenöse O_2-
Differenz, Sauerstoffaufnahme des Gesamtorganismus und des Myocards
sowie der Wirkungsgrad der Herzarbeit.

Eine dosisabhängige Wirkung auf die untersuchten hämodynamischen Parameter - mit Ausnahme des Pulmonalarteriendruckes - konnte nicht beobachtet werden. Im Dosisbereich von 0,2 bis 1,6 mg/kg Etomidate kam es
unmittelbar nach der Injektion durch eine Herzfrequenzsteigerung bei
gleichbleibendem bzw. gering ansteigendem Schlagvolumen zu einer Herz-
zeitvolumenerhöhung und durch Abfall des peripheren Widerstandes zu
einem minimalen Absinken des arteriellen Mitteldruckes. Der zentralvenöse Druck blieb konstant, während der Pulmonalarteriendruck und linksventrikuläre enddiastolische Druck gering anstiegen. Die maximale
Druckanstiegsgeschwindigkeit dp/dt_{max} verringerte sich um 100 bis 150
mmHg/sec. Eine coronarspezifische Wirkung besitzt Etomidate nicht.
Coronardurchblutung, Coronarwiderstand, arterio-coronarvenöse Sauerstoffdifferenz und der myocardiale Sauerstoffverbrauch änderten sich
nicht signifikant. Die äußere Herzarbeit und der Wirkungsgrad der Herzarbeit nahmen zu. Die Gesamtsauerstoffaufnahme des Versuchstieres änderte sich unter Etomidate nicht.

Die Ergebnisse zeigen, daß Etomidate im Dosisbereich von 0,1 bis 1,6
mg/kg nur geringe Kreislaufwirkungen hat und die Sauerstoffversorgung
des Myocards nicht negativ beeinflußt.

148

Literatur

1. DOENICKE, A., LORENZ, W., BEIGEL, R., BEZECNY, H., KALMAR, L., PRAETORIUS, B., UHLIG, G.: Histaminfreisetzung nach kurzwirkenden Narkotika (Althesin CT 1341, d-Etomindate, Epontol und Cremophor EL), Anaesthesist 22, 367 (1973).
2. ENGSTRÖM, G.G., HERZOG, P., NORLANDER, O.: A method for the continuous measurement of oxygen consumption in the presence of inert gases during controlled ventilation. Acta anaesth. scand. 5, 115 (1961).
3. GETHMANN, J.W., HELLIGE, G., HENSEL, I., KNOLL, D., MARTEL, J., BRETSCHNEIDER, H.J.: HZV-Messungen nach der Methode von SLAMA-PIIPER - besonders das Problem der absoluten Eichung. Anaesth. Inform. 3, 96 (1972).
4. GREGG, D.E., FISHER, L.C.: Blood supply to heart. Handbook of Physiology, section 2, Vol. II, 1530, Baltimore 1963.
5. GODEFROI, E.F., JANSSEN, P.A.J., VAN DER EYCKEN, C.A.M., Van HEERTUM, A.H.M.T. and NIEME GEERS, C.J.E.: DL-1 (1 Arylalkyl) imidazole-5-carboxylate Esters, a novel type of hypnotic agents. J. Med. chem. Pharm. Chem. 8, 320 (1965).
6. HEISS, H.W., HENSEL, I., KETTLER, D., TAUCHERT, M., BRETSCHNEIDER, H.J.: Über den Anteil des Coronarsinus-Ausflusses an der Myocarddurchblutung des linken Ventrikels. Zschr. Kardiol. 62, 593 (1973).
7. HENSEL, I., BRETSCHNEIDER, H.J.: Pitot-Rohr-Katheter für die fortlaufende Messung der Coronar- und Nierendurchblutung im Tierexperiment. Arch. Kreislaufforschung 62, 249-292 (1970).
8. JANSSEN, P.A.J., NIEME GEERS, C.J.E., SCHELLEKENS, K.H.L. and LENAERTS, F.M.: Etomidate, R-(+)-Ethyl-1-(α-methyl-benzyl)imidazole-5-carboxylate (R 16 659) a potent, short-acting and relatively atoxic intravenous hypnotic agent in rats. Arzneimittel-Forsch. (Drug.Res.) 21, 1234 (1971).
9. JANSSEN, P.A.J.: Persönliche Mitteilung (1973).
10. PATSCHKE, D., BRÜCKNER, J.B., GETHMANN, J.W., WEYMAR, A., TARNOW, J., EBERLEIN, H.J.: Vergleichende tierexperimentelle Untersuchungen der Herzwirkungen von Glaxo CT 1341, Propanidid, Cremophor EL und Histamin. Vortrag Jahrestagung Dtsch. Ges. Anaesth.,Hamburg 1972.
11. RAYFORD, C.R., KHOURI, E.M., LEWIS, F.B., GREGG, D.E.: Evaluation of use of left coronary inflow and oxygen content of coronary sinus blood as a measure of left ventricular metabolism. J. Appl. Physiol. 14, 817 (1959).
12. SLAMA, H., PIIPER, J.: Direktanzeigendes Rechengerät zur Bestimmung des HZV mit der Thermo-Injektionsmethode. Kreislauf-Forsch. 53, 322 (1964).
13. SPIECKERMANN, P.G.: Untersuchungen über die Fehlerbreite einiger Näherungsverfahren zur vereinfachten und automatischen Auswertung von Thermodilutionskurven. Pflügers Arch. ges. Physiol. 291, 14 (1966).
14. TAUCHERT, M., COTT, L., REPLOH, H.D., STRAUER, B.E., BRETSCHNEIDER, H.J.: Vergleichende Messungen der Coronardurchblutung mit der Argon-Fremdgasmethode und dem Druckdifferenzverfahren. Pflügers Arch. ges. Physiol. 312, 13 (1969).

Experimentelle Untersuchungen und klinische Erfahrungen mit dem neuen intravenösen Kurznarkotikum Etomidate[+]

Von A. Doenicke, J. Kugler, W. Lorenz, E. Wagner, H. Lemcke, L. Kalmar, B. Praetorius, A. Schellenberger, St. Schmidinger und W. Spieß

In den vergangenen eineinhalb Jahren haben wir experimentell und klinisch das neue intravenöse Hypnotikum - Etomidate - geprüft (Tabelle 1). Chemisch handelt es sich um den Ester Äthyl-1-(alpha-methyl-benzyl)-imidazol-5-carboxylat, der im Organismus von Esterasen gespalten wird (Abb. 1). Tierexperimentelle Untersuchungen wurden von JANSSEN durchgeführt und teilweise 1971 publiziert.

Die erste Anwendung am Menschen erfolgte bei uns am 21. März 1972. Die erste klinische Prüfung an 25 Patienten ergab bei den kontrollierten Kreislaufparametern keine wesentlichen Veränderungen.

Verschiedene Narkotika setzen, wie bekannt, Histamin frei. Daher interessierte uns bei dem neuen Hypnotikum auch diese Frage. Die Gegenüberstellung mit drei schon bekannten Narkotika Methohexitone, Althesin und Propanidid (Abb. 2) zeigt, daß nur Etomidate kein Histamin freisetzt. Auch der konstante Gehalt des Blutes an basophilen Leukozyten, die Stabilität des Blutdrucks und der Herzfrequenz, das Ausbleiben von Erythemen sprachen gegen eine Histaminfreisetzung durch Etomidate.

In einer zweiten klinischen Prüfung (Abb. 3) wurde das durchscnittliche Blutdruckverhalten von 80 Patienten nach Etomidate zusammengestellt und zum Vergleich in Abb. 4 das Ergebnis nach Propanidid gegenübergestellt. Der Unterschied ist statistisch gesichert. Die prozentuale Verteilung von subjektiven Angaben und klinisch beobachteten Nebenwirkungen bei diesem Kollektiv zeigt die nächste Abbildung (Abb. 5). Besonders fielen uns in den ersten Untersuchungen die Myoklonien auf. Unter Myoklonien verstehen wir unkoordinierte spontane Bewegungen einzelner oder auch mehrerer Muskelgruppen, vorwiegend die Wurzeln der Extremitäten betreffend. Im allgemeinen sind sie nicht störend, vereinzelt aber doch heftig. Wir werten sie als Zeichen der Enthemmung oder direkten Stimulation der dien-mesencephalen Bereiche. Im EEG waren nie paroxysmale Potentiale erkennbar. Mehrere Patienten mit einer Epilepsie wurden unter einer EEG-Kontrolle mit Etomidate komplikationslos anaesthesiert.

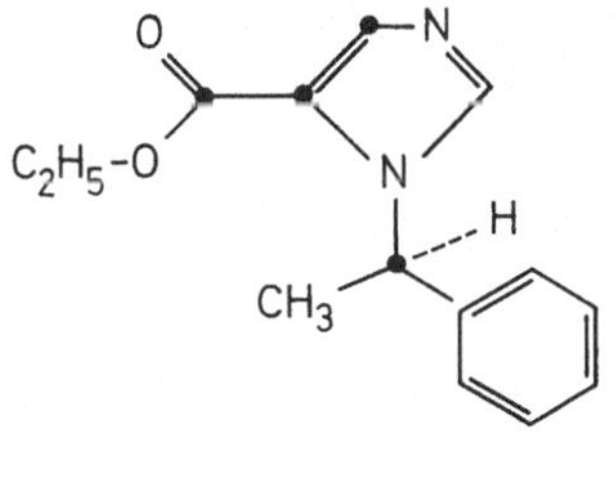

ETOMIDATE $C_{14}H_{16}N_2O_2 = 244\,28$

Abb. 1. Strukturformel von Etomidate

[+] Mit Unterstützung der Deutschen Forschungsgemeinschaft

Tabelle 1. Übersicht: Prüfung von Etomidate

Spez. Untersuchungen	Datum der Untersuchungen	Veröffentlichung
Tierexp. Untersuchungen Ratte: Ataxie, Hypnose, LD_{50}, Vergleich zu Propanidid, Methohexital und Thiopental	1971	1971
1. klinische Prüfung 25 nicht ausgewählte Patienten: Kontrolle von Puls, Blutdruck, EKG, EEG Kurznarkosen und zur Einleitung Allgemein- anaesthesien	März 1972	unver- öffentlicht
Bestimmung d. Histaminkonz. 9 Probanden: a) Plasmahistamin b) Diff. Blutbild c) Blutdruck, EKG	Juli 1972	im Druck 1973
2. klinische Prüfung 200 nicht ausgewählte Patienten: 100 Etomidate 100 Propanidid Kontrolle von Blutdruck u. Puls, Neben- wirkungen	Juli- Sept. 1972	in Vorbe- reitung
Doppelblindstudie I 42 Probanden: Propanidid, Etomidate, Methohexital a) EKG, Carotispuls, Herzschall b) Blutddruck c) EEG d) Blutgase (art.) e) Blutzucker, Serumcholinesterase f) Fettstoffwechsel, Triglyceride, Ges. Cholesterin, freies Cholesterin, Cholesterinester, unveresterte Fett- säuren, Lecithincholesterol, Acyl- transferase	Okt.-Dez. 1972	a) im Druck d) 1973
Doppelblindstudie II 8 Probanden: Etomidate 0,15 mg/kg KG 10 sec 0,15 mg/kg KG 60 sec 0,15 mg/kg KG 60 sec, Diaze- pam zur Praemedikation EKG, Carotispuls, Herzschall, Blutdruck, EEG	Jan.-Febr. 1973	1973
Doppelblindstudie III - Toleranz 8 Probanden: Etomidate 0,15 mg/kg KG 60 sec 0,30 mg/kg KG 60 sec 0,15 mg/kg KG 60 sec I. Injektion,3 min nach Ende der I. Inj.: 0,15 mg/kg KG 60 sec II. Injektion.	Jan.-Febr. 1973	1973 1973/73

Erweiterte klinische Prüfung			
Kreiskrankenhaus Rosenheim A.SCHELLENBERGER et al.	Univers.Poliklinik chirurg.u.orthopäd. A.DOENICKE et al.	Kreiskrankenhaus Bad Hersfeld W.SPIESS et al.	Kreiskrankenhaus Landsberg St.SCHMIDINGER

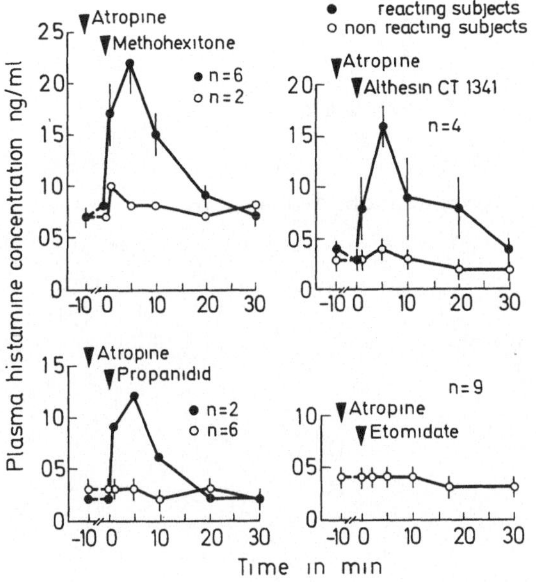

Abb. 2. Histaminfreisetzung bei verschiedenen Testpersonen nach Injektion von Etomidate, Propanidid und Althesin CT 1341, ●——● reagierende Personen, o——o nicht reagierende Personen

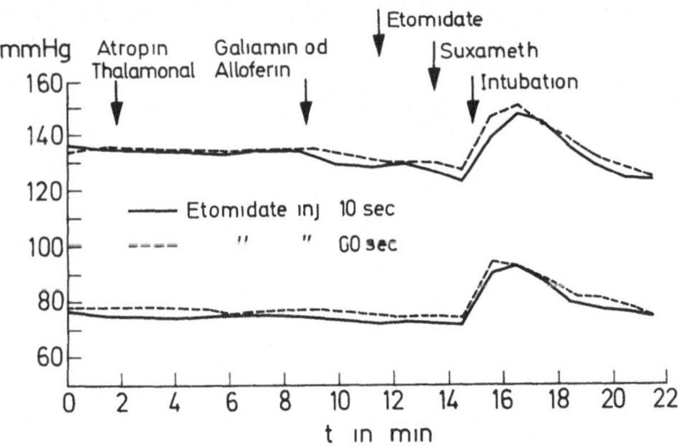

Abb. 3. Blutdruckverhalten von 80 Patienten nach Etomidate

Bei den EEG-Vergleichsuntersuchungen der Doppelblindstudie I (Abb. 6) fanden wir eine Wirkungsgleichheit von 0,15 mg/kg KG Etomidate mit

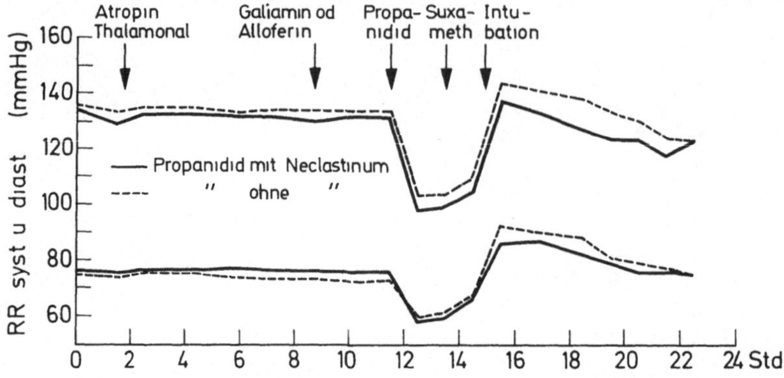

Abb. 4. Blutdruckverhalten von 104 Patienten nach Propanidid

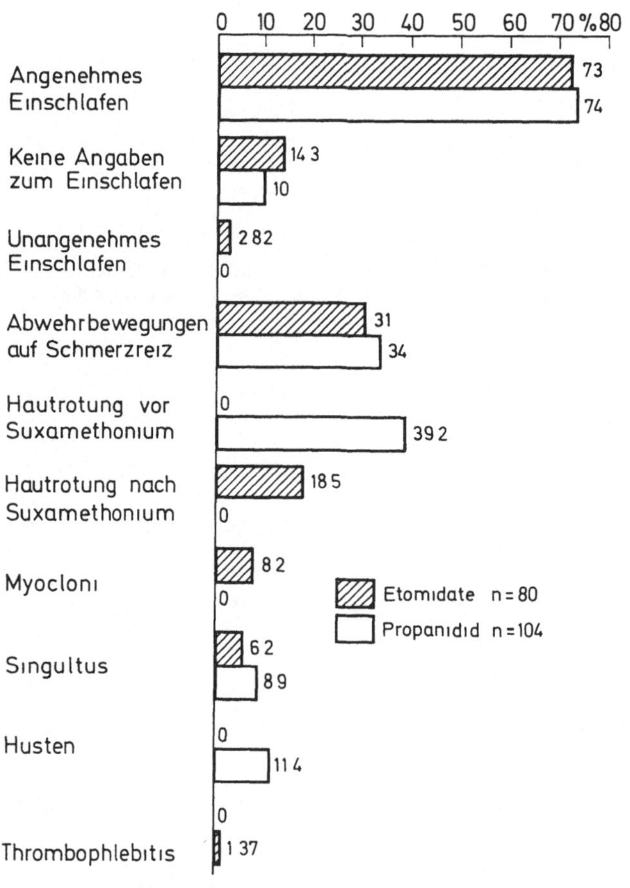

Abb. 5. Nebenwirkungen und subjektive Angaben

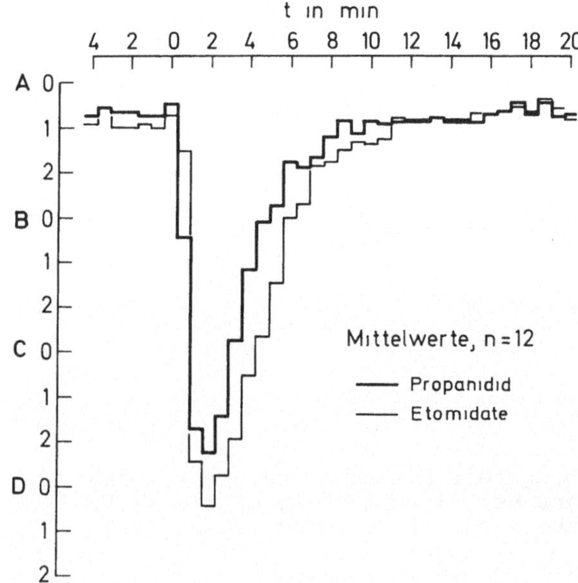

Abb. 6. Propanidid-Etomidate-EEG

5 mg/kg KG Propanidid, während 1,5 mg/kg KG Methohexital (Abb. 7) deutlich, jedoch nicht signifikant stärker wirkte als Etomidate.

Beim Vergleich des Verhaltens der Herzfrequenz der drei Hypnotika kann man sehr gut deren Stabilität nach Etomidate erkennen (Abb. 8). Die Unterschiede zu den anderen beiden Pharmaka sind signifikant. Auch die

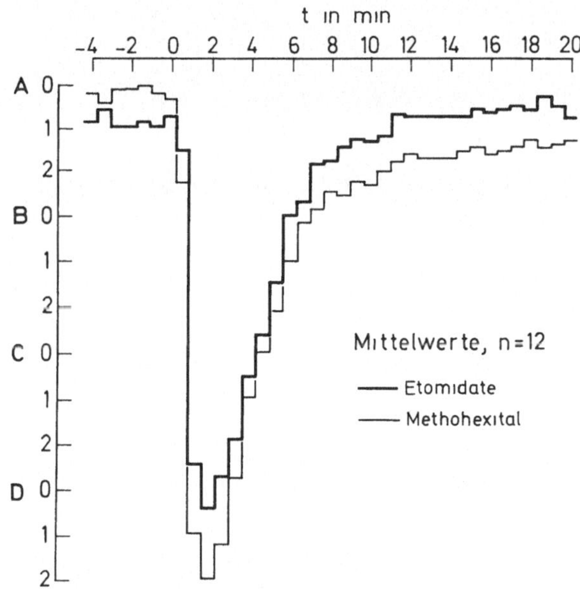

Abb. 7. Etomidate-Methohexital-EEG

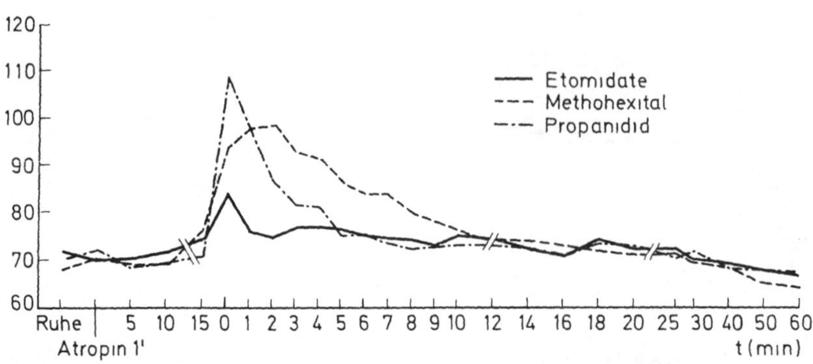

Abb. 8. Herzfrequenz

Werte der Anspannungs- und Austreibungszeit als Ausdruck der Myocardfunktion zeigen ein ähnlich günstiges Verhalten nach Etomidate (Abb. 9).
In den Abb. 10 und 11 sind die Ergebnisse nach Methohexital und Pro-

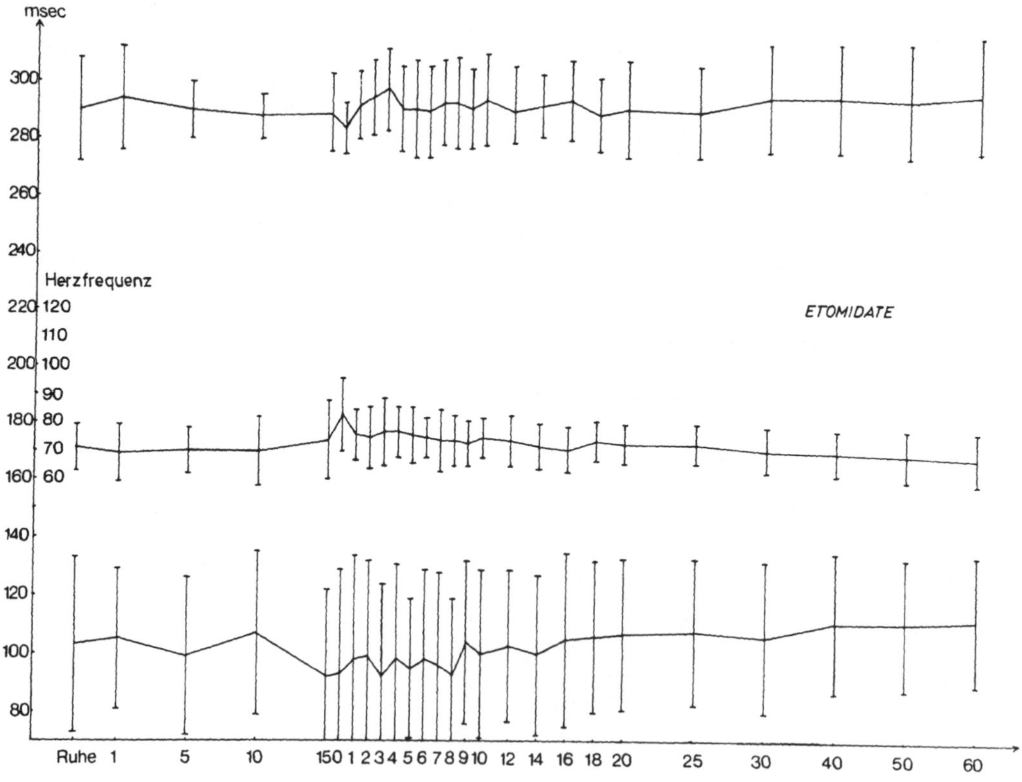

Abb. 9. Anspannungs/Austreibungszeit unter Etomidate

Abb. 11. Anspannungs/Austreibungszeit unter Propanidid

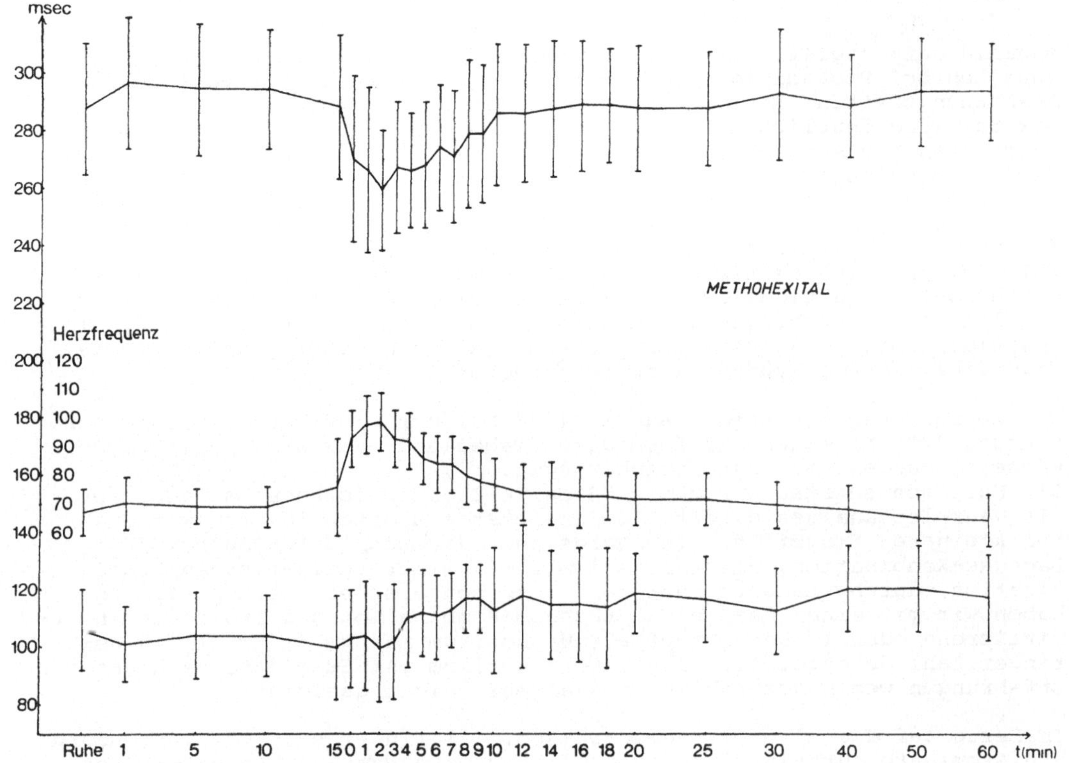

Abb. 10. Anspannungs/Austeibungszeit unter Methohexital

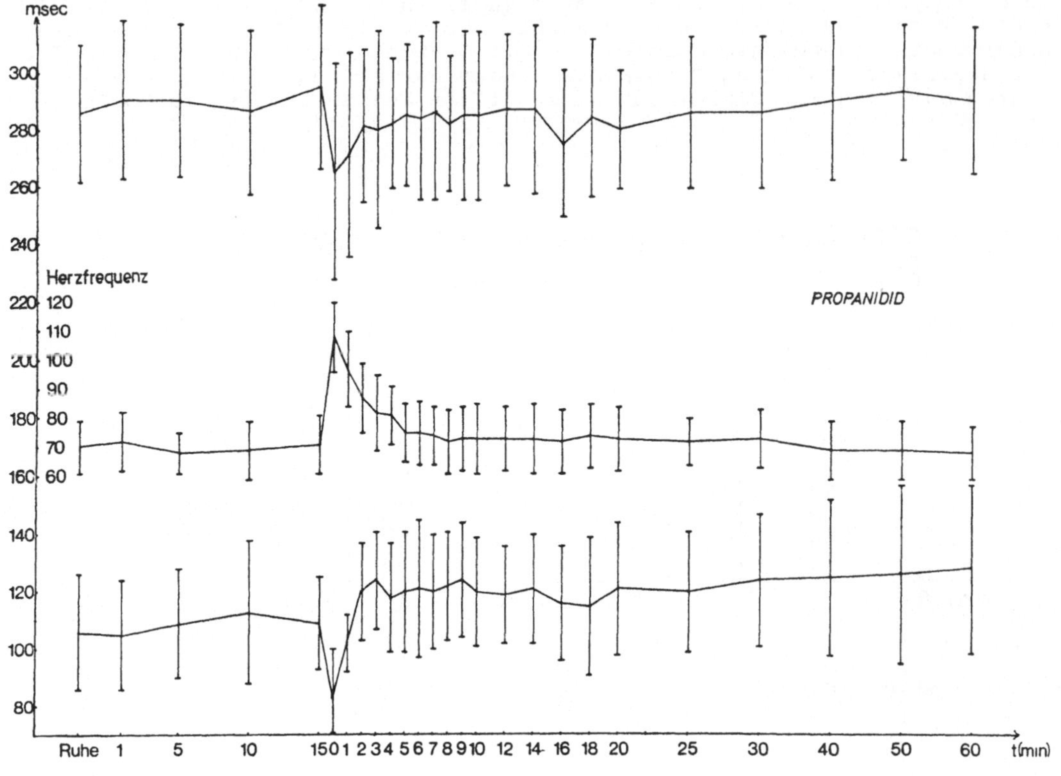

panidid dargestellt. Für eine Verschlechterung der Myocardfunktion
sprechen bei Propanidid und Methohexital die bis zu 20 % verlängerten
Anspannungszeiten. Eine Myocarddepression unter Propanidid und Methohexital wird deutlich durch das Ansteigen des hier nicht dargestellten
Quotienten aus Anspannungs- und Auswurfzeit über den Normbereich. Bei
der Verdoppelung der Dosis von Etomidate auf 0,30 mg/kg KG konnten wir
im Rahmen der Doppelblindstudie III ebenfalls keine meßbaren Veränd-
rungen der Myocardfunktion feststellen.(Über detaillierte Herz-Kreis-
laufuntersuchungen siehe Bericht der Arbeitsgruppen BRÜCKNER und
KETTLER.) Die intraarterielle Injektion wurde bei 20 Versuchen an Ka-
ninchenohren reaktionslos toleriert; Oedeme oder Nekrosen wie bei
Vergleichsuntersuchungen mit anderen Präparaten traten nicht auf. Diese
positiven Untersuchungsergebnisse schienen in mancher Hinsicht Vorteile
gegenüber anderen Hypnotika zu versprechen.

Wir überblicken bis Anfang August 1973 bei der erweiterten klinischen
Prüfung 4206 Narkosen mit Etomidate (Tabelle 2) aus allen operativen
Fächern, ausgenommen der Herzchirurgie.
Die Narkosen setzten wir zum größten Teil mit Halothane-Lachgas oder
als Neuroleptanalgesie fort. In den letzten Monaten führten wir auch
bei kleineren Eingriffen wie Abrasionen die Etomidate-Sauerstoff-
Lachgas-Konbination, allerdings immer mit einer analgetischen Prämedikation, durch. Längere Narkosen, insbesonders bei Risikopatienten,
haben wir mit einer Analgetika-Lachgas-Kombination und Etomidate intermittierend oder im Dauertropf als Hypnotikum mit gutem Erfolg in geringer Zahl durchgeführt. Als Mononarkotikum ist Etomidate nach unseren
Erfahrungen wegen der fehlenden Analgesie nicht geeignet.

In Bezug auf die Altersverteilung (Abb. 12) findet sich bei Verwendung
von Etomidate zur Einleitung der Halothane-Lachgas-Sauerstoff-Narkose
und bei der Neuroleptanalgesie eine relative Zunahme der Neuroleptanalgesie mit steigendem Lebensalter.
Die Häufigkeit der schon erwähnten Myoklonien haben wir in Abhängigkeit
von der Etomidate-Dosierung und der zusätzlichen Diazepam-Prämedikation
(Abb. 13) an 1309 Patienten untersucht. Die Myoklonien nehmen mit steigender Dosis (ausgezogene Linie) ab. Mit Diazepam erfolgen auch bei
sehr niedriger Dosierung Spontanbewegungen nur selten. In den letzten
Monaten hat sich zur Einleitung einer Allgemeinanaesthesie die Dosis

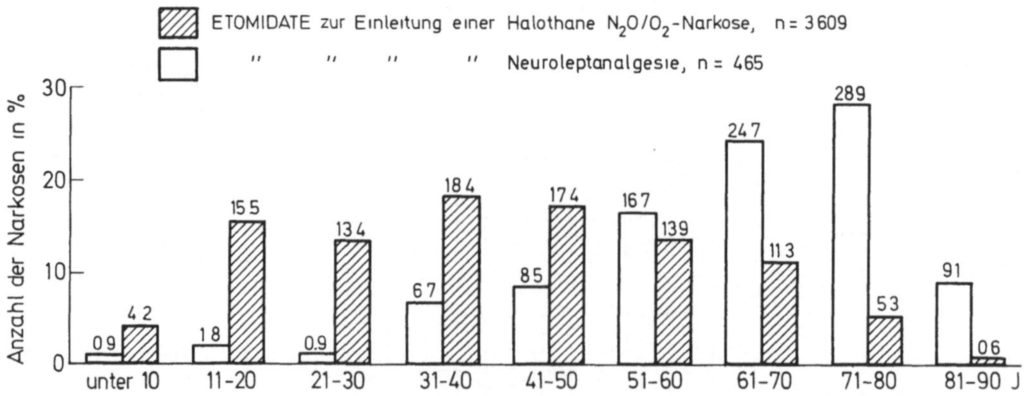

Abb. 12. Altersverteilung

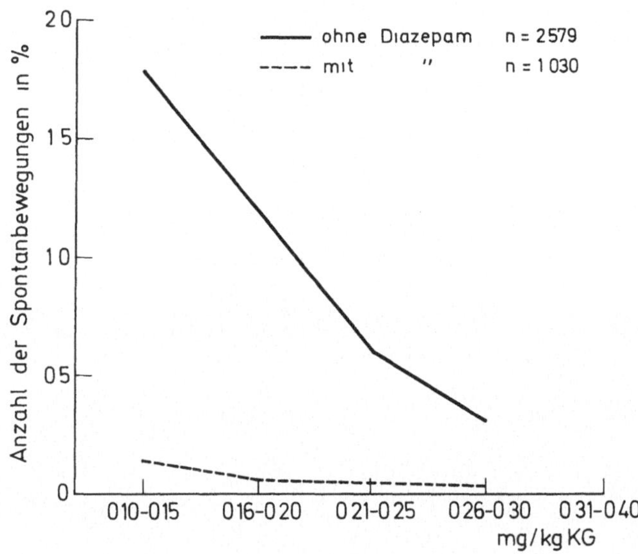

Abb. 13. Anzahl der Spontanbewegungen

von etwa 0,30 mg/kg KG bewährt. Hierbei traten kaum noch störende Bewegungen auf.

Die Technik der Einleitung und Aufrechterhaltung einer Etomidate-Halothane-Lachgas-Sauerstoff-Anaesthesie unterscheidet sich nicht von der üblichen intravenösen Einleitung einer Routineanaesthesie.

Immer wieder zeigte sich in den letzten Jahren, daß viele Anaesthesisten die Neuroleptanalgesie mit intravenös applizierbaren Hypnotika einleiten, wobei praktisch alle in der anaesthesiologischen Praxis eingeführten Präparate verwandt werden. Obwohl diese Kombinationen keine optimalen Voraussetzungen für die Herz-Kreislauffunktion schaffen, hatte die Mehrzahl der Anaesthesisten offenbar doch den Vorteil der psychisch schonenden Einleitung für den Patienten höher bewertet. Angesichts dieser Situation erschien uns das pharmakologische Profil von Etomidate - reines Hypnotikum , bisher von Hypnotika nicht erreichte Kreislaufschonung, keine Histaminfreisetzung, keine Leberinduktion, optimale Gefäßverträglichkeit - gerade für die Einleitung der Neuroleptanalgesie sehr interessant.

Unsere bisherigen 465 Neuroleptanalgesien, die eine Altersspanne von 7 bis 91 Jahren und alle Risikogruppen umfassen, haben diese Erwartung

Tabelle 2. Narkosen mit Etomidate

Gesamtzahl	4 206
Etomidate - Halothane-N_2O/O_2	3609
- Neuroleptanalgesie	465
- Mononarkosen Ambulanz	48
- Klin.-exp. Untersuchungen (Probanden)	83

voll bestätigt. Das Maximum der Dosis (Abb. 14) liegt tiefer als bei der Einleitung einer Halothane-Anaesthesie.

Unsere Technik (Abb. 15) der Neuroleptanalgesie besteht in Prämedikation mit Piritramid, Phenothiazin oder Thalamonal; Einleitung mit Dehydrobenzperidol (10-15 mg) bei gleichzeitiger oder gegebenenfalls vorheriger Kreislaufauffüllung, zwei bis drei Minuten langer Blutdruckkontrolle, rascher Injektion von 0,2 bis 0,3 mg Fentanyl und anschliessender Gabe von 0,1 bis 0,2 mg/kg KG Etomidate (bisweilen geben wir Fentanyl auch kurz nach Etomidate). Die Intubation erfolgt nach Relaxierung mit Suxamethonium oder in den letzten Monaten vorwiegend mit Pancuronium.

Die überzeugenden Vorteile dieser Methode haben in den letzten Monaten zu einer erheblichen Zunahme der Neuroleptanalgesien an unseren Abteilungen geführt.

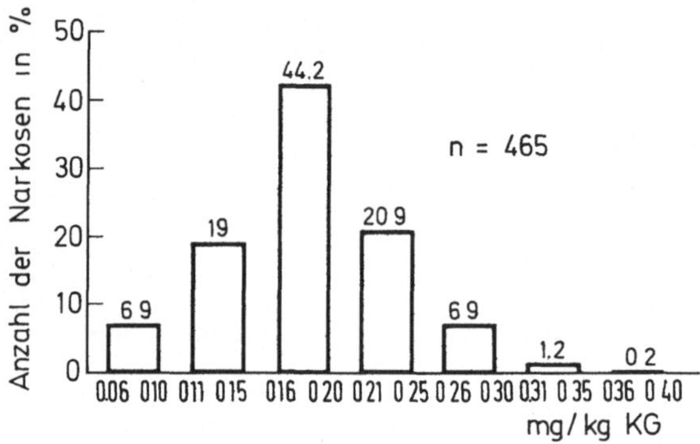

Abb. 14. Dosierung bei der Neuroleptanalgesie

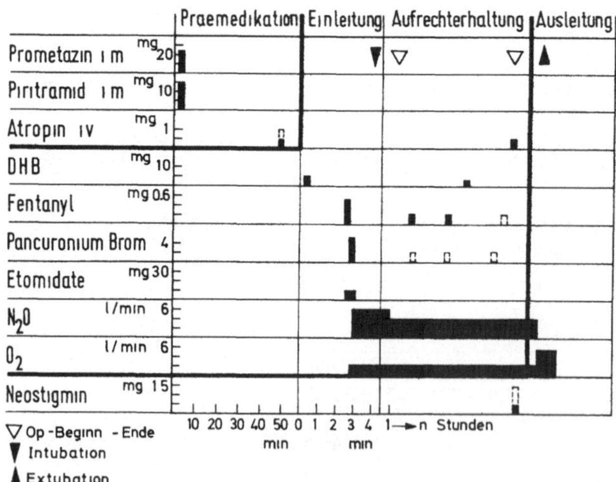

Abb. 15. Schema: Etomidate zur Einleitung einer NLA

<u>Zusammenfassung</u>

Seit März 1972 haben wir mit dem barbituratfreien, kurzwirkenden Carboxylester experimentelle und klinische Erfahrungen sammeln können. Die Untersuchungsergebnisse über Teratogenität, Kinetik, Dosis-Wirkungsbeziehungen, Leber- und Nierenbelastung stehen noch aus.

Im Vergleich mit den bisher bekannten Kurznarkotika (Hypnotika) beeinflußt Etomidate den Blutdruck und die Herzfrequenz nicht wesentlich.

Tiefe und Dauer der Narkose entsprechen denen nach Propanidid. Eine Verlängerung der Narkosedauer auf zwei Minuten konnte durch eine Erhöhung der Dosis auf 0,30 mg/kg KG ohne meßbare Nebenwirkungen erzielt werden. Unter Etomidate war kein signifikanter Anstieg der Histaminkonzentration im Plasma zu beobachten. An den Meßwerten von Myocardfunktion, Fettstoffwechsel und Blutzucker konnten keine Besonderheiten festgestellt werden.

Die praktischen Erfahrungen an 4206 Narkosen haben ergeben, daß sich Etomidate zur Einleitung von Halothane-Narkosen bewährt und für die Einleitung von Neuroleptanalgesien allen anderen intravenös applizierbaren Hypnotika überlegen zu sein scheint.

Vortrag Nr. 83

Hämodynamik, Myocardmechanik, Sauerstoffbedarf und Sauerstoffversorgung des menschlichen Herzens unter Narkoseeinleitung mit Etomidate[+]

Von D. Kettler, H. Sonntag, U. Donath, D. Regensburger und H.D. Schenk

D-Etomidate ist ein neues barbituratfreies und ausschließlich hypnotisch wirkendes intravenöses Kurznarkotikum der Firma Janssen Pharmaceutica Beerse (Belgien).

Im Vergleich zu anderen intravenösen Anaesthetika zeichnet sich Etomidate nach Janssen vor allem durch eine erheblich größere Sicherheitsbreite aus (5). Erste umfangreiche Untersuchungen am Menschen wurden von DOENICKE und Mitarb. (3, 4) durchgeführt und ergaben, daß Etomidate nur unwesentliche Veränderungen der Atmungs- und Herz-Kreislauffunktion zur Folge hat.

Wir haben dieses Präparat deshalb in unser seit einigen Jahren laufendes Untersuchungsprojekt "Herz-Kreislaufwirkungen intravenöser Anaesthetika" einbezogen. Der Vorteil derartiger langfristiger vergleichender Untersuchungen liegt in dem vorher geplanten und bei allen Pharmaka identischen und routinemäßig wiederholten methodischen Untersuchungsablauf. Einzelheiten über die bisherigen Ergebnisse können der Monografie von SONNTAG (7) entnommen werden.

Ziel dieser Untersuchungen war es, den Einfluß von Etomidate auf die allgemeine und coronare Hämodynamik, die Myocardfunktion und den Sauerstoffbedarf des linken Ventrikels am Menschen zu prüfen.

Methodik

Die Untersuchungen wurden orientierend im Hundeversuch und an insgesamt fünf herz- und kreislaufgesunden Patienten, die sich einem thorax- oder gefäßchirurgischen Eingriff unterzogen, durchgeführt. Alle Patienten wurden über das Untersuchungsvorhaben ausführlich aufgeklärt und gaben ihr schriftliches Einverständnis.

Um die Etomidate-Wirkung nicht durch andere pharmakologische Effekte zu überlagern, wurde auf eine Praemedikation verzichtet. Nach einer intravenösen Einschlafdosis von 0,3 mg/kg Etomidate wurde die Schlafdauer durch Nachinjektionen oder eine Dauerinfusion von Etomidate auf etwa 10 min verlängert. Die durchschnittliche Dosierung von Etomidate betrug 0,12 mg/kg·min. Nach Ende der 10-minütigen Untersuchungsdauer wurden die Patienten relaxiert, intubiert und beatmet. Die Narkose wurde mit einer Neuroleptanalgesie fortgesetzt. Vor der Narkoseeinleitung mit Etomidate wurde eine Kreislaufanalyse im wachen Zustand als Kontrolle vorgenommen. Die dazu notwendige Gefäßkatheterisierung erfolgte unter Lokalanaesthesie und Röntgenkontrolle. Die Etomidate-Messung wurde etwa zwei bis drei Minuten nach der Einleitung im Kreislauf-steady state begonnen und dauerte ca. sechs Minuten.

Folgende Größen wurden vor und unter der Etomidate-Wirkung gemessen und auf einem 6-Kanal-UV-Schreiber registriert: EKG (Abb. II), arterieller Druck einschließlich Mitteldruck, linksventrikulärer Druck

[+] Mit Unterstützung der Deutschen Forschungsgemeinschaft im Rahmen des SFB 89-Kardiologie, Göttingen

(Katheter-Tipmanometer) und Druckanstiegsgeschwindigkeit (dp/dt)
sowie der exspiratorische CO_2-Gehalt.

Parallel wurden das Herzzeitvolumen mittels Kälteverdünnung (Methode
nach SLAMA-PIIPER), der O_2-Gehalt des arteriellen und coronarvenösen
Blutes (CO-Oximeter), die Blutgase und der Säure-Basen-Status sowie
die Serumelektrolyte bestimmt. Letztere Parameter änderten sich nicht
signifikant. Auf ihre Wiedergabe wird deshalb hier verzichtet.

Die Messungen der Coronardurchblutung erfolgte mit der Argon-Fremdgasmethode nach BRETSCHNEIDER, die wie andere Einzelheiten der Methodik
an anderer Stelle ausführlich beschrieben sind (7). Aus den Meßwerten
wurden der coronare und periphere Kreislaufwiderstand, der Herz- und
Schlagvolumenindex und der Sauerstoffverbrauch des linken Ventrikels
zusätzlich rechnerisch ermittelt. Aus den Einzelwerten wurden der Mittelwert ($\bar{x}$) und die Standardabweichung des Mittelwertes ($s_{\bar{x}}$) berechnet.
Als statistisches Prüfverfahren auf Signifikanz wurde der t-Test der
gepaarten Differenz verwendet.

Ergebnisse

In Tabelle 1 sind die Meßwerte der klinischen Untersuchungen dargestellt
Insgesamt wurden die verschiedenen Kreislaufparameter durch Etomidate
nicht wesentlich beeinflußt.

Tabelle 1. Herz-Kreislaufwirkungen von Etomidate (0,12 mg/kg KG · min)
am Menschen. HF = Herzfrequenz, HI = Herzindex, SVI = Schlagvolumenindex, W_{per} = peripherer Kreislaufwiderstand, dp/dt_{max} = maximale Druckanstiegsgeschwindigkeit im li. Ventrikel, LVEDP = enddiastolischer
Druck im li. Ventrikel

Etomidate	vor		unter		Änderung
0,12 mg/kg·min n = 5	$\bar{x}$	$s_{\bar{x}}$	$\bar{x}$	$s_{\bar{x}}$	%
$\bar{P}_{Aorta}$ (mmHg)	92	2	90	2	--
HF (1/min)	81	4	88***	4	+ 9
HI (1/min·m²)	3,44	0,17	3,93***	0,15	+ 14
SVI (ml/m²)	43	3	45	4	--
$W_{per}\left[(\frac{mmHg}{ml/min·kg})\right]$	1,05	0,11	0,92***	0,09	- 12
dp/dt_{max} (mmHg/sec)	1163	49	1178	38	--
LVEDP (mmHg)	11,0	0,4	10,9	0,2	--

*p < 0,05; **p < 0,025; ***p < 0,01

Die Veränderungen des mittleren Aortendrucks, des Schlagvolumenindex
(SVI), des enddiastolischen Ventrikeldruckes (LVEDP) und von dp/dt_{max}
(maximale Druckanstiegsgeschwindigkeit im linken Ventrikel) sind auf
dem 5 %-Niveau statistisch nicht signifikant. Die Herzfrequenz stieg um
9 % geringfügig an (p< 0,01). Bei gleichbleibendem Schlagvolumen nahm
unter entsprechender peripherer Widerstandserniedrigung das Herzzeitvolumen (HI = Herzindex) um 14 % zu (p< 0,01). Der coronare Perfusions-

druck ($\overline{P}_{diast}$) blieb unter Etomidate unverändert. Gegenüber den übrigen untersuchten Anaesthetika (vergl. Tabelle 4) weicht das Muster der O_2-Versorgung des Herzens unter Etomidate ab: unter Verringerung der arterio-coronarvenösen O_2-Gehaltsdifferenz (AVD-O_2) findet sich ein Anstieg der Coronardurchblutung ($\dot{V}_{cor}$) um 19 % (p < 0,025) und eine entsprechende Erniedrigung des Coronarwiderstandes (W_{cor}).

Tabelle 2. Coronare Hämodynamik und myocardialer O_2-Verbrauch unter Etomidate. $\dot{V}_{cor}$ = Coronardurchblutung, W_{cor} = coronarer Gefäßwiderstand, $\overline{P}_{diast}$ = mittlerer diastolischer Aortendruck (coronarer Perfusionsdruck), O_2-Verbr. = myocardialer O_2-Verbrauch/100g li. Ventrikel, Sä-O_2 cor.ven. = coronarvenöse O_2-Sättigung, AVD-O_2 = arterio-coronarvenöse O_2-Gehaltsdifferenz

Etomidate	vor		unter		Änderung
0,12 mg/kg·min n = 5	$\bar{x}$	$s_{\bar{x}}$	$\bar{x}$	$s_{\bar{x}}$	%
$\dot{V}_{cor}$ (ml/min·100g)	88	4	105**	4	+ 19
W_{cor} ($\frac{mmHg}{ml/min \cdot 100g}$)	0,89	0,05	0,72***	0,03	- 19
$\overline{P}_{diast}$ (mmHg)	81	2	79	2	--
O_2-Verbr. (ml/min·100g)	10,5	0,8	11,1	0,8	--
Sä-O_2cor.ven (%)	29,7	1	35,8***	1	+ 21
AVD-O_2 (Vol%)	11,8	0,6	10,5***	0,5	-11

*p < 0,05; **p < 0,025; ***p < 0,01

Der wichtigste Parameter der Tabelle 2, der myocardiale Sauerstoffverbrauch, erfuhr eine nur geringe und nicht signifikante Änderung. Das wird auch aus Abb. 1 ersichtlich, in der diese Daten grafisch anschaulich dargestellt sind.

Zwischen dem hämodynamischen und energetischen Zustand des Herzens unter Etomidate-Wirkung findet sich also eine gute Übereinstimmung. Vergleicht man die kardiovaskulären Effekte von Etomidate mit denen anderer intravenöser Narkotika (Tabelle 3), so ergeben sich für Etomidate eindeutige hämodynamische Vorteile.
1. Gegenüber Propanidid, Ketamine, Althesin und Methohexital ist der Einfluß auf die Herzfrequenz geringer ausgeprägt. Bei den vergleichbaren Werten unter kompletter NLA muß berücksichtigt werden, daß Dehydrobenzperidol allein auch zu einer erheblichen Frequenzsteigerung führt, die durch Fentanyl ausgeglichen wird ($\underline{6}$, $\underline{7}$).
2. Etomidate führt weder zu einer Abnahme (Propanidid, Althesin) noch zu einer - häufig unerwünschten - Zunahme (Ketamine) des Aortendruckes. Brevimytal zeigt ein ähnlich günstiges Verhalten.
3. Mit Ausnahme von Etomidate und der NLA bewirken alle anderen untersuchten Anaesthetika einen Abfall des Schlagvolumens, der teilweise durch einen Frequenzanstieg kompensiert wird. Dagegen bleibt das Schlagvolumen unter Etomidate unverändert, der Herzindex steigt leicht an.
4. Auch beim Vergleich des Inotropieverhaltens, gemessen am dp/dt$_{max}$, lassen sich ähnliche Vorteile für Etomidate erkennen, das diesen Parameter weder im negativen noch im positiven Sinn verändert.

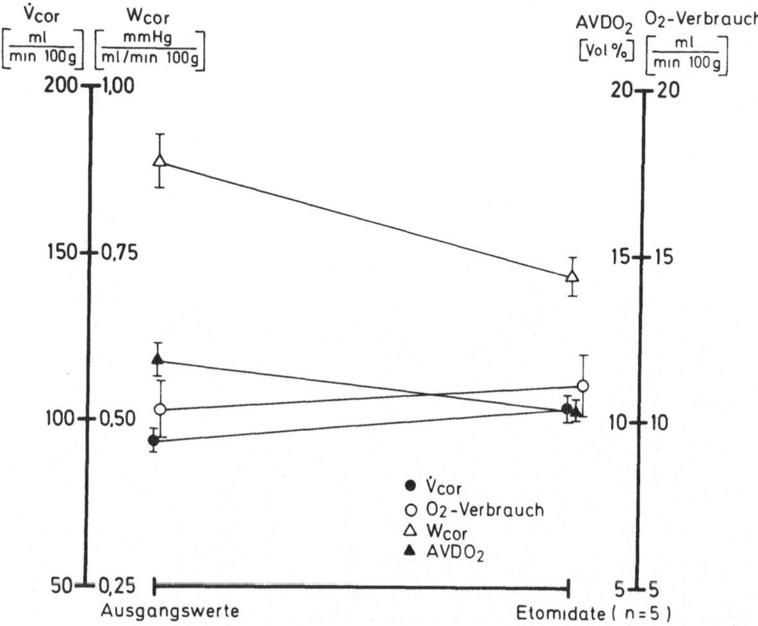

Abb. 1. Coronare Hämodynamik und myocardialer O_2-Verbrauch unter Etomidatewirkung am Menschen ($\bar{x}$; $s_{\bar{x}}$). $\dot{V}_{cor}$ = Coronardurchblutung, W_{cor} = coronarer Gefäßwiderstand, $AVDO_2$ = arterio-coronarvenöse O_2-Gehaltsdifferenz

5. Etomidate führt im Gegensatz zu Ketamine und ähnlich wie Propanidid und Althesin zu einer geringfügigen Abnahme des peripheren Kreislaufwiderstandes.

Dieser Vergleich läßt sich zugunsten von Etomidate auch hinsichtlich der energetischen Belastung (Tabelle 4) des Herzens führen.

Mit Ausnahme der kompletten NLA (DHB allein führt zu starkem Anstieg!) erzeugen alle anderen verglichenen Präparate eine mehr oder weniger starke Sauerstoffverbrauchssteigerung des Myocards. Die wie bei den anderen Narkotika festzustellende Mehrdurchblutung der Coronarien ist unter Etomidate jedoch nicht Folge eines gesteigerten O_2-Bedarfs, sondern als eine echte schwach coronardilatierende Eigenschaft von Etomidate anzusehen. Letztere dürfte klinisch ohne Bedeutung sein. Betrachtet man die kardiovaskulären Wirkungen isoliert, so ergeben sich gegenüber den anderen untersuchten intravenösen Anaesthesiemethoden für Etomidate erhebliche Vorzüge. Besonders bei Patienten mit eingeschränkter Herzkreislauffunktion, beim Schock- und coronaren Risikopatienten könnte die Narkoseeinleitung mit Etomidate von Vorteil sein.

Bevor Etomidate als Routinepräparat in die Klinik eingeführt wird, muß durch weitere Untersuchungen, evtl. durch Kombinationsversuche mit Neuroleptika und stark wirkenden Analgetika, eine Beherrschung der Nebenwirkungen (Myocloni) und eine Ergänzung der fehlenden Analgesiewirkung möglich sein.

Zusammenfassung

An fünf herz-kreislaufgesunden Patienten wurden die Effekte des neuen intravenösen Anaesthetikums Etomidate (mittlere Dosierung 0,12 mg/kg·min)

Tabelle 3. Vergleich der Herz-Kreislaufwirkungen verschiedener intravenöser Anaesthetica. In den Tabellen 3 und 4 sind zur besseren Übersicht nur die Mittelwerte ($\bar{x}$) und die prozentualen Änderungen statistisch vom Ausgangswert signifikant unterschiedlicher Werte wiedergegeben. Die zugehörigen Standardabweichungen können der Arbeit von SONNTAG ($\underline{7}$) entnommen werden

		Propanidid n = 7		Ketamine n = 14		Althesin n = 7		Brevimytal n = 7		N L A n = 10		Etomidate n = 5	
		vor	unter	vor	unter	vor	unter	vor	unter	vor	unter	vor	unter
HF (1/min)	$\bar{x}$	79	129***	79	108***	79	114***	82	107***	77	79	81	88***
	%		+ 63		+ 37		+ 44		+ 30		—		+ 9
$\bar{P}_{Aorta}$ (mmHg)	$\bar{x}$	92	88*	99	110***	97	91*	98	96	105	93*	92	90
	%		− 4		+ 11		− 6		—		− 11		—
HI (1/min·m^2)	$\bar{x}$	3,91	3,63*	3,77	3,68	3,44	4,17***	3,99	3,75*	3,72	3,43*	3.44	3.93***
	%		− 7		—		+ 21		− 6		− 8		+ 14
SVI (ml/m^2)	$\bar{x}$	47	29***	49	37***	44	37*	50	35***	48	44	43	45
	%		− 38		− 24		− 16		− 30		—		
dp/dt$_{max}$ (mmHg/sec)	$\bar{x}$	1510	1300*	2050	2320*	1400	1470*	2030	1770**	2260	2140*	1163	1178
	%		− 14		+ 13		+ 5		− 13		− 5		—
W_{per} ($\frac{mmHg}{ml/min·kg}$)	$\bar{x}$	1,01	0,93***	0,99	1,21***	1.01	0,84***	0,97	0,99	0,99	0,98	1,05	0,92***
	%		− 8		+ 22		− 17		—		—		− 12

*p< 0,05; **p< 0,025;***p< 0,01

Tabelle 4. Vergleich der coronaren Hämodynamik und des myocardialen O_2-Verbrauchs unter verschiedenen intravenösen Anaesthetica. Hinsichtlich der Darstellung der Werte vgl. Tabelle 3

		Propanidid n = 7		Ketamine n = 14		Althesin n = 7		Brevimytal n = 7		N L A n = 10		Etomidate n = 5	
		vor	unter	vor	unter	vor	unter	vor	unter	vor	unter	vor	unter
$\overline{P}_{diast}$ (mmHg)	$\bar{x}$ %	86	8´*** − 6	88	98*** + 11	89	82* − 8	89	87 −	92	86* − 7	81	79 −
$\dot{V}_{cor}$ (ml/min·100g)	$\bar{x}$ %	93	182*** + 96	92	168*** + 83	96	173*** + 80	93	126*** − 35	97	92 −	88	105** + 19
W_{cor} $(\frac{mmHg}{ml/min·100g})$	$\bar{x}$ %	0,91	0,43*** − 53	0,94	0,66*** − 30	0,91	0,52*** − 43	0,90	0,65*** − 28	0,91	0,93 −	0,89	0,72*** − 19
AVD-O_2 (Vol%)	$\bar{x}$ %	11,4	1´,1 −	11,9	11,9 −	11,1	11,1 −	11,8	11,9 −	10,7	10,9 −	11,8	10,5*** − 11
O_2-Verbr. (ml/min·100g)	$\bar{x}$ %	10,6	19,3*** + 82	11,1	18,9*** + 70	10,8	17,6*** + 63	10,9	15,7*** + 44	10,3	9,2 −	10,5	11,1 −

*p< 0,05; **p< 0,025; ***p< 0,01

auf die Herz-Kreislauffunktion, die coronare Hämodynamik und den Sauerstoffverbrauch des Herzens untersucht. Mit Ausnahme einer geringfügigen Zunahme der Herzfrequenz blieben alle wichtigen Herz-Kreislaufparameter unter der Etomidatewirkung unverändert. Der beobachtete Anstieg
der Coronardurchblutung ist Folge einer spezifischen coronardilatierenden Eigenschaft von Etomidate und nicht durch einen O_2-Mehrbedarf des
Myocards bedingt.

Gegenüber zahlreichen anderen intravenösen Anaesthetika verhält sich
Etomidate außergewöhnlich kreislaufneutral. Etomidate empfiehlt sich
deshalb insbesondere für die Anaesthesie beim kardiovaskulären Risikopatienten. Allerdings müssen vor der Einführung von Etomidate in die
Klinik Nebenwirkungen (Myocloni!) und die fehlende analgetische Eigenschaft dieser Substanz durch Kombination mit anderen Pharmaka beherrscht
werden können. Weitere tierexperimentelle und klinische Forschungen
sind dazu notwendig.

Literatur

1. BRETSCHNEIDER, H.J., COTT, L.A., HENSEL, I., KETTLER, D., MARTEL,
   J.: Ein neuer komplexer hämodynamischer Parameter aus 5 additiven
   Gliedern zur Bestimmung des O_2-Bedarfs des linken Ventrikels.
   Pflügers Arch. ges. Physiol. <u>319</u>, R 14 (1970).
2. BRETSCHNEIDER, H.J., MARTEL, J., HELLIGE, G., HENSEL, I., KETTLER,
   D.: Korrelationen des endsystolischen Ventrikel-Volumens pro Ge-
   wichtseinheit (ESV/100g) zu Potenzfunktionen des arteriellen Druckes
   (P) und der ventrikulären Druckanstiegsgeschwindigkeit (dp/dt_{max}).
   Verh. Dtsch. Ges. Kreislaufforschung <u>38</u>, 233 (1972).
3. DOENICKE, A.: Pers. Mitteilung.
4. DOENICKE. A., WAGNER, E., BEETZ, K.H.: Blutgasanalysen (arteriell)
   nach drei kurzwirkenden i.v. Hypnotica (Propanidid, Etomidate,
   Methohexital). Anaesthesist <u>22</u>, 353 (1973).
5. JANSSEN, P.A.J., NIMEGEERS, C.J.E., SCHELLEKENS, K.H.L., LENAERTS,
   F.M.: Etomidate, R-(+)-Ethyl-1-(α-methyl-benzyl)imidazole-5-carboxy-
   late(R 16659). Arzneimittel-Forsch. (Drug Res.) <u>21</u>, 1234 (1971).
6. KETTLER, D.: Sauerstoffbedarf und Sauerstoffversorgung des Herzens
   in Narkose. Anaesthesiologie u. Wiederbelebung 67, Berlin-Heidelberg-
   New York: Springer Verlag 1973.
7. SONNTAG, H.: Coronardurchblutung und Energieumsatz des menschlichen
   Herzens unter verschiedenen Anaesthetica. Anaesthesiologie u.
   Wiederbelebung 79, Berlin-Heidelberg-New York: Springer Verlag 1973.

ETOMIDATE - EIN NEUES INTRAVENÖSES ANAESTHETIKUM - KREISLAUFWIRKUNGEN AM MENSCHEN UND ERSTE KLINISCHE ERFAHRUNGEN

Von J.B. Brückner, J.W. Gethmann, D. Patschke, J. Tarnow und A. Weymar

Einleitung

Aus der Gruppe der von GODEFROI et al. (10) synthetisierten Schlafmittel
mit Imidazol-carboxylat-Struktur beschrieben JANSSEN und Mitarb. (12)
1971 Etomidate (R-(+)-Aethyl-1-(methyl-benzyl)imidazol-5-carboxylat)
als ein potentes Hypnotikum mit einer, im Vergleich zu Propanidid,
Thiopental und Methohexital (15 - 17) großen therapeutischen Breite.
Wir untersuchten diese Substanz inzwischen im großen Warmblüterversuch
(23) und fanden, daß in wirksamer Dosierung nach Etomidate, im Vergleich
zu den anderen in der Klinik gebräuchlichen intravenösen Anaesthetika
(11, 15-17, 23) nur sehr diskrete Kreislaufwirkungen nachzuweisen sind
und die myocardiale Sauerstoffversorgung nicht beeinflußt wird. Nachdem
inzwischen eine Reihe weiterer pharmakologischer Daten über die Substanz
vorliegen, (3, 4-8, 13, 14, 23), konnten die ersten klinischen Prüfungen beginnen. Diese Arbeit soll über Teilaspekte und erste Erbegnisse
der klinischen Erprobung von Etomidate berichten. Insbesondere soll über
spezielle Untersuchungen zur Beantwortung der Frage, ob und inwieweit
die tierexperimentellen Befunde über die Kreislaufwirkungen der Substanz auch für den Menschen zutreffen, eingegangen werden.

Allgemeine Fragestellung und Methodik der klinischen Prüfung

Im Rahmen der klinischen Prüfung von Etomidate, mit der wir Anfang De-
zember 1972 begannen, sollten folgende Einzelfragen beatnwortet werden:
1. Haupt- und Nebenwirkungen der Substanz am Menschen
2. Wechselwirkungen mit anderen Pharmaka
3. Untersuchungen der Dosis-Wirkungsrelation, um spezielle Dosierungs-
   empfehlungen für die klinische Anwendbarkeit geben zu können
4. Kann die Substanz im Rahmen klinischer Routineverfahren der Anaesthesiologie motiviert und praktikabel eingesetzt werden?

Der Verlauf der klinischen Prüfung läßt sich in zwei verschiedenen
Phasen einteilen:
Zuerst sammelten wir allgemeine Erfahrungen über die Wirkung und die
Nebenwirkungen von Etomidate allein und in Kombination mit anderen
Anaesthetika. Die so erhaltenen Erkenntnisse wurden bei der Erarbeitung
klinisch praktikabler Anwendungsroutinen verwendet. In der zweiten Phase
der klinischen Prüfung, die noch nicht abgeschlossen ist, prüfen wir
standardisiert diese Anwendungsmodelle. Auf die Verwendung eines doppelten Blindversuches wurde weniger aus wissenschaftstheoretischen,
sondern eher aus praktikablen Erwägungen bisher verzichtet, da die in
Frage kommenden Vergleichssubstanzen (z.B. Propanidid, Thiopental,
Methohexital oder Althesin) auch für den weniger geübten Untersucher
an ihrer Konsistenz, Farbe, Geschmack und anderen Nebenwirkungen leicht
zu identifizieren sind.

Inzwischen wurde Etomidate von uns an über 500 Patienten zur Anaesthe-
sie angewendet. Die Zusammensetzung des Prüfkollektivs ähnelte dem
Durchschnitt aller von uns klinisch betreuten Patienten. Das mittlere
Lebensalter lag bei 40 Jahren. Um das 25. und das 60. Jahr bestanden

zwei deutliche Häufigkeitsgipfel. Der jüngste Patient war 4, der älte-
ste 92 Jahre alt. 60 % der untersuchten Patienten waren männlichen
Geschlechts. Nach der ASA-Klassifikation hatten 58 % einen präoperativen Allgemeinzustand (AZ) von I, 27 % einen AZ II, 14 % einen AZ III
und 1 % wiesen einen schlechteren AZ (IV) auf. 70 % der Patienten erhielten eine Stunde vor Narkosebeginn eine in der klinischen Routine
übliche Standardprämedikation; die nicht prämedizierten Patienten wurden meist zur Vornahme eines ambulanten Eingriffes anaesthesiert. Für
jede Etomidateanwendung wurde ein separates Protokoll ausgefüllt,
das alle wesentlichen Daten über den Patienten und die durchgeführte
Anaesthesie enthält. Unmittelbar vor Narkosebeginn und zur 1., 3., 5.,
7., 10. und 15. Minute nach Etomidate wurden Pulsfrequenz (meist über
einen EKG-Monitor) und der Blutdruck (Methode nach RIVA-ROCCI) gemessen.
Postoperativ wurden Komplikationen, wie Übelkeit, Erbrechen u.a. registriert und die Patienten über die Narkoseeinleitung befragt. Wenn
möglich wurde bis zum dritten postoperativen Tag die Injektionsstelle
auf das Auftreten einer Phlebitis kontrolliert.

Wurde Etomidate zur Einleitung einer Intubationsnarkose benutzt, so erfolgte die Intubation zwischen der zweiten und dritten Minute. Bei Verwendung von Halothane wurde ab der ersten Minute nach Etomidate 0,8
Vol% Halothane dem Inspirationsgemisch hinzugesetzt. Bei Etomidate-
verwendung zur Neuroleptanalgesie (NLA) wurde entweder vor oder 1-2
Minuten nach Etomidate 0,5 mg Fentanyl und 12,5 mg Dehydrobenzperidol
(70 kg, AZ I) injiziert.

Der geprüfte Dosisbereich schwankte zwischen 0,15 und 0,85 mg/kg Etomidate, wobei eine Einzeldosis von 0,5 mg/kg nicht überschritten wurde.
85 % der Patienten erhielten eine Etomidatedosis zwischen 0,2-0,35mg/kg
injiziert (Einzelinjektion). Bei 40 nicht prämedizierten Patienten
wurde die Schlafdauer nach Etomidate geprüft. Als Schlafdauer wurde
dabei das Intervall von Injektionsbeginn bis zum Wiederauftreten eines
verbalen Kontaktes Patient/Untersucher definiert.

Methodik der speziellen Kreislaufuntersuchungen

An acht männlichen Patienten im Alter zwischen 38 und 69 Jahren erfolgten spezielle Kreislaufuntersuchungen in einer flachen Basisnarkose
unmittelbar vor einem operativen Eingriff. Alle Versuchspersonen waren
anamnestisch und klinisch kreislaufgesund und hatten eine normale Lungenfunktion. Sie waren über den experimentellen Charakter der Untersuchung unterrichtet und hatten ihre Einwilligung gegeben. Eine Stunde
vor der Narkoseeinleitung wurde eine Prämedikation (Pethidin 50,0 mg,
Promethazin 50,0 mg und Atropin 0,5 mg) i.m. verabreicht. Die Anaesthesie wurde durch 3,0 mg/kg Thiopental i.v. eingeleitet. Nach Relaxierung
mit Succinylbischolin wurden die Patienten intubiert. Die Narkose wurde
dann mit einem Lachgas-Sauerstoffgemisch im Verhältnis 2 : 1, Halothane
0,3 Vol% und kleineren, fraktionierten Gaben von Diallylnortoxiferin
unterhalten. Alle Versuchspersonen wurden mit einem Engström-Respirator
kontrolliert beatment. Die Normoventilation und die Parameter des Säure-
Basenhaushaltes wurden durch Blutgasanalysen (Astrup-Methode) kontrolliert und bei Abweichungen von der Norm entsprechend korrigiert. Danach
wurden folgende Gefäße unter sterilen Kautelen punktiert:
1. Die Arteria radialis mit einer Braunüle 1,0.
2. Die Vena subclavia sinistra mit einem Intracath-Katheter, der in die
   obere Hohlvene vorgeschoben wurde.
3. Über die Arteria femoralis links brachten wir mit einer modifizier-
   ten Seldinger-Technik ein Kathetertipmanometer in den linken Ventrikel ein.
4. Eine Thermosonde wurde nach Punktion der rechten Femoralarterie
   (Braunüle) in die thorakale Aorta eingeführt.

Die korrekte Lage aller Katheter wurde fluoroskopisch und/oder über
die Druckkurven kontrolliert.

Folgende Kreislaufparameter wurden gemessen, registriert bzw. berechnet:
EKG, Herzzeitvolumen (HZV) nach der Thermodilutionsmethode ($\underline{9}$, $\underline{19}$, $\underline{22}$),
systolischer und diastolischer arterieller Druck, arterieller Mittel-
druck, zentralvenöser Druck, Druck und Druckanstiegsgeschwindigkeit
im linken Ventrikel, peripherer Gefäßwiderstand (dyn·sec/cm^5), Herzindex aus dem HZV und der Körperoberfläche ($\underline{24}$), Schlagvolumenindex
und ein modifizierter "tension time index" ($\underline{1}$, $\underline{2}$, $\underline{18}$) zur Abschätzung
der mechanischen Belastung der Herzens (Produkt aus dem mittleren sy-
stolischen Druck und der Quadratwurzel der Herzfrequenz).

Im Kreislauf-steady state wurden zunächst Kontrollmessungen vorgenommen.
Danach injizierten wir 0,3 mg/kg Etomidate-Sulfat in körperwarmer Lösung innerhalb von 15-20 sec zentralvenös und nahmen Kreislaufmessungen
über 20 min vor.
Von allen Meß- und Rechengrößen wurde der Mittelwert ($\bar{x}$) und die Standardabweichung des Mittelwertes ($s_{\bar{x}}$) berechnet. Die statistische Interpretation der Daten erfolgte mit dem Wilcoxon-Test für paarige Beobachtungen.

Ergebnisse der klinischen Prüfung von Etomidate

Die Prüfung der Schlafdauer nach Etomidate bei nicht prämedizierten
Patienten in gutem Allgemeinzustand ergab bei relativ großer individu-
eller Streuung, daß nach einer Etomidate-Einzeldosis von 0,2 mg/kg mit
durchschnittlich 2-3 min, nach 0,3 mg/kg mit 4-5 min, und nach 0,4 mg/kg
Etomidate mit 6-7 min Schlaf zu rechnen ist. Nach Wiederauftreten verbalen Kontaktes mit dem Untersucher zeigten alle Patienten noch eine
Phase abnehmender Müdigkeit, die etwa gleichlang war. Danach waren die
meisten Versuchspersonen als wach zu klassifizieren, vergleichbar mit
dem Zustand nach einer Propanididanaesthesie. Durch eine Prämedikation
ließ sich die Schlafdauer nach Etomidate jeweils um 1-4 min verlängern,
wobei die individuelle Streuung jedoch bereits so groß wurde, daß eine
sichere Korrelation zwischen Dosis und Schlafdauer nicht mehr bestand.
Sechs nichtprämedizierte Patienten schliefen nach einer Etomidate-Ein-
zelinjektion zwischen 0,103 und 0,159 mg/kg nicht ein, lediglich eine
kurzdauernde starke Müdigkeit wurde beobachtet. Etomidate besitzt praktisch keine analgetische Nebenwirkung. Somit erwies sich die Anwendung
als Monoanaesthetikum für kleine, kurzdauernde chirurgische Eingriffe
bei nicht prämedizierten Patienten als nicht praktikabel. Fast immer
wurden durch den Schmerzreiz Abwehrbewegungen ausgelöst, die den Eingriff erheblich behinderten. Gute Erfahrungen mit der Anwendung von
Etomidate-Mononarkose konnten wir jedoch bei 24 Kardioversionen machen.
Die Substanz wies hier im Vergleich zu Propanidid aufgrund der geringen
Kreislaufnebenwirkungen bei in etwa gleicher Schlafdauer und fehlendem
Nachschlaf (Dosis 0,2-0,3 mg/kg) deutliche Vorteile auf. Bei vier Patienten, bei denen Etomidate 28 mal zur Elektrokrampftherapie angewendet wurde, konnten ähnlich gute Erfahrungen nicht immer gemacht werden.
Während bei drei älteren Patienten ein befriedigendes Ergebnis erzielt
werden konnte, zeigte ein jüngerer Patient im Vergleich zu Thiopental
eine erhöhte Krampfneigung, Tachycardien und Blutdruckanstiege unmittelbar nach dem Elektroschock unter Etomidate.

Etomidate erwies sich als gut verträglich in Kombination mit Thiopental,
Halothane, Fentanyl, Dehydrobenzperidol, Diallylnortoxiferin und Succinylbischolin. Bei der Anwendung von Etomidate zur Einleitung einer
NLA erwies es sich als günstig, 0,2-0,3 mg/kg nach der Gabe von Fentanyl
und Dehydrobenzperidol, vor der Intubation zu injizieren. Dieses Vorgehen bietet den Vorteil, daß die Einleitungsphase verkürzt wird und

die Patienten bis zur Intubation mit Sauerstoff ventiliert werden können. Bei uns erwies es sich als impratikabel, Risikopatienten schon
vor der Intubation mit einem Lachgas-Sauerstoffgemisch zu beatmen.

Bei 40 % unserer Patienten führten wir die Anaesthesie nach der Etomidateinjektion mit Halothane und Lachgas-Sauerstoff weiter, wobei die
Mehrzahl der Patienten in der zweiten und dritten Minute nach Beginn
der Etomidateinjektion intubiert wurden. Bei kurzdauernden Eingriffen,
die unmittelbar nach der Injektion beginnen, verlängern wir die Relaxierung durch Nachinjektion kleinerer Succinylbischolindosen. Die Kombination Etomidate-Halothane-Intubation erwies sich besonders bei
kurzdauernden HNO-Eingriffen (Tonsillektomien) als vorteilhaft, weil
am Ende der Operation die Patienten relativ schnell wieder wach werden,
was besonders für ambulante Patienten wünschenswert ist.

Bei 65 % der nicht prämedizierten und bei 40 % der prämedizierten Patienten kam es unmittelbar nach der Etomidateinjektion zu Muskelbewegungen, die sich bei 31 % der nicht prämedizierten und bei 25 % der
prämedizierten Patienten jedoch lediglich auf ein Zittern der Augen-
lider beschränkten. Bei 20 % der nicht prämedizierten und bei 9 % der
prämedizierten Patienten waren auch die Extremitäten betroffen, während
11 % der nicht prämedizierten und 5 % der prämedizierten Patienten
stärkere unbewußte Muskelbewegungen/Myoklonien zeigten. Das Auftreten
von Muskelbewegungen wurde durch eine Prämedikation signifikant vermindert. Wenn Etomidate im Anschluß an Fentanyl und Dehydrobenzperidol
injiziert wurde, wurden Muskelbewegungen nicht mehr beobachtet. Häufig
tritt in der ersten Minute nach Etomidate eine starke Erweiterung der
Pupillen auf. Dieser Effekt kann durch Opiate neutralisiert werden.
Während der Injektion berichteten eine Reihe von Patienten über Schmerzen im Verlauf der benutzten Vene. Venenschmerzen wurden nicht beobachtet, wenn Fentanyl vor Etomidate injiziert worden war. Bei keinem
Patienten wurde bisher eine Phlebitis oder eine Thrombose nach Etomidateanwendung beobachtet. Wurde Etomidate zur Einleitung einer Halotha-
ne-Intubationsnarkose verwendet, so kam es bei prämedizierten Patienten unmittelbar nach der Intubation zu einem kurzfristigen Anstieg von
Herzfrequenz und arteriellem Druck von im Mittel 20 Schlägen/min bzw.
20 mmHg. Bei nicht prämedizierten Patienten konnten auch höhere Stei-
gerungen von Herzfrequenz und Blutdruck beobachtet werden. Wird Etomidate zur Einleitung einer NLA benutzt, so führt die Intubation zu keiner Kreislaufstimulation. Bei einigen Patienten war jedoch bis zur
zehnten Minute nach der Etomidateinjektion eine Tendenz zur Hypotension
vorhanden. Bei keinem Patienten, der Etomidate zur Einleitung erhielt,
war ein stärkerer Blutdruckabfall unmittelbar nach Etomidate zu beobachten. Bei 200 Patienten wurde in den ersten 10 Minuten nach Etomidate ein EKG registriert. Bei vier Patienten wurden nach der Intubation
vereinzelt supraventrikuläre Extrasystolen beobachtet, ein Patient wies
gehäufte multifokale Extrasystolen auf. Husten, Bronchospasmus, Laryngo-
spasmus, Schwitzen, gesteigerte Salivation, Erbrechen und Singultus
konnten nicht beobachtet werden. Vier Patienten entwickelten nach der
Injektion von Succinylbischolin eine starke Hautrötung an der Rumpf-
vorderseite, bei einigen Patienten hatten wir den Eindruck, daß die Relaxierung nach Succinylbischolin (100 mg) nicht ausreichend war.

Ergebnisse der speziellen Kreislaufuntersuchungen nach Etomidate

Zur Charakterisierung der hämodynamischen Wirkungen von Etomidate wird
in der Abb. 1 eine Originalregistrierung verschiedender Kreislaufparameter (EKG, arterieller und zentralvenöser Druck, HZV, Druck- und Druckanstiegsgeschwindigkeit im linken Ventrikel) wiedergegeben. Unmittelbar
nach der Injektion von 0,3 mg/kg Etomidate kam es zu einer Abnahme des
systolischen Drucks (24 mmHg) und der maximalen Druckanstiegsgeschwindig-

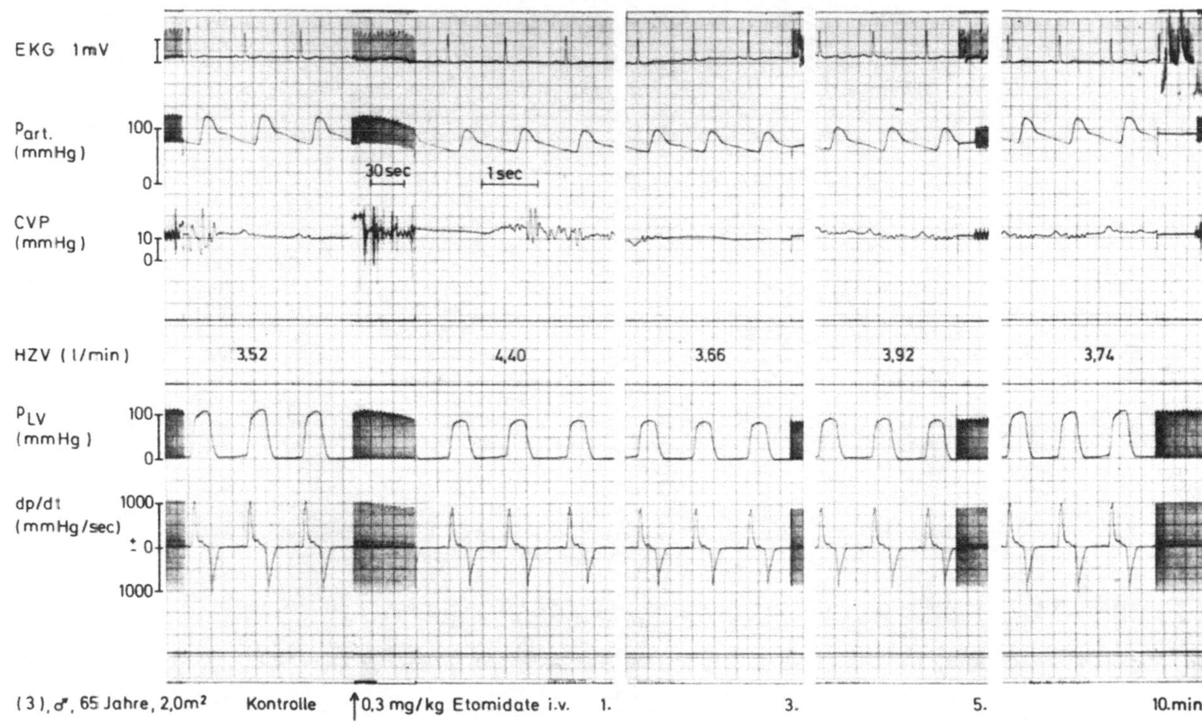

Abb. 1. Wiedergabe einer Originalregistrierung der Wirkung einer Einzeldosis von 0,3 mg/kg Etomidate auf das EKG, den arteriellen (P_{art}) und den zentralvenösen (CVP) Druck, das Herzzeitvolumen (HZV), den Druck (P_{LV}) und die Druckanstiegsgeschwindigkeit (dp/dt) im linken Ventrikel beim Menschen

keit dp/dt_{max} (ca. 150 mmHg/sec). Bei gleichbleibender Herzfrequenz
und venösem Druck stieg das HZV kurzfristig an. Das Maximum der zu
beobachtenden Kreislaufveränderungen lag zur 3. Minute. Zur 10. Minute
nach Etomidate waren die Kontrollwerte wieder erreicht.

In den Abb. 2 und 3 werden alle Ergebnisse nach intravenöser Injektion
von 0,3 mg/kg Etomidate zusammengefaßt. Systolischer und diastolischer
Druck nahmen im Mittel um 18 bzw. 10 mmHg ab, bei gleichzeitiger Ver-
kleinerung der Druckamplitude; der arterielle Mitteldruck war zur
dritten Minute gegenüber dem Kontrollwert um 14 mmHg vermindert. Herzminutenvolumen und Herzindex zeigten im Mittel zur 1. Minute nach Etomidate eine geringe, statistisch jedoch nicht zu sichernde Abnahme. Da
die Herzfrequenz gleichzeitig im Mittel um 3 Schläge/min abfiel, blieben Schlagvolumen und Schlagvolumenindex unverändert. Der periphere
Gefäßwiderstand sank von 1664 auf 1376 $dyn.sec/cm^5$ (3. min) ab und
stieg dann wieder an, ohne daß jedoch bis zur 10. Minute die Ausgangswerte wieder erreicht wurden. Der Kontraktilitätsparameter dp/dt_{max}
wurde im Mittel um weniger als 100 mmHg/sec vermindert. Der modifizierte
TTI fiel um 15 %, während der zentralvenöse Druck während der gesamten
Beobachtungszeit gleich blieb. Die Veränderungen des arteriellen Drucks,
des peripheren Gefäßwiderstandes und des dp/dt_{max} waren noch bis zur
5. Minute nach Etomidate statistisch ($p < 0,05$) zu sichern.

Die intravenöse Injektion von 0,3 mg/kg Etomidate führte somit bei un-
seren Versuchspersonen zu einer Verringerung des mittleren arteriellen
Drucks bei praktisch gleichbleibender Herzfrequenz sowie Herz- und
Schlagvolumenindex. Der Abfall des Drucks wurde dabei durch eine Abnahme

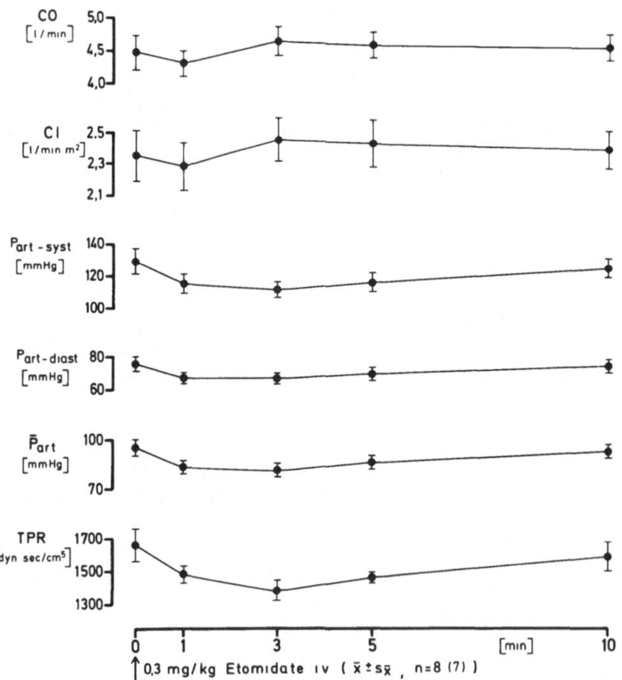

Abb. 2. Die Beeinflussung von Herzzeitvolumen (CO), Herzindex (CI), des
systolischen ($P_{art.syst}$), diastolischen ($P_{art.diast}$) und mittleren
arteriellen Druckes und des peripheren Gefäßwiderstandes (TPR) durch
eine intravenöse Injektion von 0,3 mg/kg Etomidate bei 8 Patienten
(Mittelwerte und deren Standardabweichungen)

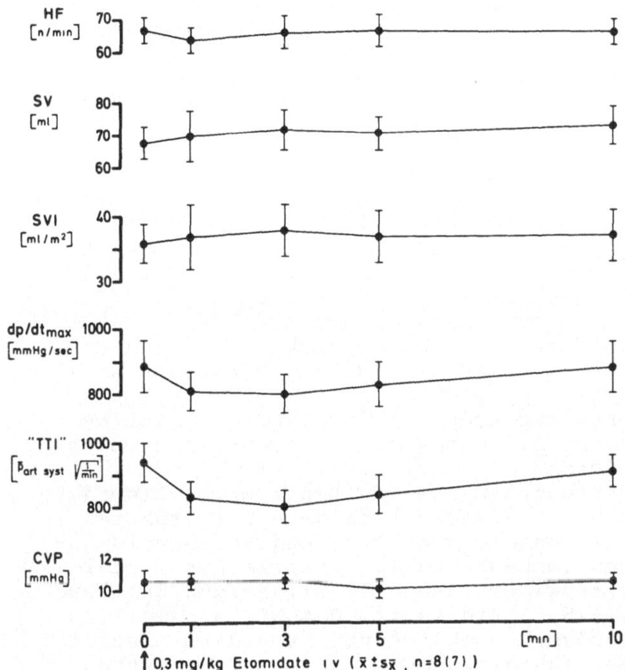

Abb. 3. Die Beeinflussung der Herzfrequenz (HF), des Schlagvolumens (SV) bzw. des Schlagvolumenindex (SVI), der maximalen Druckanstiegsgeschwindigkeit im linken Ventrikel (dp/dt_{max}), des zentralvenösen Drucks (CVP) und des Tension Time Index ("TTI") durch eine intravenöse Injektion von 0,3 mg/kg Etomidate bei acht Patienten (Mittelwerte und deren Standardabweichungen)

des peripheren Gefäßwiderstandes verursacht. Die maximale linksventrikuläre Druckanstiegsgeschwindigkeit, die unter bestimmten Voraussetzungen als Inotropieparameter gelten kann, fiel nur um etwa 10 % gegebüber dem Kontrollwert ab. Die Aussagekraft von dp/dt_{max} wird jedoch bei gleichzeitiger Änderung der Herzfrequenz und des enddiastolischen Volumens sowie des diastolischen Aortendrucks gemindert: Eine Abnahme dieser Größen führt auch zu einer dp/dt-Minderung. So kann aus der beobachteten Abnahme von dp/dt_{max} noch nicht auf eine Beeinträchtigung der Inotropie geschlossen werden, da gleichzeitig auch die Nachbelastung des linken Ventrikels kleiner wurde. Die Abnahme des TTI resultierte mit großer Wahrscheinlichkeit aus der verringerten Druckarbeit und war nicht frequenzbedingt. Ein Rückschluß über den TTI auf den myocardialen Sauerstoffverbrauch ist so bedingt möglich, da Etomidate insgesamt nur sehr diskrete Änderungen der Kontraktilität bewirkt. Insgesamt bestätigen unsere Messungen, daß die von WEYMAR und Mitarb. am Tierexperiment gewonnene Beobachtung der nur geringen hämodynamischen Veränderung nach schlaferzeugenden Dosen von Etomidate auch für den Menschen zutrifft

Zusammenfassung

1. Etomidate-sulfat wurde an über 500 Patienten als Monoanaesthetikum und zur Einleitung von Kombinationsnarkosen sowie bei speziellen Kreislaufuntersuchungen geprüft.

2. O,2-O,3 mg/kg Etomidate führen bei nicht prämedizierten Patienten zu einer mittleren Schlafdauer von 3-5 Minuten. Diese Dosen werden auch für die klinische Anwendung empfohlen.
3. Die Verwendung von Etomidate in der Einleitungsphase einer NLA scheint Vorteile zu bieten: vor der Intubation schlafen die Patienten und können mit Sauerstoff beatmet werden.
4. Nach Etomidate kann ein relativ schnelles Aufwachen ohne wesentlichen Schlafüberhang beobachtet werden.
5. Als Monoanaesthetikum ist Etomidate aufgrund fehlender analgetischer Eigenschaften nicht geeignet. Zur Vornahme einer Cardioversion sahen wir jedoch in der Verwendung von Etomidate gegenüber dem Propanidid aufgrund der Kreislaufeigenschaften der Substanz Vorteile.
6. Störende Nebenwirkungen wie Muskelzittern, Schmerzen bei der Injektion, Tachycardien und Blutdruckanstiege unmittelbar nach der Intubation oder auf einen Schmerzreiz treten nicht auf, wenn Etomidate nach Fentanyl und Droperidol zur Einleitung einer NLA injiziert wird.
7. Wie auch bei anderen Verfahren zur Anaesthesieeinleitung ist es von Vorteil, wenn die Patienten mit einer analgetisch-sedierenden Prämedikation vorbehandelt werden.
8. An acht kreislaufgesunden Patienten wurde der Einfluß von Etomidate auf die Hämodynamik untersucht. O,3 mg/kg Etomidate i.v. führten zu einer geringen (4 bzw. 6,5 %) Zunahme von Herz- und Schlagvolumenindex bei einer leichten Herzfrequenzabnahme. Arterieller Mitteldruck (-14 %), peripherer Gefäßwiderstand (-17 %), dp/dt_{max} (- 9%) und der Tension Time Index (-15 %) fielen ab. Das Wirkungsmaximum wurde 3 Minuten nach intravenöser Injektion von Etomidate erreicht. Zur 10. Minute unterschieden sich die gemessenen hämodynamischen Parameter nicht mehr von den Kontrollwerten.

Literatur

1. BRETSCHNEIDER, H.J.: Sauerstoffbedarf und -versorgung des Herzmuskels. Verh. dtsch. Ges. Kreisl. Forsch. 27, 32 (1961).
2. BRETSCHNEIDER, H.J.: Aktuelle Probleme der Coronardurchblutung und des Myocardstoffwechsels. Regensburger ärztl. Fortbildung XV, 1(1967).
3. BRÜCKNER, J.B., GETHMANN, J.W., PATSCHKE, D., TARNOW, J., WEYMAR, A.: Untersuchungen zur Wirkung von Etomidate auf den Kreislauf des Menschen. Vortrag 2. Etomidate Symposium, München, Juni 1973.
4. BRÜCKNER, J.B.: Etomidate, Ergebnisse der klinischen Prüfung. Vortrag 2. Etomidate Symposium, München, Juni 1973.
5. DOENICKE, A., KUGLER, J., LORENZ, W., WAGNER, E., BEZECNY, H., BAUER, I., DENFFER, I., KALMAR, L., PRAETORIUS, B., SCHELLENBERGER, A., SCHMIDINGER, St., SPIESS, W.: Experimentelle Untersuchungen und klinische Erfahrungen mit dem neuen i.v. Kurzanaesthetikum Etomidate. Vortrag XIII. Gemeinsame Tagung der Deutschen, Schweizerischen und österreichischen Gesellschaften für Anaesthesiologie und Reanimation, Linz 1973.
6. DOENICKE, A., KUGLER, J., PENZEL, G., LAUB, M., KALMAR, L., KILLIAN, J., BEZECNY, H.: Hirnfunktion und Toleranzbreite nach Etomidate, einem neuen barbituratfreien i.v. applizierbaren Hypnoticum. Anaesthesist 22, 357 (1973).
7. DOENICKE, A., WAGNER, E., BEETZ, K.H.: Blutgasanalyse (arteriell) nach drei kurzwirkenden i.v. Hypnotica (Propanidid, Etomidate und Methohexital). Anaesthesist 22, 353 (1973).
8. DOENICKE, A.: Klinisch-experimentelle Untersuchungen und erster Erfahrungsbericht über ein neues i.v. Hypnotikum. Proceedings: 6. Internationaler Fortbildungskurs für klinische Anaesthesiologie, Wien, Mai 1973.

9. GETHMANN, J.W., HELLIGE, G., HENSEL, I., KNOLL, D., MARTEL, J., BRETSCHNEIDER, H.J.: HZV-Messungen nach der Methode von SLAMA-PIIPER - besonders das Problem der absoluten Eichung. Anaesth. Inform. $\underline{3}$, 96 (1972).
10. GODEFROI, E.F., JANSSEN, P.A.J., VAN DER EYCKEN, C.A.M., VAN HEERTUM, A.M.T., NIEME GEERS, C.J.E.: DL-1 (1 Arylalkyl) imidazole-5-carboxylate Esters, a novel type of hypnotic agents. J. Med. chem. Pharm. Chem. $\underline{8}$, 320 (1965).
11. HEMPELMANN, G., HELMS. U., WALDHAUSEN, E., DALICHAU, H., WALTER, P., PIEPENBROCK, S.: Kreislaufuntersuchungen über CT 1341, ein Steroid-Anaesthetikum, bei Patienten mit angeborenen und erworbenen Herzfehlern. Anaesthesist $\underline{22}$, 345 (1973).
12. JANSSEN, P.A.J., NIEMEGEERS, C.J.E., SCHELLEKENS, K.H.L and LENAERTS, F.M.: Etomidate, R-(+)-Ethyl-1-(d-methyl-benzyl)imidazole-5-carboxylate(R 16 659) a potent, short-acting and relatively atoxic intravenous hypnotic agent in rats. Arzneimittel-Forsch. (Drug Res.) $\underline{21}$, 1234 (1971).
13. JANSSEN, P.A.J.: Persönliche Mitteilung (1973).
14. KETTLER, D., SONNTAG, H.: Hämodynamik, Myokardmechanik, Sauerstoffbedarf und Sauerstoffversorgung des menschlichen Herzens unter Narkoseeinleitung mit Etomidate. Vortrag, XIII. Gemeinsame Tagung der Deutschen, Schweizerischen und Österreichischen Gesellschaften für Anaesthesiologie und Reanimation, Linz 1973.
15. KETTLER, D.: Sauerstoffbedarf und Sauerstoffversorgung in Narkose. Anaesthesiologie und Wiederbelebung, Bd. $\underline{67}$, Berlin-Heidelberg-New York: Springer-Verlag 1973.
16. PATSCHKE, D., BRÜCKNER, J.B., GETHMANN, J.W., WEYMAR, A., TARNOW, J. und EBERLEIN, H.J.: Vergleichende tierexperimentelle Untersuchungen der Herzwirkungen von Glaxo CT 1341, Propanidid, Cremophor EL und Histamin. Vortrag, Jahrestagung Dtsch. Ges. Anaesth., Hamburg 1972.
17. PATSCHKE, D., BRÜCKNER, J.B., GETHMANN, J.W., TARNOW, J., WEYMAR, A., EBERLEIN, H.J.: Klinische Erfahrungen mit dem neuen Steroidanaesthetikum Althesin. Vortrag, XIII. Gemeinsame Tagung der Deutschen, Schweizerischen und Österreichischen Gesellschaften für Anaesthesiologie und Reanimation, Linz 1973.
18. SARNOFF, S.J., BRAUNWALD, E., WELCH, G.H., Jr., CASE, R.B., STAINSBY, W.N., MACRUZ, R.: Hemodynamic determinants of oxygen consumption of the heart with special reference to the tension-time-index. Amer. J. Physiol. $\underline{192}$, 148 (1958).
19. SLAMA, H., PIIPER, J.: Direktanzeigendes Rechengerät zur Bestimmung des HZV mit der Thermo-Injektionsmethode. Kreislauf-Forsch. $\underline{53}$, 322 (1964).
20. SONNTAG, H., SCHENK, H.D., REGENSBURGER, D., KETTLER, D., HELLBERG, K., KNOLL, D., DONATH, U., BECKER, H.: Effects of Althesin (Glaxo CT 1341) on Coronary Blood Flow and Myocardial Metabolism in Man. Acta Anaesth. Scand. $\underline{17}$, 218 (1973).
21. SONNTAG, H.: Coronardurchblutung und Energieumsatz des menschlichen Herzens unter verschiedenen Anaesthetika. Anaesthesiologie und Wiederbelebung, Bd. 79, Berlin-Heidelberg-New York: Springer-Verlag 1973.
22. SPIECKERMANN, P.G.: Untersuchungen über die Fehlerbreite einiger Näherungsverfahren zur vereinfachten und automatischen Auswertung von Thermodilutionskurven. Pflügers Arch. Physiol. $\underline{14}$, 291 (1966).
23. WEYMAR, A., EIGENHEER, F., GETHMANN, J.W., REINECKE, A., PATSCHKE, D., TARNOW, J., BRÜCKNER, J.B.: Tierexperimentelle Untersuchungen zur Wirkung von Etomidate (R 26 490 - Sulfat) auf den Kreislauf und die myocardiale Sauerstoffversorgung. Anaesthesist $\underline{23}$, 150 (1974).
24. Wissenschaftliche Tabellen. Dokumenta Geigy, 7. Auflage, Geigy AG, Basel, 1968.

Vortrag Nr 85

REAKTIONEN DES HYPOPHYSENVORDERLAPPENS UND DES SYMPATHISCHEN NERVEN-
SYSTEMS AUF NARKOSE UND OPERATIVEN EINGRIFF

Von G. Cunitz

Hormone der Achse Hypothalamus-Hypophysenvorderlappen-Nebennierenrinde
und aus dem sympathischen Nervensystem freigesetzte Katecholamine sind
an verschiedensten Gegenregulationen und Adaptationsmechanismen des Organismus beteiligt.

Sie spielen auch bei der Reaktion auf eine Narkose und einen operativen
Eingriff eine wichtige Rolle.

Einige der heute gebräuchlichen Narkotica haben für sich einen ziemlich
genau definierbaren Einfluß auf die Nebennierenrinde mit ihren vorge-
schalteten Steuerungszentren und auf das sympathische Nervensystem. Von
anderen liegen nur einander widersprechende Angaben vor. Obwohl teilweise enge morphologische und funktionelle Zusammenhänge zwischen Hypothalamus, Hypophysenvorderlappen, Nebennierenrinde und sympathischem
Nervensystem bestehen, sind diese in Narkosen bisher kaum verfolgt und
experimentell untersucht worden.

Zur Bearbeitung dieser Fragestellungen erhielten weibl. Wistar-Ratten
verschiedene Narkosen, welche aus Pentobarbital (40 und 80 mg/kg i.p.),
Lachgas (50 % in O_2) oder Halothane (0,5 bzw. 1,0 Vol% in O_2) bestanden. Die Narkosen dauerten 10 Minuten, 1 Stunde oder 5 Stunden.

Da durch eine Atemdepression mit folgender respiratorischer Acidose
sowohl die Nebennierenrinde wie das sympathische Nervensystem stimuliert werden können, wurde bei einer Narkosedauer von mehr als 10 Minuten beatmet. Dazu wurden die Tiere nach dem Einschlafen tracheotomiert
und an einen neu entwickelten Respirator angeschlossen. Er wird auf
dieser Tagung gesondert vorgestellt (K.H. WEIS, G. CUNITZ und H.D.
BRACKEBUSCH, Vortrag Nr. 3).

Die Nebennierenrinden-Aktivität wurde durch die fluorimetrische Be-
stimmung von Corticosteron (VERNIKOS-DANELLIS u. Mitarb. 1966) in den
entnommenen Nebennieren erfaßt.
Der Gehalt an Noradrenalin im Gehirn, an Adrenalin und Noradrenalin im
Herzen und in den Nebennieren wurde nach der Trihydroxyindolmethode
(LAVERTY und TAYLOR 1968; GRIFFITHS und Mitarb. 1970) gemessen.

Ergebnisse: In den Versuchen ergaben sich charakteristische Änderungen
im Hinblick auf die Aktivität des Zwischenhirns, Hypophysenvorderlappens
und der Nebennierenrinde.

In Abb. 1 sind auf der Ordinate der Corticosterongehalt in µg/g, auf
der Abszisse die Narkosedauer markiert. Eingezeichnet ist der Zeitpunkt,
zu dem die Tracheotomie bei den schlafenden Tieren durchgeführt und mit
der maschinellen Beatmung begonnen wurde.

10 Minuten nach der i.p.-Injektion einer Kochsalz-Lösung war als Ausdruck einer Aktivitätssteigerung ein starker Corticosteronanstieg von
81 % gegenüber dem Normbereich zu beobachten. Erhielten die Tiere in
der gleichen Weise zwei verschiedene Dosen Pentobarbital zum Einschlafen, so war nun zu diesem Zeitpunkt keine Aktivierung mehr nachweisbar.
Wurde die Narkose mit Lachgas und Nachinjektionen von Pentobarbital

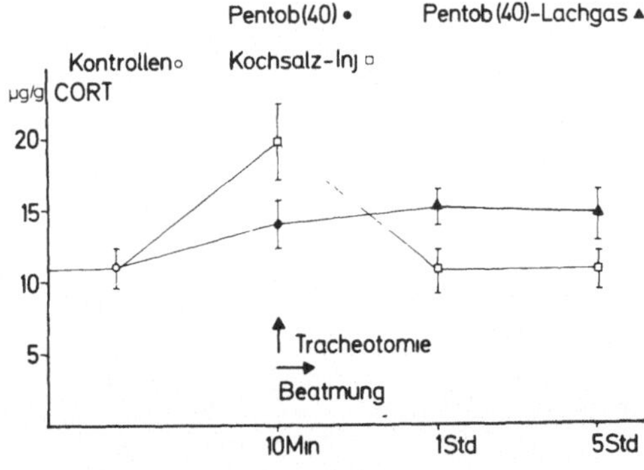

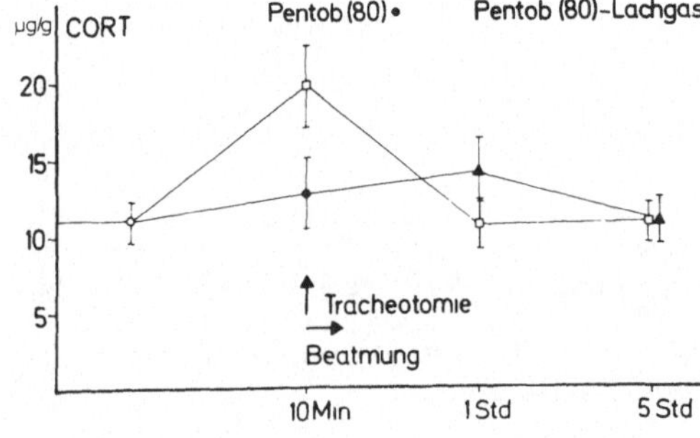

Abb. 1 Nebennierenrindenaktivität (Corticosterongehalt der Nebennieren) während Pentobarbital (40 mg bzw. 80 mg/kg i.p.)-Lachgas-Narkosen. Erläuterungen siehe Text

fortgeführt, so war 1 Stunde nach Narkosebeginn wieder eine Aktivierung des endokrinen Systems festzustellen. Diese betrug bei einer Dosierung von 40 mg/kg Pentobarbital 38 %, bei Applikation der doppelten Dosis war sie nicht mehr signifikant von der Kontrollgruppe abgrenzbar. Dauerte die Narkose 5 Stunden, unterschieden sich die Meßwerte in keiner Gruppe mehr von denen der Kontrolltiere.

Abb. 2 läßt in gleicher graphischer Darstellung die Corticosterongehalte nach Pentobarbital-Halothane-Narkosen erkennen.

1 Stunde nach Narkosebeginn war hier die Nebennierenrinden-Aktivität in beiden Halothanedosierungen deutlich gesteigert und lag annähernd in der gleichen Größenordnung. 5 Stunden später fielen die Werte wieder in den Ausgangsbereich ab.

Die in der Narkose gemessenen Steroidänderungen waren offenbar gemeinsamer Ausdruck einer allgemeinen Nebennierenrinden-Stimulierung und dämpfender Narkosemittelwirkung. Als auslösende Faktoren für die Rinden-Stimulierung kamen die Injektion selbst, der operative Eingriff zur Tracheotomie und auch der Beatmungsbeginn mit dem Respirator in Frage. Der dämpfende Narkoticaeffekt war offenbar relativ unabhängig von dem im einzelnen verabreichten Narkosetyp.

Verschiedenste Stressbedingungen wie auch ein operatives Trauma führen bekanntlich zu einer vermehrten Synthese von Corticosteroiden und zu ihrer Abgabe in das zirkulierende Blut. Nach den Untersuchungen von GUILLEMIN (1968) sowie von SLUSHER und ROBERTS (1957) ist die maximale Antwort erst 15 bis 30 Minuten nach dem Reiz anzutreffen.

In Abb. 3 ist Corticosteron in µg/g auf der Ordinate aufgetragen. Auf der Abszisse ist die Zeit nach der Injektion von Kochsalz oder Pentobarbital markiert.

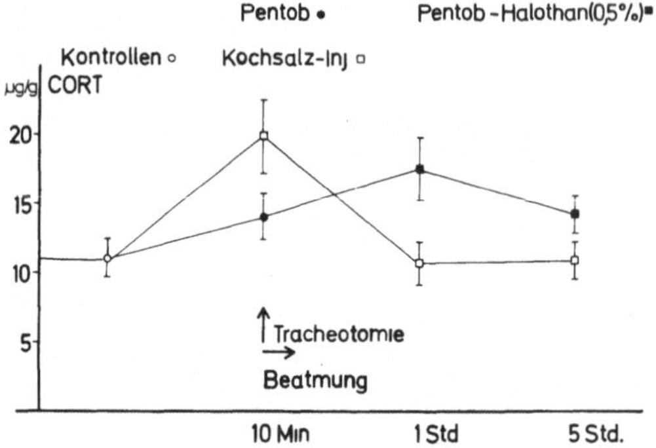

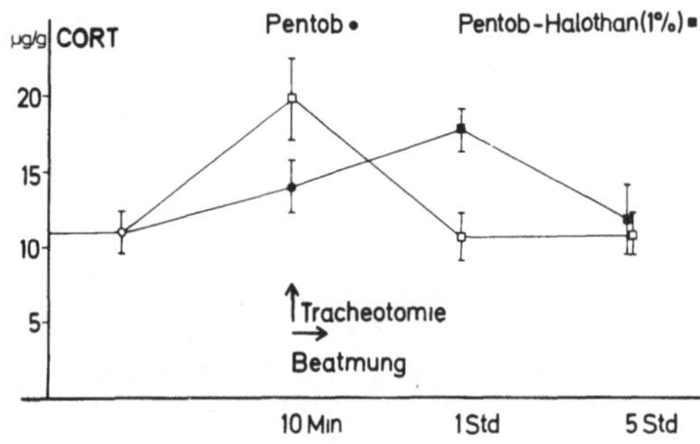

Abb. 2. Nebennierenrindenaktivität (Corticosteringehalt der Nebennieren) während Pentobarbital (40 mg bzw. 80 mg/kg i.p.)-Halothane(0.5 bzw. 1.0 Vol%)-Narkosen. Erläuterungen siehe Text

Zu erkennen ist wieder der hohe Corticosterongehalt nach einer bei den wachen Tieren durchgeführten Kochsalzinjektion. Wurde bei den Tieren nach dem Einschlafen mit Pentobarbital, also nach 7 bis 8 Minuten, eine Tracheotomie angeschlossen, welche 2 Minuten dauerte, wo war jetzt noch keine Aktivierung der Rinde wie 50 Minuten später festzustellen.

Synthese und Abgabe der Nebennierenrindenhormone werden durch das adrenocorticotrope Hormon des Hypophysenvorderlappens gesteuert. Der Hypophysenvorderlappen ist funktionell eng mit bestimmten Gebieten des Zwischenhirns, besonders des Hypothalamus, verknüpft. Die ACTH-Abgabe wird durch den Corticotropin-Releasing-Factor des Zwischenhirns reguliert.

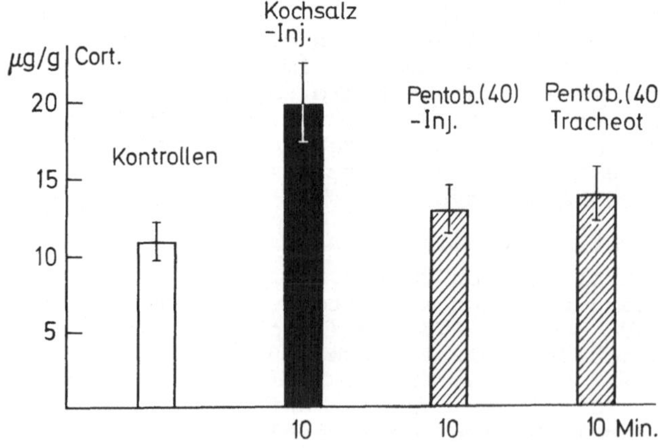

Abb. 3. Vergleich der Nebennierenrindenaktivität (Corticosterongehalt der Nebennieren) 10 Minuten nach verschiedenartigen Reizen (NaCl i.p., Pentobarbital i.p., Pentobarbital i.p. + Tracheotomie). Erläuterungen siehe Text

Die Achse Zwischenhirn-Hypophysenvorderlappen kann experimentell durch
Barbiturate, Chlorpromazin und andere Substanzen blockiert werden. In
den hier durchgeführten Versuchen wurde zu diesem Zweck Dexamethason
verwandt.

In Abb. 4 ist der Corticosterongehalt der Nebennieren in µg/g nach ein-
stündigen Pentobarbital-Halothane und Pentobarbital-Lachgas-Narkosen
aufgetragen.

Erhielten die Tiere 5 Stunden vor Narkosebeginn Dexamethason (1 mg/kg
i.p.), so konnten die Corticosteronerhöhungen vollständig aufgehoben
werden. Der leichte Abfall unter die Werte unbehandelter Kontrolltiere
war nicht signifikant.
Narkotica gelangen in alle Organgewebe und werden von ihnen nach bestimmten Gesetzmäßigkeiten aufgenommen. Nebennieren enthalten besonders
große Mengen eines verabreichten Narkoticum, wie CHENOWETH und Mitarb.
(1962) nachwiesen.

Aus den demonstrierten Befunden kann gefolgert werden, daß die hier in
der Narkose beobachteten Corticosteronveränderungen nicht durch eine
direkte Narkosemittelwirkung auf die Nebennieren, sondern durch einen
zentralen Mechanismus, und zwar durch Auslösung des Corticotropin-Releasing-Factor und des adreno-corticotropen Hormons, bedingt waren.

Zwischen der Achse Hypothalamus, Hypophysenvorderlappen, Nebennierenrinde und sympathischem Nervensystem bestehen zahlreiche funktionelle
und morphologische Verbindungen. So haben Corticoide und ACTH Einfluß
auf bestimmte Schritte der Katecholaminsynthese im sympathischen Nervensystem . Die N-Methyl-Transferase des Nebennierenmarks, welche die
Adrenalin-Synthese reguliert, hängt von der Anwesenheit von Corticoiden
ab. Die Aktivität der Tyrosinhydroxylase, welche die Geschwindigkeit
der Katecholaminsynthese bestimmt, hängt außer vom sympathischen Tonus
auch von der jeweiligen ACTH-Sekretion ab.

In Abb. 5 sind der Noradrenalingehalt im Gehirn und die Konzentration
der Gesamtkatecholamine (Adrenalin und Noradrenalin) im Herzen, jeweils in µg/g aufgetragen.

Wurden Zwischenhirn und Hypophysenvorderlappen bei den Versuchstieren
in der vorhin erwähnten Weise durch eine Dexamethasonvorbehandlung
blockiert, so lagen die Aminkonzentrationen in beiden Fällen in der
Größenordnung von unbehandelten Kontrolltieren. Im Gegensatz zu den

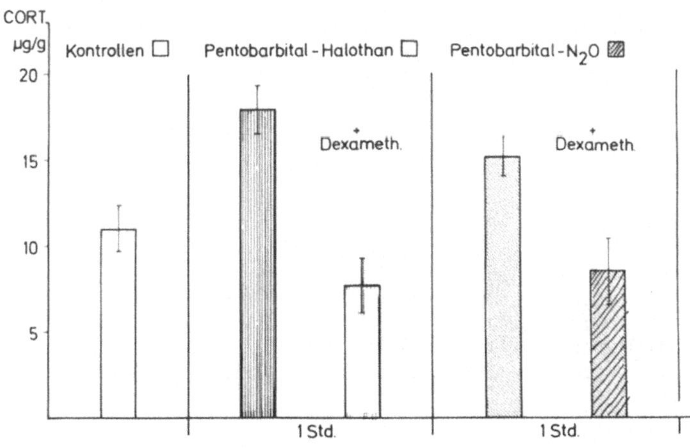

Abb. 4. Nebennieren-
rindenaktivität (Cor-
ticosterongehalt der
Nebennieren) nach
1stündiger Narkose.
Blockade der Achse
Zwischenhirn-Hypophyse
durch Dexamethason.
Erläuterungen siehe
Text

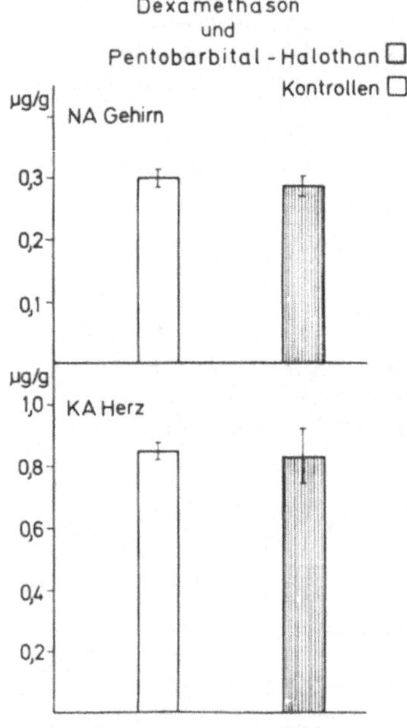

Abb. 5. Novadrenalingehalt im Gehirn und Katecholaminkonzentration im Herzen nach 1stüngiger Narkose bei mit Dexamethason vorbehandelten Ratten. Erläuterungen siehe Text

Befunden bei Bestimmung von Corticosteron in den Nebennieren blieben die Katecholaminkonzentrationen in den hier untersuchten Organen Gehirn, Herz und Nebennieren auch ohne Dexamethasonapplikation stets gleich. Dieses Ergebnis wurde sowohl nach Injektion von Kochsalz, Pentobarbital wie nach den verschiedenen, unter Beatmung durchgeführten, Kombinationsnarkosen gewonnen. Es schließt nicht aus, daß trotzdem Aktivitätserhöhungen im sympathischen Tonus stattgefunden haben. Nach verschiedenen Befunden EULERS (Übersicht: 1971) und anderer kann eine vermehrte Katecholaminsynthese in der Bilanz durch einen gleichzeitig erhöhten Efflux ausgeglichen werden.
Das System Zwischenhirn-Hypophysenvorderlappen kann durch eben genannte Maßnahmen blockiert, durch Ausschaltung des Erfolgsorgans Nebenniere jedoch auch stimuliert werden. So kommt es nach operativer Entfernung beider Nebennieren in der Folgezeit zu einer vermehrten ACTH-Abgabe in das Blut.

In Abb. 6 ist der Katecholamingehalt des Herzens (µg/g) von adrenalektomierten Tieren nach einer 1-stündigen Pentobarbital-Halothane-Narkose dargestellt.

Man erkennt, daß auch in diesem Falle keine Beeinflussung der Aminkonzentrationen stattgefunden hat.

Zusammenfassung

Nach Verabreichung verschiedener Narkosen unterschiedlicher Länge waren charakteristische Änderungen im Corticosterongehalt der Nebennieren zu beobachten. Sie waren zentral ausgelöst. Die Katecholaminkonzentration blieb dengegenüber in verschiedenen Geweben stets gleich. Durch eine Beeinflussung der ACTH-Sekretion konnte der Amingehalt weder im Gehirn noch im Herzen beeinflußt werden.

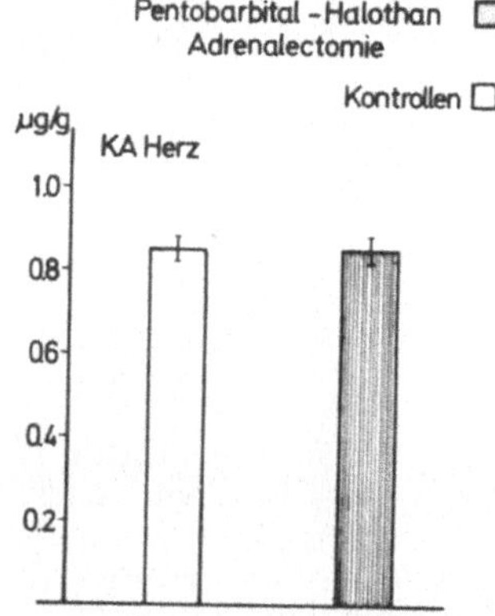

Abb. 6. Konzentration der Gesamt-Katecholamine im Herzen nach 1-stündiger Narkose bei adrenalektomierten Ratten. Erläuterungen siehe Text

Literatur

CHENOWETH, M.,B., ROBERTSON, D.N., ERLEY, D.S., GOLHKE, R.: Blood and tissue levels of ether, chloroform,halothane and methoxyflurane in dogs. Anesthesiology 23, 101-106 (1962).
EULER, v., U.S.: Synthese, Speicherung und Freisetzung des adrenergischen Neurotransmitters. Klin. Wschr. 49, 524-529 (1971).
GRIFFITHS, J.C., LEUNG, F.Y.T., McDONALD, T.J.: Fluorimetric determination of plasma catecholamines. Normal human epinephrine and norepinephrine levels. Clin. Chim. Acta 30, 395-405 (1970).
GUILLEMIN, R.: In: The investigation of hypothalamic-pituitary-adrenal function. Ed. James, V.H.T. and Landon, J. Cambr. University Press 1968.
LAVERTY, R., TAYLOR, K.M.: The fluorimetric assay of catecholamines and related compounds. Analyt. Biochem. 22, 269-279 (1968).
SLUSHER, M.A., ROBERTS, S.: Fate of adrenal ascorbic acid. Relationship to corticosteriod secretion. Endocrinology 61, 98-105 (1957).
VERNIKOS-DANELLIS, J., ANDERSON, E., TRIGG, L.: Changes in adrenal corticosterone concentration in rats: Method of bio-assay for ACTH. Endocrinology 79, 624-630 (1966).

Vortrag Nr. 86

ZUR WIRKUNG VON MORPHINARTIGEN ANALGETIKA UND NALOXON AUF NORADRENERGE SYNAPSEN

Von H. Montel und K. Starke

Einleitung

Man nimmt heute an, daß die spezifischen Opiatwirkungen - insbesondere
die Analgesie - wenigstens zum Teil durch Veränderungen im Stoffwechsel
zentraler Neurotransmitter hervorgerufen werden. Dabei scheint Noradrenalin eine besondere Rolle zu spielen (3, 12). Untersuchungen des Nora-
drenalinhaushaltes zentraler Synapsen sind schwierig, doch bieten sich
in peripheren postganglionären sympathischen Nervenendigungen verhältnismäßig leicht zugängliche Modelle an. Nach bisherigen Befunden hemmt
Morphin an einigen Organen die Neurotransmission, wahrscheinlich aufgrund einer Verminderung der pro Nervenreiz freigesetzten Transmitter-
menge (2, 4, 13). Diese Hemmung ist durch Morphinantagonisten aufhebbar
(5, 6). An anderen Organen beeinflußt Morphin die Effekte sympathischer
Nervenreizung nicht (2, 6, 9). Genauere Untersuchungen liegen bisher
nicht vor. Wir haben deshalb an den sympathischen Nerven des Kaninchenherzens die Wirkungen von Opiaten einerseits auf die Freisetzung von
Noradrenalin, andererseits auf dessen Aufnahme in die Nervenendigungen
untersucht. Die neuronale Aufnahme ist bekanntlich der wichtigste Weg,
auf dem Noradrenalin aus dem Extrazellulärraum beseitigt und damit in-
aktiviert wird (8). Untersucht wurden Morphin, Methadon und Pethidin
als Agonisten und Naloxon als Antagonist.

Methoden

Kaninchenherzen, in einem Teil der Versuche mitsamt den Nn. accaleran-
tes (7), wurden isoliert, und ihre Coronargefäße wurden mit Tyrodelö-
sung perfundiert. Die rechten und linken sympathischen Herznerven wurden abwechselnd 2 mal je 15 sec lang mit Rechteckimpulsen einer Breite
von 3 msec, einer Amplitude von 8 mA und einer Frequenz von 5 Hz stimuliert, sodaß eine Reizperiode 1 min dauerte. Schlagfrequenz, Noradrenalinabgabe und - in anderen Versuchen - die Aufnahme von infundiertem
Noradrenalin wurden bestimmt, wie früher angegeben (10).

Ergebnisse

1. Reizversuche

Reizt man die Nn. accelerantes des isolierten Kaninchenherzens 1 min
lang, so steigen die Schlagfrequenz und der vorher sehr geringe Noradrenalingehalt des venösen Perfusates an. Wiederholt man in Abwesenheit
von Pharmaka den Reiz nach 14 min, so verändern sich die Reizerfolge
kaum. Morphin, Methadon und Pethidin, in geeigneten Konzentrationen
10 min vor und während des 2. Reizes infundiert, verlängern die Dauer
der Frequenzsteigerung (Abb. 1) und vermehren die Noradrenalinmenge
im Perfusat (Abb. 2). Methadon und Pethidin sind schon in einer Konzentration von 10^{-6} M wirksam. Naloxon beeinflußt die Frequenzsteigerung
bis zu einer Konzentration von 10^{-4} M nicht, obwohl es in dieser hohen

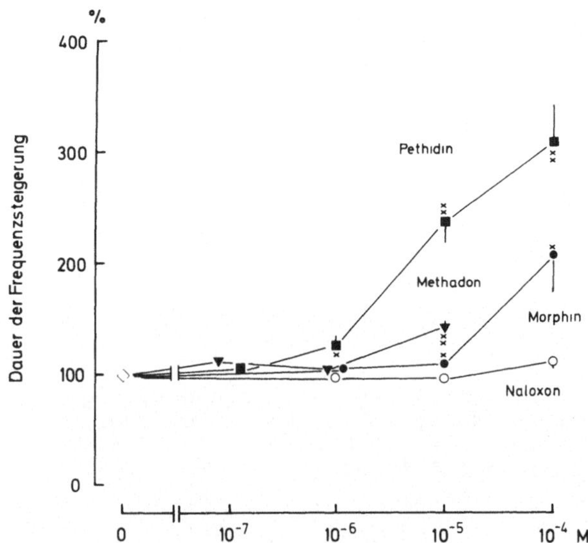

Abb. 1. Wirkungen von morphinartigen Analgetika und Naloxon auf den
positiv chronotropen Effekt der Sympathikusreizung. Die Nn. accelerantes wurden in einem Abstand von 14 min 2 mal je 1 min lang elektrisch
gereizt (R_1, R_2). Die Pharmaka wurden von 10 min vor R_2 bis zum Ende
des Versuches infundiert. Die Dauer der durch R_2 ausgelösten Frequenzsteigerung ist angegeben in % der durch R_1 ausgelösten Steigerung.
$\bar{x} \pm s_{\bar{x}}$. Zahl der Versuche : 3 - 14. Signifikante Unterschiede von den
Kontrollen: *p< 0,05, **p< 0,001

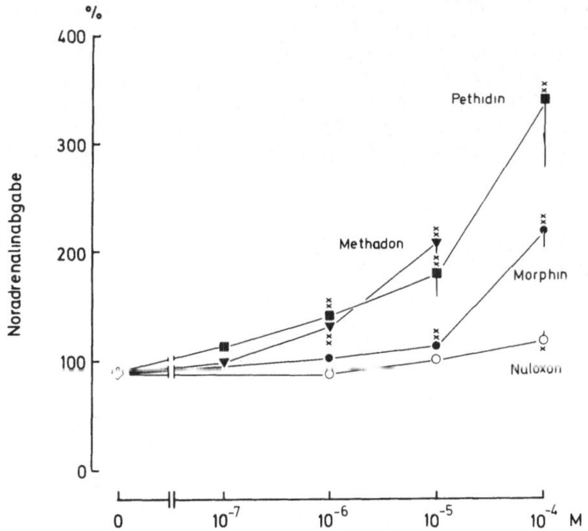

Abb. 2. Wirkungen von morphinartigen Analgetika und Naloxon auf die Noradrenalinabgabe bei Sympathikusreizung. Die Nn. accelerantes wurden in
einem Abstand von 14 min 2 mal je 1 min lang elektrisch gereizt (R_1,R_2).
Die Pharmaka wurden von 10 min vor R_2 bis zum Ende des Versuches infundiert. Die Noradrenalinabgabe bei R_2 ist angegeben in % der Abgabe bei
R_1. $\bar{x} \pm s_{\bar{x}}$. Zahl der Versuche: 4 -18. Signifikante Unterschiede von
den Kontrollen: *p< 0,05, **p< 0,001

Konzentration die Noradrenalinabgabe gering vermehrt. Die Abb. 3 zeigt
einen typischen Versuch mit Pethidin.

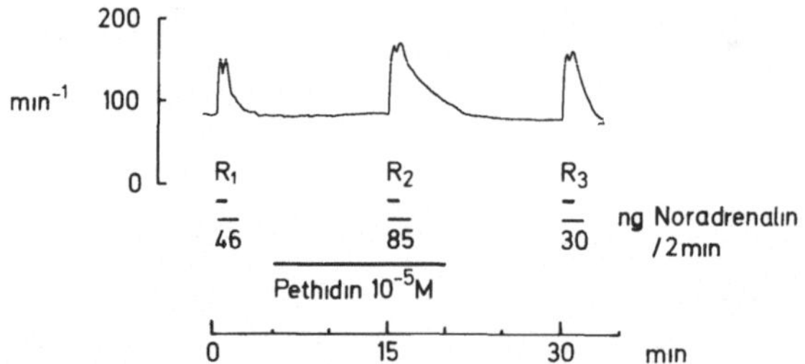

Abb. 3. Wirkungen von Pethidin auf ein isoliertes Kaninchenherz. Registriert sind die Schlagfrequenz und die Noradrenalinabgabe. Die Nn.
accelerantes wurden 3 mal je 1 min lang elektrisch gereizt (R_1 - R_3).
Pethidin wurde während der markierten Zeit infundiert

2. Aufnahmeversuche

Die häufigste Ursache einer Vermehrung der reizbedingten Abgabe von
Noradrenalin und damit der Erregungsübertragung auf das Erfolgsorgan
ist eine Blockade der Wiederaufnahme des freigesetzten Noradrenalins
in die Nervenendigungen. Wir haben deshalb als zweites die Wirkung der
Analgetika auf die Aufnahmefähigkeit der sympathischen Herznerven für
exogenes Noradrenalin untersucht.

Durchströmt man Kaninchenherzen 10 min lang mit Noradrenalin in einer
Konzentration von 10 ng/ml, so wird ein Teil durch Aufnahme in die
sympathischen Nervenendigungen aus der Perfusionslösung entfernt. Das
zeigt sich in einer arteriovenösen Noradrenalindifferenz (in diesen
Versuchen 38 % des infundierten Noradrenalins). Morphin, Methadon und
Pethidin, 10 min vor und während der Noradrenalininfusion gegeben, hemmen die Noradrenalinaufnahme in denselben Konzentrationen, in denen sie
die Abgabe vermehren und die Neurotransmission fördern. Bis zu einer
Konzentration von 10^{-4} M beeinflußt Naloxon die Aufnahme nicht (Abb. 4).

3. Wechselwirkungen von Morphin und Naloxon?

Da der Morphinantagonist die Aufnahme nicht hemmt, stellt sich die
Frage, ob der aufnahmehemmende Effekt der Opiate durch Naloxon aufheb-
bar ist. In diesem Fall könnte man annehmen, daß er durch spezifische
Morphinrezeptoren vermittelt wird.

Deshalb haben wir als drittes die Wirkung der gleichzeitigen Infusion
einer hohen Konzentration von Naloxon und einer mittleren Konzentration
von Morphin auf die Aufnahme von exogenem Noradrenalin untersucht (Abb.
5). Naloxon hebt die hemmende Wirkung des Morphins nicht auf, sondern
verstärkt sie sogar.

Diskussion

Alle beschriebenen Wirkungen der drei Analgetika lassen sich durch ein
und denselben Mechanismus erklären. Primär hemmen sie die aktive

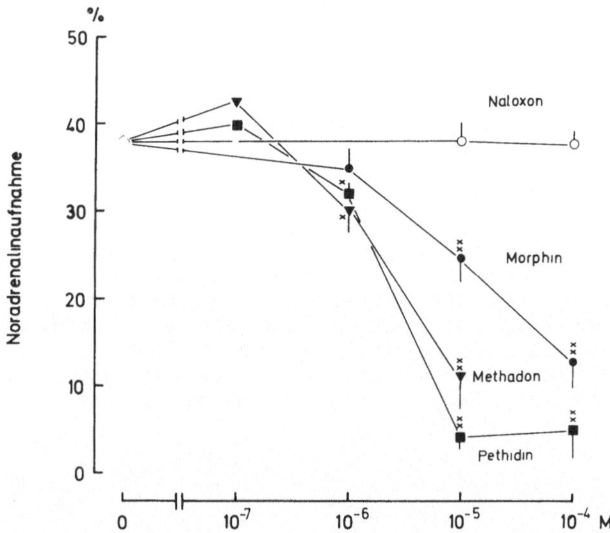

Abb. 4. Wirkungen von morphinartigen Analgetika und Naloxon auf die
Aufnahme von infundiertem Noradrenalin. Noradrenalin (Endkonzentration
10 ng/ml) wurde 10 min lang infundiert. Die Pharmaka wurden 10 min vor
und während der Noradrenalininfusion gegeben. Die von den Herzen aufgenommene Noradrenalinmenge ist in % der infundierten angegeben. $\bar{x} \pm$
$s_{\bar{x}}$. Zahl der Versuche: 3 - 14. Signifikante Unterschiede von den Kontrollen : $^{\times}p < 0,05$, $^{\times}_{\times} p < 0,001$

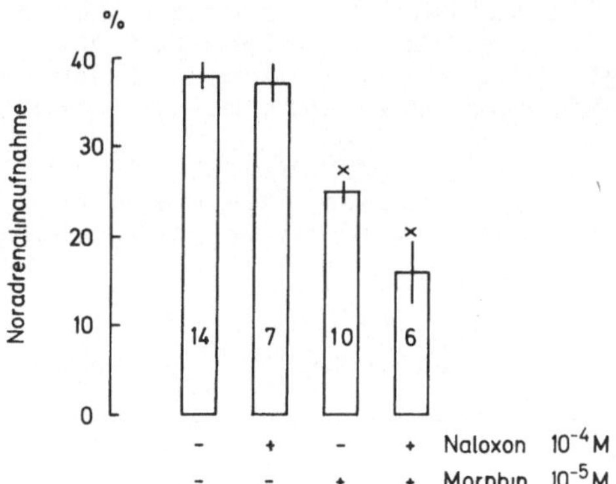

Abb. 5. Wechselwirkungen von Morphin und Naloxon auf die Aufnahme von
infundiertem Noradrenalin. Noradrenalin (Endkonzentration 10 ng/ml)
wurde 10 min lang infundiert. Die Pharmaka wurden 10 min vor und während der Noradrenalininfusion gegeben. Die Säulen geben die von den
Herzen aufgenommene Noradrenalinmenge in % der infundierten an. Die
Zahlen in den Säulen bedeuten die Anzahl der Versuche. $\bar{x} \pm s_{\bar{x}}$. Signifikante Unterschiede von den Kontrollen: $^{\times}p < 0,001$

Aufnahme von Noradrenalin an der Membran der adrenergen Nervenendigungen. Dadurch wird einerseits bei Infusion von Noradrenalin die arterio-
venöse Noradrenalindifferenz vermindert; andererseits wird bei Freisetzung von endogenem Noradrenalin durch Nervenreiz die Konzentration
des Transmitters im synaptischen Spalt erhöht und seine Inaktivierung

verzögert, was zu einer Verstärkung der Neurotransmission und zu einer
vermehrten Diffusion von Noradrenalin ins Perfusat führt. Dieser Effekt
ist nicht durch Naloxon aufhebbar, er wird also nicht durch spezifische
Morphinrezeptoren vermittelt.

Es scheint zwei Gruppen adrenerger Nervenendigungen zu geben: bei der
einen hemmen spezifische Morphinrezeptoren die Noradrenalinfreisetzung,
bei der anderen fehlen diese Rezeptoren. Nach unseren Befunden gehören
die adrenergen Nerven des Kaninchenherzens in die Gruppe, bei der Morphin die Freisetzung von Noradrenalin nicht über spezifische Rezeptoren
hemmt; darüber hinaus zeigen die Versuche, daß die Opiate - zumindest
Morphin, Methadon und Pethidin - an den postganglionären sympathischen
Nervenendigungen den Aufnahmemechanismus für Noradrenalin hemmen. Methadon und Pethidin sind dabei wirksam in Konzentrationen, die im Blut des
Menschen nach therapeutischer Gabe auftreten (1, 11). Der sympathiko-
tone Effekt könnte einer zentral ausgelösten Kreislaufdepression ent-
gegenwirken und mitverantwortlich sein für die gute Kreislaufverträg-
lichkeit der Opiate.

Zusammenfassung

Am isolierten Kaninchenherzen wurden die Wirkungen von Morphin, Methadon, Pethidin und Naloxon auf die Freisetzung von Noradrenalin bei
Reizung der Nn. accelerantes und auf die Aufnahme von exogenem Noradrenalin untersucht.
1. Morphin (10^{-5} - 10^{-4} M), Methadon (10^{-6} - 10^{-5} M) und Pethidin
   (10^{-6} - 10^{-4} M) steigern die reizbedingte Noradrenalinabgabe und
   fördern die adrenerge Erregungsübertragung auf den Sinusknoten.
   10^{-4} M Naloxon steigert zwar die Noradrenalinabgabe gering, verlängert aber nicht die Dauer der positiv chronotropen Wirkung der Sympathikusreizung.
2. Morphin, Methadon und Pethidin hemmen die Aufnahme von exogenem Noradrenalin in die sympathischen Nervenendigungen in denselben Konzentrationen, in denen sie die reizbedingte Noradrenalinabgabe und die
   adrenerge Neurotransmission steigern. Naloxon beeinflußt bis zu einer
   Konzentration von 10^{-4} M die Aufnahme nicht.
3. Naloxon verhindert nicht den hemmenden Effekt von Morphin auf die
   neuronale Aufnahme von Noradrenalin. Diese Hemmwirkung des Morphins
   und vermutlich auch des Pethidins und Methadons wird daher nicht über
   spezifische Morphinrezeptoren vermittelt.

Literatur

1. BECKET, A.H., TAYLOR, J.F.: Blood concentrations of pethidine and
   pentazocine in mother and infant at time of birth. J. Pharm. Pharmac. 19, Suppl. 50-52 (1967).
2. CAIRNIE, A.B., KOSTERLITZ, H.W., TAYLOR, D.W.: Effect of morphine on
   some sympathetically innervated effectors. Br. J. Pharmac. Chemother.
   17, 539-551 (1961).
3. FENNESSY, M.R., LEE, J.R.: Comparison of the dose-response effects
   of morphine on brain amines, analgesia and activity in mice. Br.
   J. Pharmac. 45, 240-248 (1972).
4. GYANG, E.A., KOSTERLITZ, H.W., LEES, G.M.: The inhibition of autonomic neuro-effector transmission by morphine-like drugs and its use
   as a screening test for narcotic analgesic drugs. Naunyn-Schmiedebergs Arch. exp. Path. Pharmak. 248, 231-246 (1964).
5. HENDERSON, G., HUGHES, J., KOSTERLITZ, H.W.: A new example of a
   morphin-sensitive neuro-effector junction: adrenergic transmission
   in the mouse vas deferens. Br. J. Pharmac. 46, 764-766 (1972).

6. HENDERSON, G., HUGHES, J., THOMPSON, J.W.: The variation of noradre-
naline output with frequency of nerve stimulation and the effect of
morphine on the cat nictitating membrane and the guinea-pig myen-
teric plexus. Br. J. Pharmac. $\underline{46}$, 524-525P (1972).
7. HUKOVIC, S., MUSCHOLL, E.: Die Noradrenalin-Abgabe aus dem isolierten Kaninchenherzen bei sympathischer Nervenreizung und ihre pharmakologische Beeinflussung. Naunyn-Schmiedebergs Arch. exp. Path.
Pharmak. $\underline{244}$, 81-96 (1962).
8. IVERSEN, L.L.: Role of transmitter uptake mechanisms in synaptic neurotransmission. Br. J. Pharmac. $\underline{41}$, 571-591 (1971).
9. KENNEDY, B.L., WEST, T.C.: Effects of morphine on electrically-in-
duced release of autonomic mediators in the rabbit sinoatrial node.
J. Pharmac. exp. Ther. $\underline{157}$, 149-158 (1967).
10. MONTEL, H., STARKE, K., GÖRLITZ, B.-D., SCHÜMANN, H.J.: Tierexperimentelle Untersuchungen zur Wirkung des Ketamins auf periphere sympathische Nerven. Anaesthesist $\underline{22}$,111-116 (1973).
11. ROBINSON, A.E., WILLIAMS, F.M.: The distribution of methadone in
man. J. Pharm. Pharmac. $\underline{23}$, 353-358 (1971).
12. SMITH, C.B., SHELDON, M.I., BEDNARCZYK, J.H., VILLARREAL, J.E.:
Morphine-induced increases in the incorporation of ^{14}C-tyrosine
into ^{14}C-dopamine and [14]C- norepinephrine in the mouse brain: Antag-
onism by naloxone and tolerance. J. Pharmac. exp. Ther. $\underline{180}$, 547-
557 (1972).
13. TRENDELENBURG, U.: The action of morphine on the superior cervical
ganglion and on the nictitating membrane of the cat. Br. J. Parmac.
Chemother. $\underline{12}$, 79-85 (1957).

Vortrag Nr. 87

WIRKUNGEN VON HALOTHANE UND DEHYDROBENZPERIDOL AUF DEN KREISLAUF UND DEN ZENTRALEN SYMPATHICUSTONUS

Von J. Schulte am Esch, G. Tauberger, M. Clostermann

Halothane und Depydrobezperidol (DHP), die bei verschiedenen Narkosetechniken gemeinsam verwendet werden, führen u. a. zu Blutdrucksenkun-
gen. Als Ursache dieser Wirkung werden bei der Halothanenarkose sowohl
cardiale und peripher vaskuläre als auch zentralnervöse Angriffspunkte
diskutiert. BLACK (1965) und andere Untersucher fanden eine Hemmung der
pressorischen Noradrenalinwirkung durch Halothane. Die Freisetzung en-
dogener Katecholamine wird nach ANTON und Mitarb. (1964) und HAVERS
(1962) vermindert. Konzentrationsabhängig führt Halothane weiterhin
zu einer Myocardschädigung, die an der Blutdrucksenkung beteiligt ist
(HAVERS (1962), BLOODWELL und Mitarb. (1960), MORGENSTERN und Mitarb.
(1965). Bezüglich der Wirkungen auf vegetative Zentren ergaben elektro-
physiologische Versuche, daß Halothane sowohl in Basisnarkose mit Chloralose-Urethan als auch in Lachgasanalgesie bei Katzen die efferente
Sympathicusaktivität eindeutig dämpft (KREPPEL (1968), SKOVSTED und
PRICE (1972).

Für DHP ergaben Tierversuche von JANSSEN und Mitarb. (1963) und klinische Untersuchungen von KREUSCHER (1965), daß Dosen bis zu 0,5 mg/kg
nur eine geringe Blutdrucksenkung erzeugen. Sie wird als Folge einer
α-Rezeptoren-Blockade interpretiert. Über zentrale vegetative Wirkungen ist lediglich bekannt, daß eine eindeutige Dämpfung der efferenten
Nierensympathicus-Aktivität erst bei sehr hohen Dosen von 3 mg/kg auftritt (KREPPEL und Mitarb. (1964).

In den vorliegenden Tierversuchen soll für Halothane und DHP das Verhältnis zwischen zentraler Sympathicusdämpfung und Blutdrucksenkung
und deren Abhängigkeit von der Einwirkungszeit geklärt werden. Zur Beurteilung der zentralen Sympathicusaktivität wurden die efferenten
praeganglionären Aktionspotentiale des Halssympathicus abgeleitet und
quantitativ ausgewertet. Die Veränderungen wurden sowohl in Ruhe als
auch bei zentraler Erregung untersucht und mit den entsprechenden Blut-
druckwerten verglichen.

Methode

Versuchstiere waren Katzen, die nach pertrachealer Intubation in Pro-
panidid-Narkose mit einem Stickoxydul-Sauerstoff-Gemisch im Verhältnis
3 : 1 und einem AMV von 300 ccm/kg/min beatmet wurden. Die Relaxierung
erfolgte mit 2 mg Succinylcholin/kg i.v. in Abständen von 15 - 20 min.
Die Aktionspotentiale des Halssympathicus wurden bipolar im Paraffin-
bad abgeleitet und nach Integration mit einem Rechenverstärker quantitativ ausgewertet. Synchron wurden der Blutdruck in der A. femoralis
und das EKG registriert. 20 min vor Versuchsbeginn wurde das N_2O-O_2-
Gemisch auf das Verhältnis 2 : 1 umgestellt.

In den jeweils 180 min dauernden Versuchen registrierten wir in den
ersten 50 min die Ausgangswerte in N_2O-Analgesie. Von der 50. bis zur
110. min erfolgte in 27 Versuchen die Zugabe von 0,5; 1,0 oder 2,0
Vol% Halothane. Im letzten Versuchsabschnitt von 70 min wurde die Re-
versibilität der Wirkungen nach Absetzen des Narcotikums, wiederum in
N_2O-Analgesie, geprüft. In weiteren 27 Versuchen erfolgte in der 50.

min die Injektion von 0,15; 0,3 oder 0,6 mg DHP/kg i.v.. Daran schloß
sich eine Beobachtungszeit von insgesamt 130 min an. In allen Versuchs-
abschnitten wurden die mittleren Ruhewerte der Sympathicusaktivität und
des Blutdrucks aus jeweils 2-4 Messungen errechnet. Ebenso prüften wir
den Einfluß von Halothane und DHP auf die Sympathicuserregung und Blut-
drucksteigerung in Asphyxieversuchen nach Ausschaltung der künstlichen
Beatmung für jeweils 90 sec. Außerdem wurde die maximale Blutdrucksteil-
gerung nach i.v. Noradrenalingaben vor und während der Halothane- und
DHP-Einwirkung untersucht.

Die statistische Sicherung der Ergebnisse erfolgte mit dem t-Test für
paarweisen Vergleich nach WILCOXON. In 7 Kontrollversuchen traten bei
Beatmung mit Stickoxydul-Sauerstoff in der Beobachtungszeit von 180 min
keine Veränderungen auf.

Ergebnisse

Die Wirkungen von Halothane auf die Ruhewerte des zentralen Sympathicus
und des Blutdruckes bei Katzen in N_2O-Analgesie sind in Abb. 1 zum
deutlichen Vergleich in % der Ausgangslage dargestellt. Mit steigender
Halothanekonzentration von 0,5-2,0 Vol% nahmen die Dämpfung der zentralen Sympathicusaktivität nach jeweils 60 min Inhalation von 18 auf
41 % und die Blutdruckssenkung von 17 auf 45 % zu. Die beiden Versuchs-
abschnitte während der Halothaneinhalation machen die Abhängigkeit der
Blutdrucksenkung und der Sympathicusdämpfung von der Einwirkungszeit
deutlich. Bei 2,0 Vol% war die Sympathicusaktivität nach 25 min um
23 %, nach 60 min um 41 % der Ausgangslage vermindert.

Während der Halothaneinhalation verliefen Sympathicusdämpfung und Blutdrucksenkung gleichsinnig. Dennoch bestand insgesamt keine Paralleli-
tät, da der Blutdruck in den ersten min der Halothaneinhalation

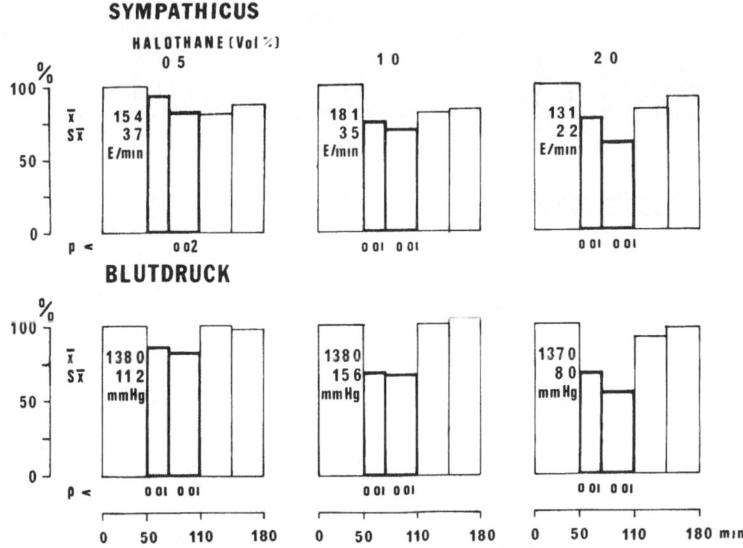

Abb. 1. Dämpfung der Ruhewerte der Sympathicusaktivität und des Blutdrucks in Halothane-N_2O-O_2-Narkose bei künstlich beatmeten und relaxierten Katzen. Ausgangs-Mittelwerte in N_2O-O_2-Analgesie = 100 %;
n = 8 - 10

regelmäßig vor der Dämpfung der Sympathicusaktivität absank. Außerdem
war der Blutdruck nach Inhalationsende bei allen Dosen in den ersten
35 min reversibel, während der Sympathicus bis zum Ende der Beobachtungszeit signifikant gedämpft war.
Nach Injektionen von 0,15 bis 0,6 mg DHP/kg kam es zu einer eindeutigen
Dämpfung der zentralen Sympathicusaktivität und zu einer geringen Blutdrucksenkung. Dabei gingen Sympathicusdämpfung und Blutdrucksenkung
parallel. Dieses Verhalten ließ sich auch in der ersten min nach DHP-
Gabe beobachten, in denen bei einigen Fällen eine flüchtige Steigerung
der Sympathicusaktivität und des Blutdrucks registriert wurde, bevor
die länger als 2 h dauernde Dämpfung eintrat.

In Abb. 2 sind die Ruhe- und Asphyxiewerte des Sympathicus bei 1,0 Vol%
Halothane und 0,3 mg DHP/kg in Prozent der Ausgangslagen einander gegenübergestellt. In Ruhe wurde in beiden Versuchsreihen eine weitgehend
übereinstimmende Sympathicusdämpfung um ca. 30 % registriert. Dagegen
war die Sympathicusaktivität in Asphyxie unter Halothane erheblich
stärker gedämpft als in Ruhe. Unter DHP stimmte die Sympathicusdämpfung
in Ruhe und Asphyxie annähernd überein.

Die Abb. 3 zeigt die entsprechende Gegenüberstellung der Blutdruckwerte.
1,0 Vol% Halothane bewirkte eine Blutdrucksenkung in Ruhe und Asphyxie,
die etwa doppelt so stark war wie die entsprechenden Effekte von 0,3
mg/DHP/kg. Die Befunde zeigen also deutliche Unterschiede im Verhältnis
von Sympathicusdämpfung zu Blutdrucksenkung bei Halothane und DHP.

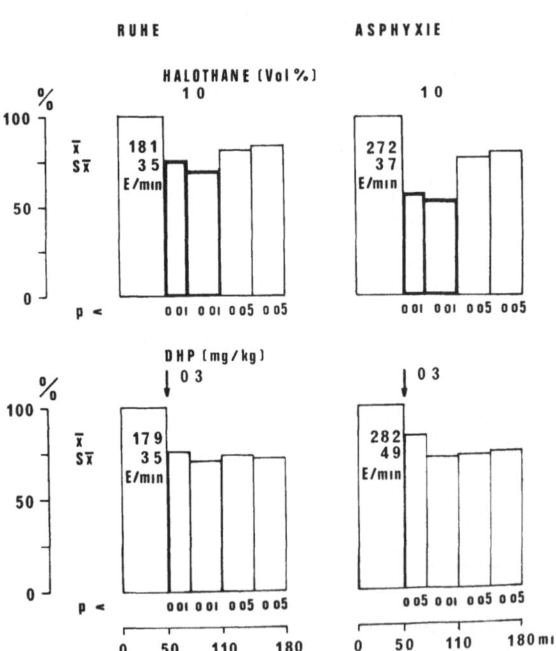

Abb. 2. <u>Sympathicusdämpfung in Ruhe und Asphyxie nach Halothane und
Dehydrobenzperidol (DHP)</u>. Ausgangs-Mittelwerte in N_2O-O_2-Analgesie =
100 %; n = 8 - 9

BLUTDRUCK

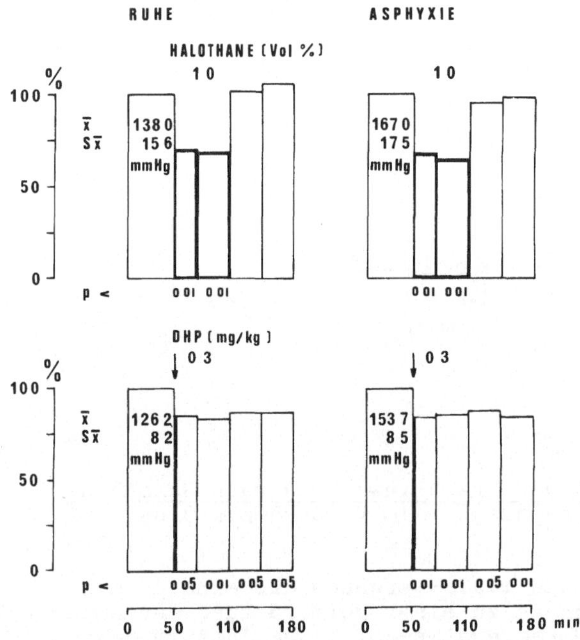

Abb. 3. Blutdrucksenkung in Ruhe und Asphyxie nach Halothane und Dehydrobenzperidol. Ausgangs-Mittelwerte in N_2O-O_2-Analgesie = 100 %; n = 8 - 9

Die überwiegende periphere Wirkungskomponente bei Halothane macht die Abb. 4 deutlich. Dargestellt sind jeweils der Blutdruck der Ausgangslage und nach 0,5-2 mcg Noradrenalin/kg bei 1,0 Vol% Halothane bzw. 0,3 mg DHP/kg. Halothane dämpfte die pressorische Noradrenalinwirkung in Prozent der Ausgangswerte etwa dreifach stärker als DHP.

Diskussion und Zusammenfassung

Halothane und DHP führten in Versuchen an Katzen in Stickoxydul-Analgesie zu einer Dämpfung der zentralen Sympathicusaktivität und Blutdrucksenkung in Ruhe und unter Streßbedingungen. Bei Halothane wurde eine signifikante Zunahme der Wirkungen während der 60 min dauernden Inhalation registriert.

Im Gegensatz zu DHP verliefen Sympathicusdämpfung und Blutdrucksenkung unter Halothane nicht parallel. In den ersten min der Inhalation trat die Blutdrucksenkung vor der Sympathicusdämpfung auf. Nach Absetzen des Narkoticums war sie früher reversibel. Das Verhältnis von Sympathicusdämpfung zu Blutdrucksenkung war bei Halothane kleiner als bei DHP zugunsten der deutlicheren Blutsenkung. Der pressorische Noradrenalineffekt als Ausdruck einer peripheren Wirkung an den Gefäßen war nach Halothane erheblich stärker gedämpft als nach DHP.

Die Befunde sprechen dafür, daß die kreislaufdepressorischen Halothanewirkungen vorwiegend auf Angriffpunkten an den Gefäßen und am Herzen und nur zu einem geringen Teil auf einer Dämpfung der Kreislaufzentren beruhen. Dagegen ist die DHP-Wirkung überwiegend zentralnervös bedingt.

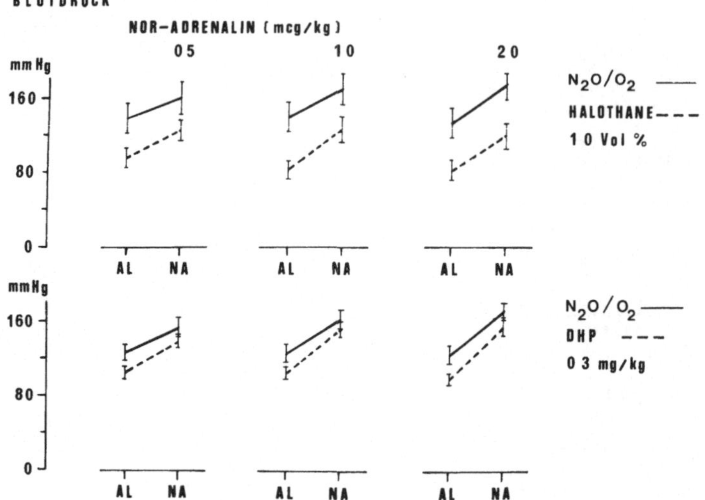

Abb. 4. Hemmung der pressorischen Noradrenalinwirkung nach Halothane und Dehydrobenzperidol. Mittelwerte aus 8 - 10 Versuchen $\pm$ 2 $s_{\bar{x}}$

Frühere Versuche von SCHULTE AM ESCH (1970) ergaben daß eine 45 min lange Inhalation von 2 Vol% Halothane zu einer Verminderung der Dopamin-Konzentration um 40 % und einem Noradrenalin-Abfall um 18 % im Hirnstamm von Ratten führt. Dieser Abfall der Katecholaminfraktionen konnte noch 3 Stunden nach Narkoseende nachgewiesen werden. Da Dopamin und Noradrenalin als Transmittersubstanzen in vegetativen Zentren in Frage kommen, könnte ihre langfristige Reduzierung eine Erklärung für die anhaltende Dämpfung der zentralen Sympathicusaktivität und den prozentual stärkeren Reagibilitätsverlust des Sympathicus im Streß bieten.

Literatur

1. ANTON, A., GRAVENSTEIN, K., WHEAT, M.: Anesthesiology 25, 262 (1964).
2. BLACK, G.W.: Science and practice in anesthesia, Philadelphia 1965.
3. HAVERS,L.: Anaesthesist 11, 81 (1962).
4. JANSSEN, P.A.J., NIEMEGEERS, C.J.E., SCHELLEKENS, K.H.L., VERBRUGGEN, F.J., VAN NUETEN, J.M.: Arzneim.-Forsch. (Drug Res). 12, 205-211 (1963).
5. KREPPEL, E., HAVERS, L., CUNITZ, G.: Arzneim.-Forsch. (Drug Res.) 18, 470 (1968).
6. KREPPEL, E.: Habilitationsschrift Bonn, 1964.
7. KREUSCHER, H.: Acta anaesth. scand. 9, 155-163 (1965).
8. MORGENSTERN, C.J., HAUMANN, L., COSSEL, B., WOHLGEMUTH, B., KUNZE, D.: Arneim.-Forsch. (Drug Res.) 15, 349 (1965).
9. SCHULTE AM ESCH, J.: Advances in Anaesthesiology and Resuscitation, Vol. I, Medical press, Prague, 1972.

Wirkungen von Stickoxydul auf den Kreislauf und den zentralen Symtahicustonus

Von G. Tauberger und J. Schmitz

Über den Einfluß von Stickoxydul auf vegetative Zentren liegen bisher nur wenige Untersuchungen vor. Versuche von HORNBEIN u. Mitarb. (1969) ergaben, daß Stickoxydul in Kombination mit Halothane beim Menschen zu einer Sympathicusstimulierung oder -hemmung führt, je nachdem ob niedrige oder hohe Halothanedosen benutzt werden. Dagegen fanden SKOVSTED und PRICE (1972) bei alleiniger Inhalation von Stickoxydul in Tierversuchen keine Veränderungen der sympathischen Ruheaktivität und des Blutdrucks.

Um eine quantitative Auswertung der zentralen Sympathicusaktivität zu ermöglichen, leiteten wir die efferenten praeganglionären Aktionspotentiale des Halssympathicus ab. Der Einfluß von Stickoxydul wird mit den Wirkungen von Chloralose-Urethan verglichen, einer Narkose, die in pharmakologischen Versuchen am häufigsten Verwendung findet. Wir benutzten die gleiche Versuchsanordnung wie SCHULTE AM ESCH und Mitarb. (1973), so daß die Befunde auch mit den Veränderungen in Halothane-Narkose vergleichbar sind.

Versuchstiere waren 20 Katzen, die nach Einleitung mit Propanidid künstlich beatmet und relaxiert wurden. Das Atemvolumen betrug 300 ccm/kg/min. Die Tiere erhielten Injektionen von 2 mg Succinylcholin/kg i.v. in Abständen von 10-15 min. Die Präparation erfolgte in Stickoxydul-Sauerstoff-Analgesie im Verhältnis 3 : 1.

In 10 Versuchen wurden die efferenten präganglionären Aktionspotentiale des Halssympathicus in drei verschiedenen Situationen geprüft: Im Wachzustand, in Stickoxydul-Analgesie (2 : 1 oder 3 : 1) und in Chloralose-Urethan-Narkose (40 mg/kg und 200 mg/kg i.v.). 10 Katzen, die während 160 min nur Stickoxydul erhielten, dienten zur Kontrolle. In allen Versuchen wurden nicht nur die Ruhewerte, sondern auch die Werte bei zentraler Erregung nach kurzfristiger akustischer Reizung oder Asphyxie geprüft. Die akustischen Signale wurden mit einer elektrischen Klingel erzeugt. Die Asphyxieversuche erfolgten durch Ausschaltung der künstlichen Beatmung für die Dauer von jeweils 90 sec.

Die Abb. 1 zeigt die Veränderungen der efferenten Sympathicusaktivität während einer 20 min dauernden Beatmung mit einem 2 : 1 - N_2O-O_2-Gemisch in % der Ausgangswerte im Wachzustand. In Ruhe erzeugte Stickoxydul nur eine geringe Verminderung der Sympathicusentladungen um 7,8 %. Dagegen war die streßbedingte Sympathicuserregung bei akustischer Reizung um 22,9 % und bei Asphyxie um 37,5 % der Ausgangswerte eindeutig gedämpft. Orientierende Versuche ergaben, daß eine Erhöhung der N_2O-Konzentration auf 75 % keine signifikant stärkeren Wirkungen erzeugte. Chloralose-Urethan-Narkose führte zu einer erheblich stärkeren Sympathicushemmung, die im Gegensatz zu Stickoxydul in Ruhe und bei zentraler Erregung annähernd gleichmäßig war (65,7 - 73,4 %).

Zum Vergleich sind die sympathicusdämpfenden Wirkungen von Halothane auf der Abb. 2 demonstriert. Die Inhalation von 0,5 Vol% führte nach 25 min zu einer Hemmung der sympathischen Ruhewerte um 8,3 % der Ausgangslage in Stickoxydul-Analgesie. Dagegen waren die Asphyxiewerte um 24,9 % gesenkt. Nach 60 min Inhalation von 2 Vol% Halothane erreichten

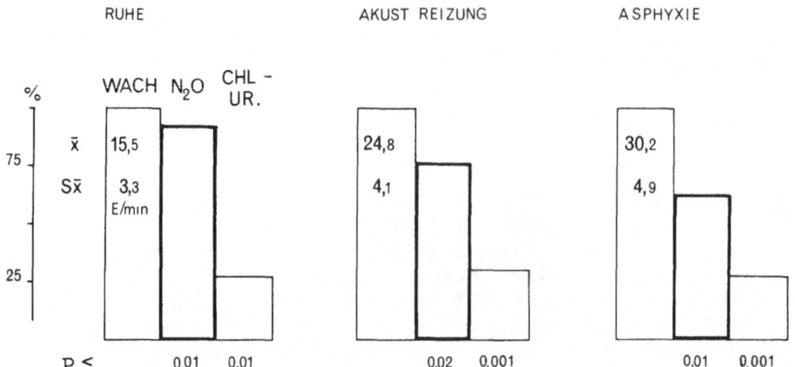

Abb. 1. Sympathicusdämpfung in N₂O-Analgesie und Chloralose-Urethan-Narkose bei künstlich beatmeten und relaxierten Katzen. Ausgangs-Mittelwerte im Wachzustand = 100 %; n = 10

die Wirkungen 40,5 % in Ruhe und 51,5 % in Asphyxie. Die Dämpfung der sympathischen Ruhelage und der Werte bei zentraler Erregung war also bei hoher Halothane-Dosierung gleichmäßiger als bei niedriger.

Die Abb. 3 zeigt das Verhalten des Blutdrucks und der Herzfrequenz in Stickoxydul-Analgesie und Chloralose-Urethan-Narkose. In Ruhelage waren die Blutdruckwerte praktisch unverändert. Geringgradig gehemmt war der blutdrucksteigernde Einfluß der Asphyxie. Die Wirkung war in Analgesie und Narkose nahezu gleich. Es bestand also weder in Ruhe noch bei zentraler Erregung eine Übereinstimmung zwischen sympathicus-dämpfender und blutdrucksenkender Wirkung.

Die registrierten Veränderungen der Herzfrequenz waren gering und bestanden in einer Abnahme der Ruhewerte um 2,9 % in N₂O-Analgesie und 17,1 % im Chloralose-Urethan-Narkose. Die beobachtete Sympathicus-

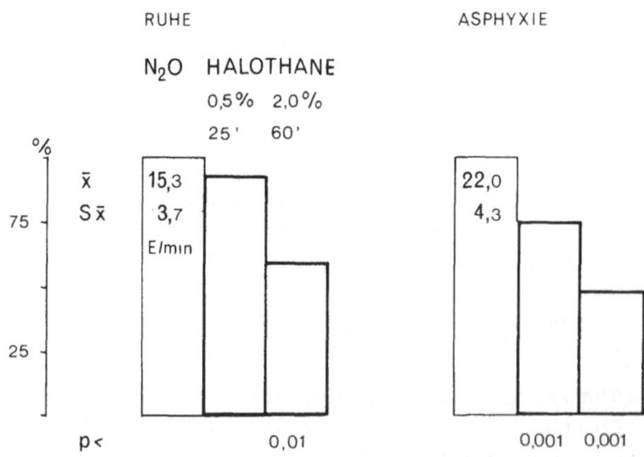

Abb. 2. Sympathicusdämpfung in Halothane-N₂O-O₂-Narkose. Ausgangs-Mittelwerte im N₂O-O₂-Analgesie = 100 %; n = 9

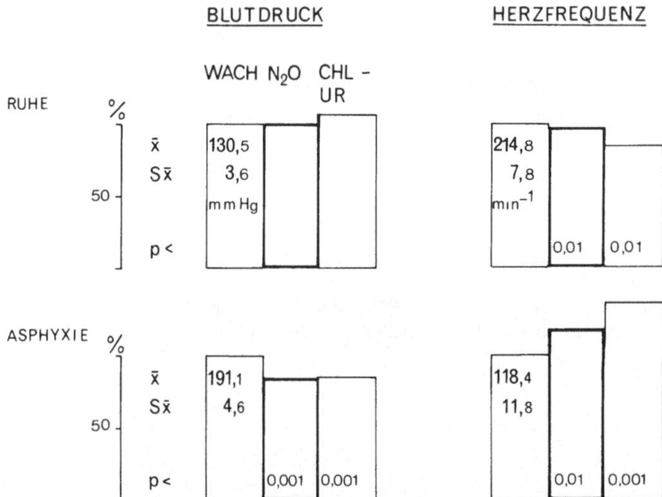

Abb. 3. Veränderungen des Blutdrucks und der Herzfrequenz in N_2O-Analgesie und Chloralose-Urethan-Narkose. Ausgangs-Mittelwerte im Wachzustand = 100 %; n = 10

dämpfung machte sich also auch in dieser Beziehung weniger bemerkbar, als man zunächst erwarten konnte.

Messungen der Herzfrequenz in Asphyxieversuchen zeigten, daß außer der Sympathicushemmung auch eine Dämpfung kreislaufdepressorischer Zentren vorlag. Im letzten Drittel der 90 sec dauernden Asphyxie kam es regelmäßig zu einer ausgeprägten Verlangsamung der Herzfrequenz. Dieser Effekt war bei Stickoxydul-Beatmung um 16,7 % und in Narkosen um 35,8 % geringer als im Wachzustand. Das spricht für eine zentrale vagushemmende Wirkung, weil die asphyxiebedingte Bradykardie Folge einer zentralen Vaguserregung ist und nach Bivagotomie ausbleibt.

Zusammenfassung und Diskussion

Die Versuche ergaben, daß in Stickoxydul-Analgesie, ebenso wie bei niedriger Halothane-Dosierung, in erster Linie streßbedingte Sympathicus- und Blutdruckreaktionen gedämpft werden. Dagegen wurde in Chloralose-Urethan-Narkose oder bei hoher Halothane-Dosierung eine gleichmäßige Hemmung der Ruhewerte und der Reaktionen nach akustischer Reizung oder Asphyxie beobachtet. Die in Prozent der Ausgangslagen errechnete Sympathicusdämpfung in Asphyxieversuchen verhielt sich zur Hemmung der Ruhewerte in Stickoxydul-Analgesie wie 5,2 : 1 und in Chloralose-Urethan-Narkose wie 1,12 : 1. Bei niedriger Halothane-Dosierung betrug dieses Verhältnis 3 : 1 und bei hoher Dosierung 1,27 : 1.

Die zentralen sympathicusdämpfenden Wirkungen von Stickoxydul und Chloralose-Urethan hatten im Ruhezustand keinen Einfluß auf den Blutdruck. Die Herzfrequenz war nur geringgradig vermindert. In Asphyxieversuchen war die Hemmung der pressorischen Blutdruckreaktionen wesentlich geringer als die zentrale Sympathicusdämpfung. Diese Befunde sind wahrscheinlich darauf zurückzuführen, daß außer der Sympathicusdämpfung auch eine Hemmung kreislaufdepressorischer Zentren vorlag.

Sowohl die zentrale Symphathicusdämpfung, gemessen an der abgeleiteten Nervenaktivität, als auch die Hemmung kreislaufdepressorischer

Reaktionen, gemessen an der Abschwächung der asphyxiebedingten Bradykardie, waren in Stickoxydul-Analgesie wesentlich geringer als in
Chloralose-Urethan-Narkose. Für neuropharmakologische Untersuchungen
ist die Stickoxydul-Analgesie allein oder in Kombination mit niedrigen
Halothanekonzentrationen daher besser geeignet als die übliche Narkose
mit Chloralose-Urethan.

Literatur

1. HORNBEIN, T.F., MARTIN, W.E., BONICA, J.J., FREUND, F.G., PARMENTIER,
   P.: Anesthesiology 31, 250 (1969).
2. SCHULTE AM ESCH, J., TAUBERGER, G., CLOSTERMANN, M.: In Vorbereitung.
3. SKOVSTED, P., PRICE, H.L.: Acta anaesth. scand. 16, 65 (1972).

Freie Themen (6)

Herzchirurgie

Vorsitz: O.H. Just, Heidelberg

M. Halmágyi, Mainz

Vortrag Nr. 100

Frühzeitige Totalkorrektur angeborener Herzfehler mit einer Säuglings-Herzlungenmaschine. Intra- und postoperative Anaesthesie- und Überwachungsprobleme

Von Ruth Gattiker, M. Turina, I. Babotai, Å. Senning und G. Hossli

Mangels technischer Voraussetzungen ist die primäre Totalkorrektur angeborener Herzfehler mit extrakorporaler Zirkulation im Säuglingsalter mit einer sehr hohen Mortalität belastet (1). An der chirurgischen Universitätsklinik A in Zürich wurde eine Säuglings-Herzlungenmaschine entwickelt, welche die Forderungen nach schonender Blutbehandlung, niedrigem Füllvolumen und genauer Kontrolle des zirkulierenden Blutvolumens erfüllt (5).

Eine Rollerpumpe erzeugt einerseits einen mittels Servosystem kontrollierten negativen Druck in den venösen Kanülen und pumpt andererseits das Blut über einen 1 m^2 Landé-Edwards-Membranoxygenator, Wärmeaustauscher und Filterentschäumer in die Aorta zurück. Die Sauger werden in ein Reservoir abgeleitet. Eine zweite Rollerpumpe wirkt als eigentlicher Regulator des zirkulierenden Blutvolumens durch genau dosierte Transfusionsmengen aus dem Reservoir ins Perfusionssystem oder von diesem ins Reservoir zurück. Das Füllvolumen besteht aus einem Blut-Albumingemisch von 350 ml mit einem Haematokrit von 30-35 %.

Bypasstechnik und Anaesthesieverfahren wurden an Baby-Hunden von 2,5-7,5 kg Gewicht ausgearbeitet. Die letzten 10 Experimente ergaben eine 100 %ige Überlebensrate (5).

Krankengut

Von Juli 1972 bis Juni 1973 wurden 21 Säuglinge im Alter von 3-20 Monaten (Mittel = 9,3 Mte) mit einem Körpergewicht von 4-8,8 kg (Mittel = 6,58 kg) operiert (Tabelle 1). 10 Kinder litten an einem Ventrikelseptumdefekt (VSD), 5 an einer Transposition der großen Arterien (TGA) und 4 an einer Fallot'schen Tetralogie. Bei einem 1 3/12-j. Kind wurden total falsch mündende Lungenvenen (TAVR) umgeleitet, bei einem 5/12-j. die aus der A. pulmonalis abgehende linke A. coronaria ligiert und eine Infarktnekrose excidiert. 3 Kinder (2 Fallot und 1 TGA) sind innerhalb der ersten 24 Stunden gestorben. Bei keinem spielte dabei die extrakorporale Zirkulation oder die Anaesthesie eine ursächliche Rolle. Die übrigen 18 Kinder haben überlebt.

Die Indikation zur frühzeitigen Korrektur des Herzfehlers war gegeben durch Mangelentwicklung infolge Herzinsuffizienz, zunehmender Cyanose oder pulmonaler Hypertension. Fast alle Kinder benötigen praeoperativ Digitalis. In keinem Fall mußte eine Operation notfallmäßig durchgeführt werden, sondern immer nur als geplanter mehr oder weniger dringlicher Wahleingriff. Alle 21 Säuglinge waren deshalb in einem ordentlichen Allgemeinzustand und metabolisch mehr oder weniger im Gleichgewicht; keines war präoperativ weder beatmet noch intravenös oder durch eine Magensonde ernährt. Absolute Notfälle oder sehr komplizierte Vitien wurden weiterhin mit geeigneten Palliativeingriffen behandelt.

Anaesthesie- und Überwachungstechnik

Zur Prämedikation bekamen die Säuglinge 20-30 min vor Narkosebeginn Pethidin 1 mg/kg Körpergewicht s.c. oder Thiopental 30 mg/kg rectal,

Tabelle 1. Operationen mit einer Säuglings-Herz-Lungen-Maschine
(15.6.72 - 15.6.73)

Krankengut:	21 Säuglinge	
Alter:	3-20 Mte	(Mittel 9,3 Mte.)
Gewicht:	4000-8800 g	(Mittel 6580 g)

Diagnose	Zahl	gestorben
Ventrikelseptumdefekt	10	-
Fallot'sche Tetralogie	4	2
Transposition der großen Arterien	5	1
Total falsch mündende Lungenvenen	1	-
Fehlabgang der A. coronaria sin. aus der A. pulm.	1	-
Total	21	3

dazu 0,1-0,2 mg Atropin oder Phenergan 1/2 - 1 mg/kg s.c. Anaesthesie-
technik und Überwachung während und nach der Operation gehen aus dem
in Abb. 1 dargestellten Beispiel hervor. Die Intubation mit einem dicht-
sitzenden cufflosen Rüschelittubus erfolgte nach leichter Hyperventilation mit je 50 % Lachgas und Sauerstoff und Halothane über ein Ein-
wegventil (Digby-Leigh) ohne Muskelrelaxantien. Während der nun folgenden weiteren Vorbereitungen wurden die Kinder durch eine Hilfsperson
über das zur Einleitung gebrauchte System manuell beatmet (2). Zur
intra- und postoperativen arteriellen und zentralvenösen Druckmessung,
zur Entnahme von Blutproben und zu Infusionszwecken legten wir allen
Säuglingen je einen Katheter in eine A. radialis und in die V. cava
superior. Die freipräparierte A. radialis wurde nach SELDINGER mit
einem 0,9 mm dicken Teflonkatheter kanüliert (Seldicath Micro No 3855.09
Medicath Electronics AG, Bern). Dieser Katheter ließ sich auch bei
kleinsten Verhältnissen relativ mühelos über eine Drahtführung in die
A. radialis vorschieben. Es wurde streng darauf geachtet, daß der Katheter distal der Aufteilung der A. brachialis zu liegen kam. Bei zwei
über 8 kg schweren Kindern wurde die A. femoralis percutan nach derselben Methode kanüliert, wobei es jedoch im einen Fall zu einer deutlichen Ischaemie des Beines kam, so daß der Katheter postoperativ entfernt werden mußte. Die obere Hohlvene wurde in vier Fällen durch supra-
claviculäre Punktion der V. subclavia, in zwei Fällen durch Punktion
der V. jugularis externa und in 15 Fällen durch Freilegung der V. cu-
bitalis erreicht. Als Katheter wurde immer ein dünner (grüner) Intra-
cath verwendet. Mit der Punktion der V. subclavia sind wir bei diesen
Fällen eher zurückhaltend, da infolge der für den Herz-Lungen-Bypass
notwendigen Heparinisierung intrathorakale Hämatombildungen im Bereiche der Einstichstelle der V. subclavia beobachtet wurden. Sofort
nach Einlegen des Venenkatheters bekamen die Patienten 10 ml/kg einer
20 % Albuminlösung. Damit konnten wir einen optimalen hämodynamischen
Zustand vor der Perfusion erreichen. Alle Säuglinge wurden intraoperativ mit einem Kinder-Engströmapparat im offenen System bei einer
Atemfrequenz von 30 mit je 50 % Lachgas und Sauerstoff und 0,5 Vol%
Halothane nach Relaxierung mit 1-2 mg Alcuronium kontrolliert beatmet.
Vor der Kanülierung für den Bypass bekamen die Säuglinge Heparin
3 mg/kg Körpergewicht. Die Kühlung erfolgte bis auf eine Bluttemperatur
von 28° C. Der Perfusionsdurchfluß konnte dabei von 160 ml/kg/min in
Normothermie auf 100 ml/kg/min herabgesetzt werden (6). Der Herzlungen-
Bypass dauerte durchschnittlich 55 min (34-88 min) und die Aorta wurde
in allen außer in drei Fällen durchschnittlich 34 min (13-65 min)

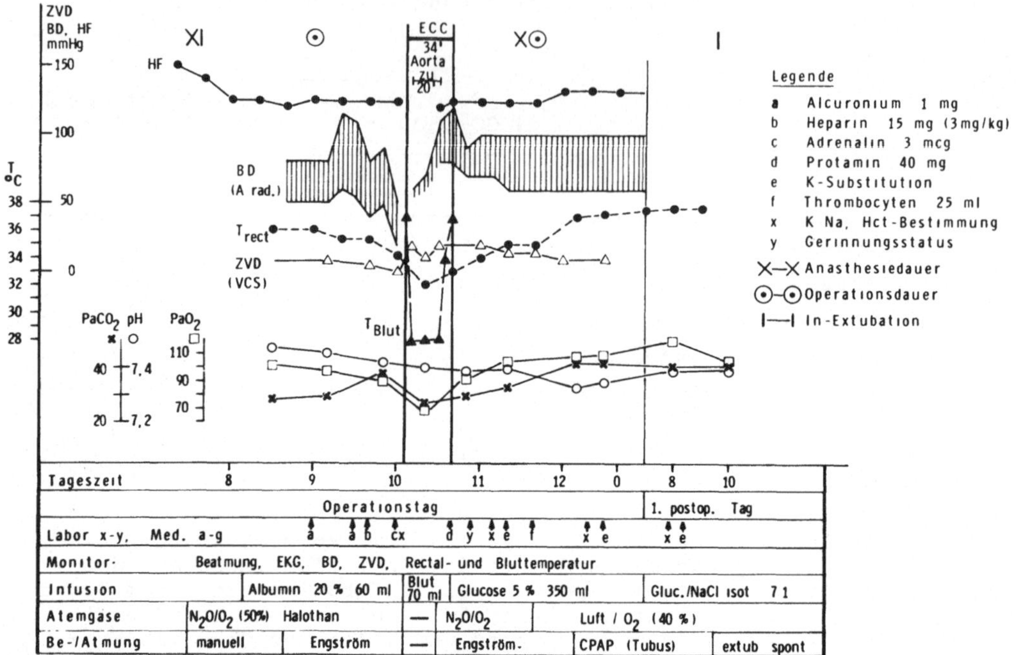

Tageszeit	8	9	10	11	12	0	8	10
			Operationstag				1. postop. Tag	
Labor x-y, Med. a-g		a	a b cx	d y x e f		x e	x e	
Monitor·	Beatmung, EKG, BD, ZVD, Rectal- und Bluttemperatur							
Infusion		Albumin 20 % 60 ml	Blut 70 ml	Glucose 5 % 350 ml			Gluc./NaCl isot 7 l	
Atemgase	N2O/O2 (50%) Halothan		—	N2O/O2		Luft / O2 (40 %)		
Be-/Atmung	manuell	Engström	—	Engström·		CPAP (Tubus)	extub spont	

Abb. 1. V.J., 8/12-j. Mädchen, 5500 g. VSD mit pulmonaler Hypertension, Operation mit der Säuglings-Herzlungenmaschine am 17.10.72. Intra- und postoperatives Anaesthesie- und Überwachungsprotokoll

abgeklemmt. Der Membranoxygenator wurde mit reinem Sauerstoff oder je nach arteriellem PCO2 unter Zugabe von 2,5 Vol% CO2 ventiliert. Zur Neutralisation des Heparins am Ende des Herzlungen-Bypass waren relativ große Mengen, nämlich zweimal die Heparindosis in mg, von Protaminchlorid notwendig.

Während der ganzen Operation wurden arterieller und zentral-venöser Druck sowie auch das EKG auf einem Kathodenstrahloscilloskop überwacht und bei Bedarf auf einem 6-Kanal-Schreiber registriert (Abb. 4a und 4b). Dieselbe Überwachung wurde postoperativ fortgesetzt. Ventilation und metabolischer Zustand wurden durch regelmäßige Blutgasanalysen kontrolliert.

Resultate

In 20 von 21 Fällen übernahm das Herz die Kreislauffunktion nach dem Herzlungen-Bypass entweder spontan oder nach Defibrillation mühelos. Das Serumkalium sank bei 8 Patienten unter 3 mval/ℓ, bei den übrigen lag es zwischen 3 und 3,5 mval/ℓ. In allen Fällen war eine Kalium-Substitution in der Größenordnung von 1/2 mval/kg Körpergewicht notwendig. Nach der oben angegebenen Protaminchloriddosis war die Thrombinzeit in 5 Fällen noch geringgradig erhöht. Der Quick lag bei allen Patienten unter 50 %, bei 4 unter 25 %. Das Fibrinogen betrug zwischen 100 und 150 mg% und sank nur in 3 Fällen unter 100 mg%. 3 Kinder mußten wegen Nachblutung rethorakotomiert werden, wobei es sich in keinem Falle um eine eigentliche Gerinnungsstörung gehandelt hat. Vor Entfernung der Aortenkanüle wurde den kleinen Patienten je nach zentralvenösem Druck 30-100 ml Perfusat aus der Herz-Lungen-Maschine transfundiert. Nur 8 Fälle benötigten nach der Perfusion noch Konservenblut.

Blutgase und Säure-Basen-Verhältnisse während der fünf Phasen A-E sind
in Tabelle 2 angegeben und in den Abb. 2 und 3 für drei verschiedene
Krankheitsgruppen (VSD, TGA und Fallot) graphisch dargestellt.
Die niedrigen präoperativen Werte für die arterielle O_2-Sättigung und
-Spannung in den Gruppen mit Transposition der großen Gefäße und Fallot'
scher Tetralogie lassen auf die Schwere dieser Herzfehler schließen
sowie auf die relativ dringende Operationsindikation. Sie bleiben auch
nach der Korrektur unter Beatmung mit 50 % O_2 mit 91 % bzw 96 mmHg bei
den Transpositionen und 88 % bzw 86 mmHg bei den Fallots infolge intrapulmonaler Verteilungsstörungen subnormal, normalisieren sich allerdings besonders bei den Fällen mit TGA schon 20-24 Stunden postoperativ.

Eine metabolisch leicht acidotische Ausgangslage zeigen besonders die
Fallot-Patienten. Während des Herzlungen-Bypass bei einer Bluttemperatur von 28° C und einer leichten Hypocarbie zwischen 20 und 30 mmHg

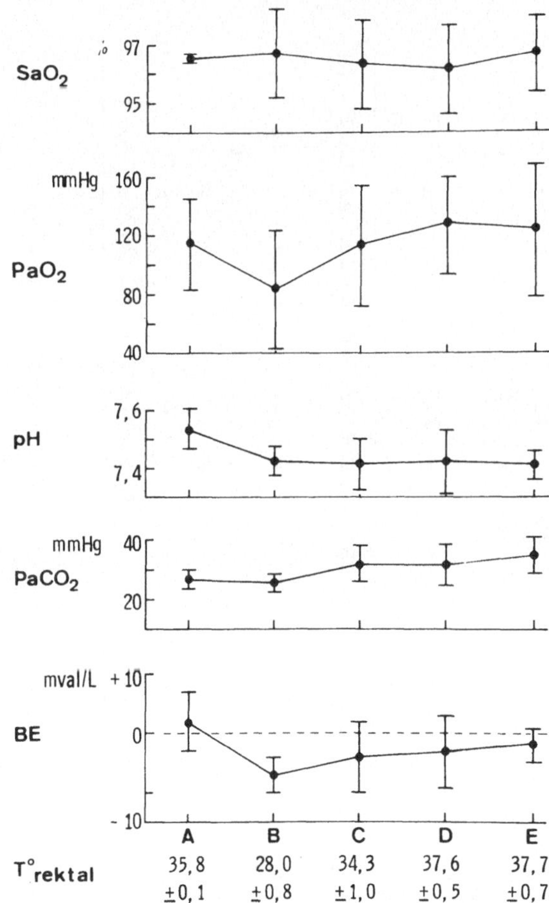

Abb. 2. Intra- und postoperative Sauerstoff- und Säure-Basen-Verhältnisse von 10 Säuglingen mit VSD (Mittelwerte und Standardabweichungen) in
den Meßphasen A-E (siehe Text zu Tabelle 2). Auf der Abszisse ist die
jeder Phase entsprechende Körpertemperatur (T°rektal) angegeben

Tabelle 2. Intra- und postperative Blutgas- und Säure-Basen-Verhältnisse mit entsprechenden Rectal-
bzw. Bluttemperaturen (Mittelwerte und Standardabweichungen) bei 3 Gruppen von Säuglingen mit kongenita-
len Herzvitien, die an einer Säuglings-Herz-Lungen-Maschine total korrigiert worden sind.

A = in Narkose vor Perikarderöffnung (Engström 50 % O_2)

B = während kardio-pulmonalem Bypass (Membranoxygenator 100 % O_2)

C = kurz nach Bypass (Engström 50 % O_2)

D = 1-6 Std postoperativ (Engström oder CPAP am Tubus 40 % O_2)

E = 20-24 Std postoperativ (Engström, CPAP oder Spontanatmung nach
    Extubation ca. 40 % O_2)

	A	B	C	D	E
		VENTRIKELSEPTUMDEFEKT (N = 10)			
SaO_2 %	97 ± 1	98 ± 2	96 ± 2	96 ± 2	97 ± 1
PaO_2 mmHg	115 ± 31	84 ± 40	114 ± 41	127 ± 33	124 ± 45
pH	7,54 ± 0,07	7,43 ± 0,05	7,42 ± 0,09	7,43 ± 0,11	7,42 ± 0,05
$PaCO_2$ mmHg	27 ± 3	26 ± 3	32 ± 6	32 ± 7	35 ± 6
BE mval/L	+2,3 ± 4,9	-7,3 ± 2,9	-3,5 ± 5,7	-2,8 ± 5,8	-1,6 ± 3,8
T °C	35,8 ± 0,1	28,0 ± 0,8	34,3 ± 1,0	37,6 ± 0,5	37,7 ± 0,7
		TRANSPOSITION der großen ARTERIEN (N = 5)			
SaO_2 %	62 ± 27	98 ± 1	92 ± 11	91 ± 14	97 ± 1
PaO_2 mmHg	43 ± 16	74 ± 26	68 ± 29	96 ± 50	129 ± 51
pH	7,45 ± 0,06	7,40 ± 0,20	7,45 ± 0,32	7,38 ± 0,06	7,42 ± 0,23
$PaCO_2$ mmHg	31 ± 7	28 ± 5	27 ± 5	35 ± 9	33 ± 5
BE mval/L	-1,8 ± 1,6	-8,3 ± 1,6	-4,9 ± 3,5	-3,8 ± 5,9	-0,7 ± 4,6
T °C	35,2 ± 0,8	27,6 ± 0,9	32,7 ± 1,1	37,4 ± 0,9	37,4 ± 0,7

Tabelle 2. (Fortsetzung)

	FALLOT'SCHE TETRALOGIE (N = 4)				
SaO_2 %	56 $\pm$ 13	96 $\pm$ 3	88 $\pm$ 12	88 $\pm$ 8	89 *)
PaO_2mmHg	27 $\pm$ 10	110 $\pm$ 51	102 $\pm$ 57	86 $\pm$ 19	73
pH	7,45 $\pm$ 0,03	7,40 $\pm$ 0,08	7,33 $\pm$ 0,24	7,39 $\pm$ 0,22	7,42
$PaCO_2$mmHg	24 $\pm$ 5	24 $\pm$ 4	30 $\pm$ 19	38 $\pm$ 10	32
BE mval/L	-5,6 $\pm$ 4,0	-10,7 $\pm$ 8,5	-7,6 $\pm$ 5,5	-1,0 $\pm$ 3,5	-3,0
T °C	34,5 $\pm$ 1,7	27,8 $\pm$ 0,6	34,3 $\pm$ 1,7	37,5 $\pm$ 1,0	37,0

*) = Durchschnittswerte der 2 überlebenden Fälle

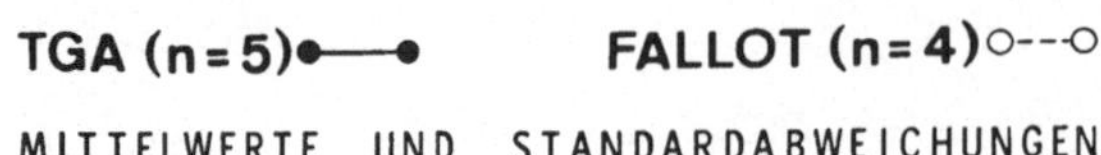

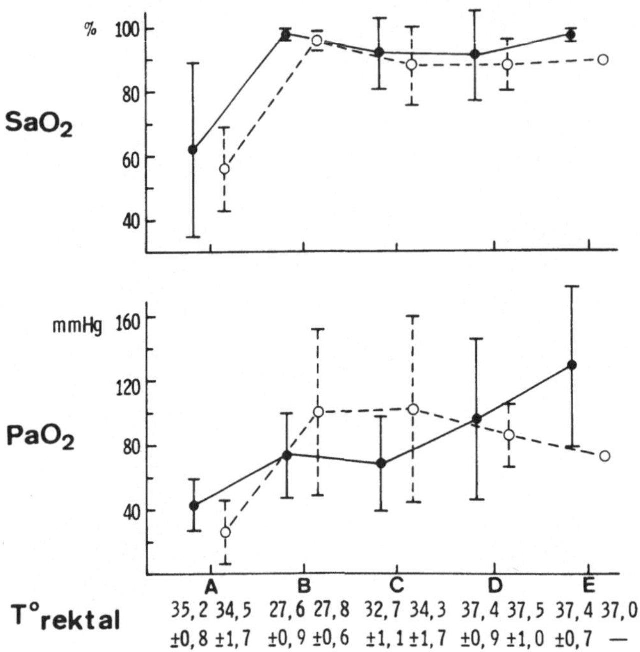

Abb. 3a. Intra- und postoperative arterielle Sauerstoffsättigungen und
-spannungen (Mittelwerte und Standardabweichungen) von 5 Säuglingen
mit TGA (●——●) und 4 Säuglingen mit Fallot'scher Tetralogie (o----o)
in den Meßphasen A-E (siehe Tabelle 2) mit den entsprechenden Temperaturen

zeigen alle drei Gruppen bei normalem pH eine leichte metabolische Acidose, die jedoch sofort nach Übernahme der Herz-Kreislauffunktion, bei
den cyanotischen Herzvitien spätestens 1-6 Stunden postoperativ, spontan
verschwindet, was für die gute Perfusion und die Sofortsuffizienz des
Herzens nach dem Bypass spricht. Nur 5 Patienten, davon die drei innerhalb 24 Stunden verstorbenen, benötigten wegen eines Low-output-Syndroms
nach Abnahme von der Perfusion 20-30 mval Natriumbicarbonat.

Die guten Druckverhältnisse, auch während der Perfusion, gehen aus den
Abb. 4a und 4b hervor.

11 von 18 überlebenden Patienten konnten wir entweder unmittelbar nach
der Operation oder nach wenigen Stunden an einem CPAP-System (Continuous positive airway pressure) nach GREGORY 1971 (3, 4) gegen einen endexspiratorischen Widerstand von 5-10 cm H_2O bei einer inspiratorischen
O_2-Konzentration von 40 % am Tubus spontan atmen lassen. Sie wurden
alle vor der Rückverlegung ins Kinderspital am 1. oder 2. postoperativen
Tag extubiert. Die übrigen 7 Fälle wurden unter Beatmung verlegt und
konnten spätestens nach einigen Tagen extubiert werden.

Alle 18 überlebenden Kinder waren unmittelbar postoperativ wach, zeigten einen guten Tonus sowie eine warme, gut durchblutete Peripherie.

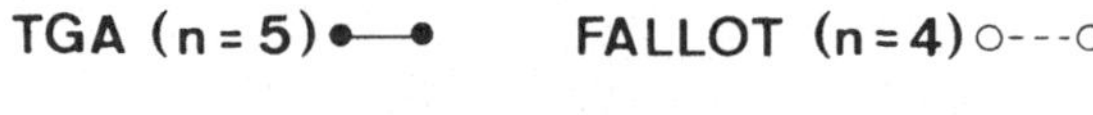

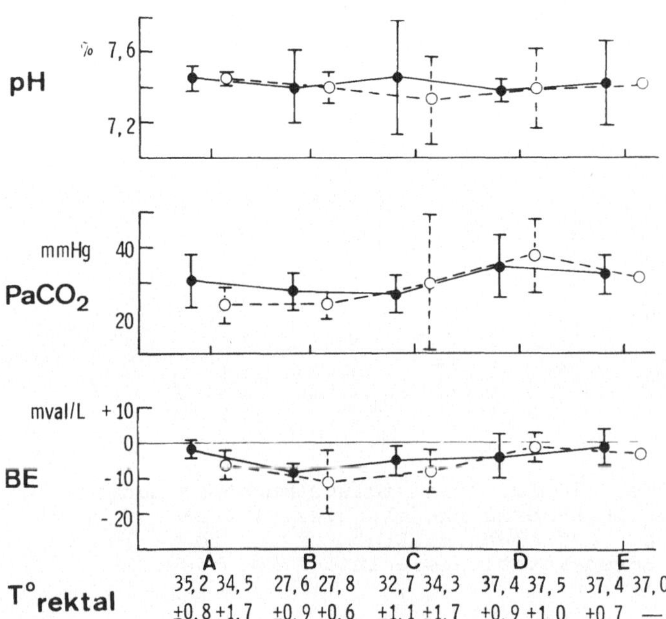

Abb. 3b. Intra- und postoperative Säure-Basen-Verhältnisse (Mittelwerte
und Standardabweichungen) von 5 Säuglingen mit TGA (•——•) und 4 Säuglingen mit Fallot'scher Tetralogie (o- - - -o) in den Meßphasen A-E
(siehe Tabelle 2) mit den entsprechenden Temperaturen

Die Diurese mußte in einigen Fällen mit Lasix in Gang gebracht werden,
funktionierte jedoch in der Folge gut.

Zusammenfassung und Schlußfolgerung

Die frühzeitige Totalkorrektur angeborener Herzfehler ist in den meisten Fällen einer Palliativoperation mit nachfolgender Totalkorrektur
durch eine Zweitoperation vorzuziehen. Zusätzliche hämodynamische Veränderungen und die Gefahr interkurrenter Komplikationen bei nicht vollständig geheiltem Herzvitium, wie Endocarditis, pulmonale Infekte,
Widerstandserhöhung in den Lungengefäßen, können vermieden werden. Die
hohe Mortilität des extrakorporalen Kreislaufes mit den gebräuchlichen
Herz-Lungen-Maschinen bei Säuglingen stellt jedoch auch heute noch die
Vorzüge einer Totalkorrektur bei diesen kleinen Patienten mit einem
Körpergewicht unter 8 kg ernsthaft in Frage.

Von den 21 Säuglingen, die mit einer speziellen Säuglings-Herzlungenmaschine innerhalb eines Jahres operiert worden sind, überlebten 18.
3 sind an Rechtsherzversagen bei pulmonaler Widerstandserhöhung und
wegen operationstechnischer Schwierigkeiten in den ersten 24 Stunden
postoperativ verstorben.

Mit der hier angegebenen Anaesthesie- und Perfusionstechnik wurden in
allen Fällen optimale Druck-, Blutgas- und metabolische Verhältnisse

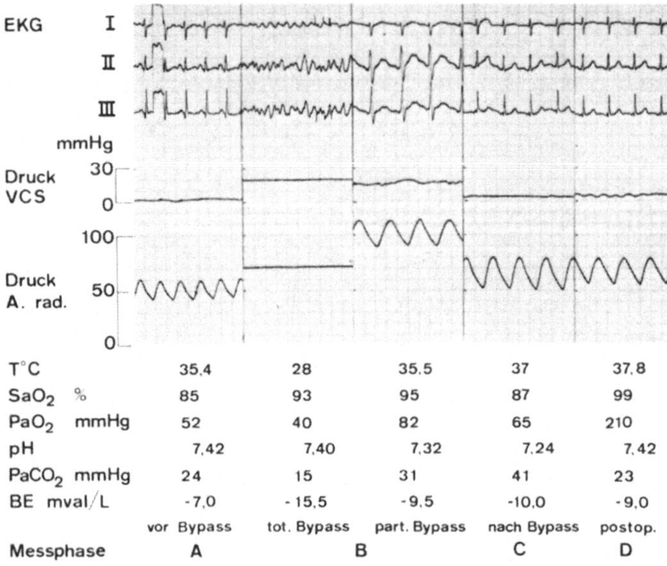

Abb. 4a. J.L., 1 3/12-j. Knabe, 8700 g. Total falsch mündende Lungenvenen. Operation mit der Säuglings-Herzlungenmaschine. Intra- und postoperatives EKG, arterielle und zentralvenöse Druckkurven sowie Tempe-
ratur-,Sauerstoff- und Säure-Basen-Verhältnisse in den Meßphasen A-D
(siehe Text zu Tabelle 2)

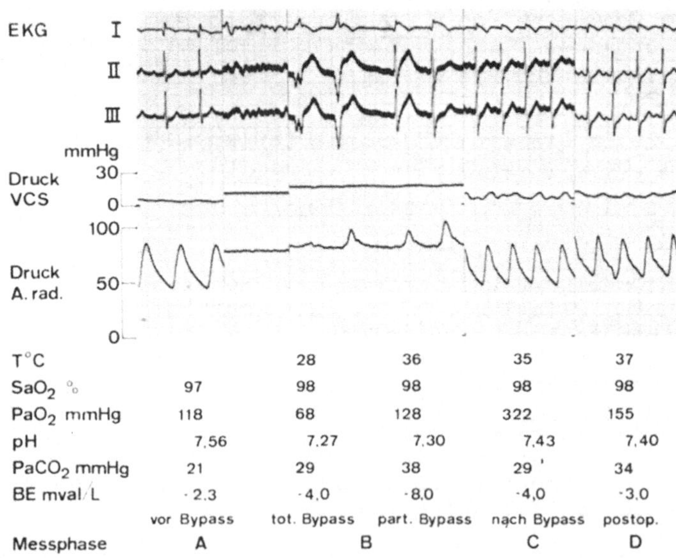

Abb. 4b. D.M., 5/12-j. Knabe, 6770 g. Fehlabgang der Arteria coronaria
sinistra aus der Arteria pulmonalis. Status nach Herzinfarkt mit Herzwandaneurysma. Ligatur der A. cor. sin. und Resektion des Aneurysmas
mit der Säuglings-Herzlungenmaschine. Intra- und postoperatives EKG,
arterielle und zentralvenöse Druckkurven sowie Temperatur-, Sauerstoff-
und Säure-Basen-Verhältnisse in den Meßphasen A-D (siehe Text Tabelle 2)

erreicht. Die vasodilatierende Wirkung des Halothanes und die Gabe von
Kolloiden (20 % Humanalbumin) verhinderten die Neigung zur peripheren
Widerstandserhöhung während der Perfusion und damit die Entwicklung
einer schwereren metabolischen Acidose. Das Herz übernahm seine Funktion
nach der Perfusion in den meisten Fällen ohne Schwierigkeiten, oft
spontan. Die Säuglinge waren unmittelbar nach der Operation in einem
auffallend besseren Zustand als nach Palliativeingriffen.

<u>Literatur</u>

1. BAFFES, T.G., Total body perfusion in infants and small children for
   open heart surgery. J. Ped. Surg. <u>3</u>, 551 (1968).
2. GATTIKER, R.: Anaesthesie in der Herzchirurgie. Stuttgart-Wien:
   Verlag Hans Huber Bern 1971.
3. GATTIKER, R., HOSSLI, G.: Ursachen und Folgen der akuten Ateminsuf-
   fizienz in einem kardiochirurgischen Wachsaal. Schweiz. Med. Wschr.
   <u>103</u>, 775 (1973).
4. GREGORY, G.A., KITTERMAN, J.A., PHIBBS, R.H., TOOLEY. W.H., HAMILTON,
   W.K.: Treatment of the idiopathic respiratory distress syndrome with
   continuous positive airway pressure. New Engl. J. Med. <u>284</u>, 1333
   (1971).
5. TURINA, M., BABOTAI, I., GATTIKER, R., SENNING, Å.: Eine Herz-Lungen-
   Maschine für Neugeborene und Säuglinge. Thoraxchirurgie <u>21</u>, 57
   (1973).
6. TURINA, M., GATTIKER, R., BABOTAI, I., SENNING, Å.: Totalkorrekturen
   von angeborenen Herzfehlern im Säuglingsalter. Erfahrungen mit einer
   Säuglings-Herzlungenmaschine. Thoraxchirurgie, im Druck.

Hazards During and After Multiple Coronary Artery Bypass Grafts Recognition and Corrective Physiologic, Pharmacologic Approach

By Ingeborg H. Talton

Coronary artery disease is one of the major public health problems. It is the single greatest killer of physicians. Perhaps this explains why some of the most striking advances made in cardiac sugery have been in the area of coronary artery disease. Most patients with obstructive disease of the coronary circulation can be treated with grafts of autogenous veins - usually the saphenous veins - anastomosed between the aorta and the distal coronary arteries. Candidates for operation are likely to have more than one occlusion and an appreciable number have three or more significant obstructing lesions, each potentially correctable by a graft. Grafting two or more lesions will prolong the time of extracorporeal circulation, and hemolysis and electrolyte disturbances increase almost linearly with the passage of time. However, with today's well-maintained apparatus, the composition of the hemodiluted perfusate, and the constant vigilance of the anesthesiologist, problems arising from the cardio-pulmonary bypass may be combatted and minimized from the very beginning.

Many patients with coronary artery disease are on digitalis and propranolol. To avoid possible dangerous side effects, these drugs should be stopped 1-10 days before operation. The main hazard of pre-operative digitalis administration is the possibility of the patient developing digitalis toxicity during operation, since patients with advanced heart disease often have a decreased tolerance to this drug. The most common arrhythmia associated with digitalis toxicity is frequent premature ventricular contractions.

Arrhythmias may be precipitated by depletion of potassium by dialysis or hyperventilation. Low potassium will also increase the cardiac sensitivity and will impair the A-V conduction. Potassium should be assessed frequently before operation, and if it is low, it should be supplemented.

Propranolol (Inderal), a beta-blocking agent, counteracts cardiac overactivity from sympathetic stimulation. It is used primarily to decrease the myocardial oxygen demand. This is mediated through a decreased heart rate and force of contraction. Propranolol should be discontinued at least 3 days prior to operation to allow for the dissolution of the major portion of the blockade. If myocardial depression or bronchospasm still occur during operation, there is a good chance that it can be treated successfully by the agonist isoproterenol.

Unfortunately the selective beta-1 adrenergic blocker, practolol, which does not have a bronchoconstrictive effect and is said to produce less myocardial depression, is not available in the United States at present.

No coagulation deficiency should be evident before surgery, and prothrombin time and partial thromboplastin time should be within normal limits.

To assure the greatest possible safety for the patient during the whole procedure, it is mandatory to monitor the following parameters continuously: arterial pressure, central venous pressure, EKG, and EEG. In many cases pulmonary artery pressure is also recorded. Pulmonary artery pressure might present a better index of the circulatory volume than the central venous pressure and the pulmonary artery end-diastolic pressure reflects the changes of the left atrial pressure (Pulmonary vascular resistance).

Arterial blood should be analysed at frequent intervals for PO_2, PCO_2, pH, bicarbonate, sodium, potassium and hematocrit so that any detrimental changes may be detected and corrected without delay. Enzyme studies for creatinine phosphokinase and lactic dehydrogenase are often done concomittantly to reveal the state of the myocardium during surgery.

A Foley catheter is inserted into the bladder to evaluate urinary output continuously.

Throughout the operation, the patient's rectal temperature is recorded by the anesthesiologist. In addition, esophageal and rectal temperature are monitored by the pump team.

The estimated intravenous dose of heparin - to prevent coagulation during hypass - is withheld until the venae cavae and the femoral artery (or ascending aorta) are encircled with tapes. Since the half life of heparin is approximately one hour at normal temperatures, heparin is given into the pump at half of the original dose at 50 minute intervals while bypass lasts, to avoid fibrin emboli.

Hemodilution is the method of choice for priming the pump-oxygenator systems. The blood may be diluted with various crystalloid solutions. In general, hemodilution has the following advantages: decreased renal damage, decreased hemolysis, reduction in metabolic acidosis and reduction in viscosity. The last assures a better tissue perfusion. Where hypothermia is being used, this decrease in viscosity offsets the rise in viscosity which normally occurs when the temperature falls.

Moderate hypothermia (30° C) as part of an extracorporeal technique will assure a reduction in metabolic demands. Also, inadequate or interrupted perfusion is better tolerated by the heart and the other vital organs. However, very rapid cooling should be avoided because this may result in an elevated pH and a low PCO_2, which could decrease the cerebral blood-flow. During pump time the hemodiluted perfusate should be analized at intervals so that proper acid-base balance can be maintained. If hypokalemia occurs, potassium is required; because citrated blood is used, calcium should be added. Usually the pump is primed with mannitol to assure adequate urinary output.

Ventricular fibrillation is induced to ensure a quiet heart, when the technically difficult anastomoses to the coronary arteries are performed. Some surgeons anastomose both ends during bypass, and others do the aortic end off and the coronary end on bypass.

When the pump flow is at the estimated level, and the venae cavae are snared, all intravenous infusions are stopped and ventilation ceases. During this time the patient is put on 100 % oxygen, the lung inflated to prevent atelectases. The intrapulmonary pressure should not exceed 10 cm water.

A halothane vaporizer may be placed between the oxygenator and the pump system, all other drugs are given directly into the pump.

In our experience, the ideal mean arterial blood pressure during cardiopulmonary bypass lies between 60 to 100 mmHg. If it falls below 60 mmHg, the flow-rate should be increased and a vasopressor should be given to assure perfusion of the vital organs. On the other hand, excessive vasoconstriction may elevate the blood pressure above 110 mmHg. Then steps should be taken to induce vasodilatation with either halothane, chlorpromazine and/or steroids. If moderate hypothermia is used, the flow rate usually can be reduced safely to 45 ml/kg/min. Increased mean arterial pressure and/or central venous pressure for a prolonged time may cause cerebral edema post-operatively.

One of the most feared incidents during bypass is the sudden drop in blood pressure caused by retrograde dissection of the femoral artery. The skilled surgeon, however, is usually very quick in cannulating the ascending aorta to reestablish the extracorporeal circulation within minutes. Dislodgment of the cannula is a less traumatic experience, as the cannula may be reinserted rather quickly; but the pump must be stopped immediately to prevent emptying.

Quite frequently during the course of bypass the central venous pressure increases, which indicates inadequate extracorporeal venous drainage. Usually an adjustment of the drainage cannulae will remedy this situation.

Before coming off the pump after moderate hypothermia, slow rewarming is desirable to avoid islets if cold tissue remaining in the body which may cause the patient to cool again.

Defibrillation takes place before coming off bypass when the patient's temperature has risen above 34° C, and may present problems. Quite often a patient has to be shocked several times before he converts to a normal sinus rhythm.

The most crucial period occurs when coming off total bypass. If both the peripheral blood pressure and the left atrial pressure are too low, the patient needs more volume. Since the cannulae are still in place, this may be accomplished best by administering blood directly from the pump.

If the peripheral blood pressure is low but the left atrium appears to be filled (high left atrial pressure) the patient obviously needs some myocardial support. Alpha and/or beta adrenergic drugs and calcium should be given intravenously. If this pharmacological approach fails to stimulate the myocardium sufficiently, physiologic support should be undertaken with an intra-aortic balloon counterpulsator.

If ventricular arrhythmias (particularly slow ones) persist after bypass, atrial and ventricular pacing wires should be implanted. Intravenous infusions of lidocaine (Xylocaine) or procaine amide (Pronestyl) can be of great therapeutic value too, but emphasis should not be put on pharmacological support only.

Intravenous protamine administration is started slowly when blood pressure and blood volume have been restored and cannulae have been removed from the major vessels. Usually the dose of protamine given to convert the anticoagulation effects of the heparin is twice the original dose of heparin. Often extra doses of 50 mg protamine are given at ten minute intervals, especially when heparinized blood has been infused from the pump after coming off bypass. Protamine has to be administered very slowly to avoid circulatory collapse as most patients still are slightly hypovolemic. Small doses of calcium concomittantly will support the myocardium.

The greatest disadvantage of extracorporeal circulation is the destruc-
tion of platelets and plasma coagulation factors. The probability of
extensive bleeding after coming off bypass increases with the length
of pumptime. Obviously, the administration of fresh blood is an excel-
lent remedy. However, at present the quantity of fresh blood needed is
often not available. Therefore, if profuse bleeding continues and no
clotting occurs, platelets, prothrombin time and partial thromboplastin
time should be evaluated and a Tri-F titer test should be performed. If
platelets are low, prothrombin time and partial thromboplastin time
not within normal limits, the diagnosis of multiple coagulation factor
defects due to dilution by transfused blood is made and the patient
should be treated with fresh frozen plasma immediately.

If the Tri-F titer shows excessive fibrinolysis, the patient should
receive aminocaproic acid (Amicar) intravenously to inhibit this trend.
If the Tri-F titer reveals a normal fibrinogen level, but heparin ti-
tration shows the presence of circulating heparin, more protamine should
be given to neutralize this.

Needless to say, re-explorations for persistant bleeding have decreased
in recent years.

Special micro-filters placed between the blood and the transfusion sets
have reduced the dreaded incidence of microemboli from aggregated cell
elements.

Mechanical ventilation continues after the operation - usually until
the next morning - with monitoring of arterial pressure, central venous
pressure and EKG, frequent analyses of PO_2, PCO_2, pH, bicarbonates,
sodium, potassium and hematocrit. We have found that massive antibiotic
therapy 2 gm sodium cephalothin (Keflin) in 24 hours also minimizes
pulmonary complications following bypass procedures.

Carbon dioxide, which may be given with the oxygen-air mixture by the
ventilator, protects the patient from becoming too alkalotic during
the immediate post-operative period and in addition results in an im-
proved peripheral circulation.

However, when coming off bypass, if a low peripheral arterial pressure
with a high left atrial pressure (low cardiac output syndrome) persists,
pulmonary vein engorgement complicated by pulmonary edema may occur.
In this case intravenous digitalis, to enhance the contractile force
of the sluggish myocaridum, should be given with the usual catachol-
amines and calcium.

Pulmonary edema may be caused by overloading the patient with fluids.
Care must be taken to avoid this.

The renal blood flow is reduced during the extracorporeal circulation
since full normal blood flow cannot be maintained. Below a mean blood
pressure of 80 mmHg, there is a progressive decrease in renal blood
flow and consequently in urine formation. Urine formation usually ceases
when the mean blood pressure is below 60 mmHg. However, acute renal
failure is less common after bypass procedures than after surgery of
the abdominal aorta. Although moderate hemoglobinuria is observed quite
often during extracorporeal circulation and shortly thereafter, as soon
as good cardiovascular function is restored the urinary output increases.
The increased output causes a depletion in potassium, which must be replaced.

Should the urinary output remain low following bypass, low cardiac output and/or metabolic acidosis is most often to blame. All efforts must

be concentrated in re-establishing normal cardiac output and correcting the metabolic acidosis. This being accomplished, furosemide (Lasix), which inhibits the proximal tubular reabsorption of sodium and chloride, should be given intravenously.

If peripheral circulation appears to be poor, liberal doses of steroids should be given also.

Unfortunately, cerebral complications may occur after open heart surgery. Cerebral hypoxemia due to cardiac arrest or low cardiac output can be diagnosed immediately by the slowing of the brain waves on the EEG. Steps should be taken quickly restoring circulation and increasing cardiac output with volume and added vasopressors. It is important that an accurate record be kept in case ischemic brain damage develops postoperatively.

The first sign of impending cerebral edema (caused by increased mean arterial pressure and/or central venous pressure during bypass) is that the patient is very slow in waking up after surgery. Therefore, precautions always should be taken during bypass to keep these pressures with normal limits.

Cerebral emboli may arise from blood clots, fibrin, aggregated cell elements, fat or silicon antifoam (calcium off calcified valves); however, the most common cause is air. In general, emboli of all types can produce changes varying from transient neurologic sequelae to permanent brain damage.

Meticulous care must be taken to prevent air bubbles in the intravenous and pump lines, and special microfilters for blood administration (except for fresh blood) should be obligatory.

In our series of 28 patients for coronary artery bypass grafts, selected at random, six of them had three grafts and 22 had double grafts. All had one or two myocardial infarcts previously; most were heavy smokers and slightly obese.

All six patients with triple grafts were males. The obstructing lesions repaired were of the left anterior descending artery, left circumflex artery, and right coronary artery. The following data are significant:

	Average	-	Range
Age	51		38 - 74
Time on Bypass	2 : 07		1 : 20 / 2 : 54
Operating Room Time	9 : 32		8 : 00 /11 : 45

Seventeen males and one female had the left anterior descending artery and the right coronary artery grafted. One of these males also had the mitral valve replaced.

Three males had the left anterior descending artery and the left circumflex artery grafted and one of these patients also had the aortic valve replaced. One female had the left circumflex artery and the right coronary artery grafted. The following data concern these 22 patients:

	Average	-	Range
Age	52		34 - 62
Time on Bypass	1 : 34		0 : 45/2 : 38*(mitral)
Operating Room Time	7 : 16		6 : 00/9 : 30

All patients were premedecated with morphine or diazepam (Valium). They did not receive atropine.

Before being anesthetized, a short Teflon catheter (# 18) was introduced into the left radial or ulnar artery to record arterial pressures continuously and to have ready access for drawing blood samples. Two short Teflon catheters (# 16) were inserted into veins of the forearm or hand for administration of blood and medications.

A Sorenson catheter (# 16) was threaded up from an anticubital vein to the superior vena cava to monitor central venous pressure. If this was not possible, a short Teflon catheter (# 14) was inserted into an external jugular vein or the right internal jugular, after the patient was anesthetized.

Induction was accomplished with intravenous thiopentone, increments of morphine, and pancuronium (0.1 mg/kg). Naso-tracheal intubation was performed four minutes after pancuronium administration. The average dose of thipentone throughout the series was approximately 14 mg/kg; that of morphine, 2 mg/kg; and pancuronium, 0.22 mg/kg. There was no correlation between the length of operation and the amount of analgesic and relaxant agents employed.

Nitrous oxide was adminstered in a 50 % concentration during the course of the procedure; however, during cardio-pulmonary bypass, 100 % oxygen was given for intrapulmonary inflation.

Most inductions were supplemented with a slow intravenous infusion of calcium gluconate (1 g) to enhance the contractile force of the myocardium.

During induction and before going on cardio-pulmonary bypass, two patients developed bradycardia which responded to atropine (0.25 mg) intravenously. Two other patients displayed bradycardia with frequent premature ventricular contractions which responded favorable to atropine (0.25 mg) and lidocaine (70 mg) intravenously. Ephedrine (5 mg) was given intravenously in one case where the blood pressure fell below 100 mmHg. In another patient, frequent premature ventricular contractions accompanied by a fall in blood pressure were controlled with lidocain (60 mg) and ephedrine (15 mg). The initial dose of heparin was 2 mg/kg inravenously; half of this dose was repeated every fifty minutes into the pump.

During cardio-pulmonary bypass a Sarns pump and a Temptrol Bubble Oxygenator was used.

To obtain an adequate mean arterial pressure (above 60 mmHg), the pump flow-rate had to be increased in many cases at the beginning of the total cardio-pulmonary bypass. In our series, besides increasing the flow-rate, methoxamine (Vasoxyl) 2-6 mg was given into the pump for sixteen patients to assure sufficient perfusion of the vital organs.

During prolonged bypass there is the possibility that the mean arterial pressure will rise due to vasoconstriction. Since moderate hypothermia was used, adequate reduction of flow-rate and the administration of steroids (Solu-Medrol) into the pump kept the mean arterial pressure below 100 mmHg in twenty-five of our patients. Three patients needed chlorpormazine to reduce the mean arterial pressure accordingly. One of these patients had a triple graft and the other two had double grafts plus a valve replacement.

Coming off bypass, eight of our twenty-eight patients developed the low cardiac output syndrome which responded to a slow norepinephrine-isoproterenol drip (8 mg Levophed/1 mg Isuprel in 250 ml dextrose 5 % in water). A Swan-Ganz catheter was then introduced from the femoral vein into the pulmonary artery to evaluate the left atrial pressure.

Three of the patients also hat to be supported with a lidocaine drip (1 g Xylocain in 250 ml dextrose 5 % in water); one patient received digitalis (Lanoxin 0.5 mg).

Three other patients were also placed on a lidocaine drip to alleviate arrhythmias.

Atrial and ventricular pacing wires were implanted in all six patients with arrhythmias.

When blood pressure and blood volume were restored and cannulae were removed, protamine sulphate was started slowly intravenously. (Usually the dose of protamine was double the dose of heparin, plus three extra 50 mg doses at ten minute intervals.) In addition, at least 2 g of calcium gluconate was also given. When the estimated dose of protamine was administered, bank blood was discontinued and the patient then received 2-3 bottles of fresh blood. All of our patients left the operating room with a clotting time below 10 minutes.

Nine patients were slightly acidotic and required bicarbonate, (up to 150 mEq).

Hypokalemia was observed in twenty-two patients and a potassium chloride drip was started (20 mEq in 40 ml dextrose 5 % in water).

Diuretics (Mannitol of Lasix) were given successfully to six patients.

All patients routinely received steroids (Solu-Medrol 1-2 g) and antibiotics (Keflin 1-2g).

Twenty-four patients were extubated without difficulty the following morning, after being on an MA-1 ventilator (Puritan-Bennet, Inc.) overnight.

Four patients were extubated 40 hours post-operatively. One patient who had a double graft developed an acute pancreatitis three days post-operatively (diagnosed by exploratory laparotomy) and expired four days after the second operation.

In conclusion: The surgical treatment of the patient with obstructive coronary artery disease has certainly shown encouraging results. Most of the surgically treated patients have enjoyed life without the painful anginal attacks.

Das Manuskript des Vortrages Nr. 102, J.F. VILJOEN: "Anesthesia for Emergency Myocardial Revascularization", ist nicht eingegangen.

Untersuchungen zum Verhalten der Sauerstoff-Dissoziationskurve des Blutes bei extrakorporaler Zirkulation

Von D. Stojiljković, J.W. Gethmann, D. Patschke, J. Tarnow and
J.B. Brückner

Einleitung

Das Sauerstoffbindungsvermögen des Hämoglobins kann durch physikalische
und biochemische Einflüsse alteriert werden (1, 4, 5, 8, 11, 12, 25, 26).
Änderungen in Abhängigkeit von der Körpertemperatur, der H-Ionen- und
der 2-3 Diphosphoglyzeratkonzentration (2,3 DPG) können beträchtlich
sein (2, 6, 9, 10, 16, 20, 22, 33). Auch bei pathologischen Serumelek-
trolytwerten (7, 30, 34), bei Anämien, Erkrankungen der Schilddrüse
(18, 31), Leberzirrhose u.a. ist die Sauerstoffaffinität des Hämoglobins verändert (15). Die Anwendung eines extrakorporalen Kreislaufs
(EKZ) ist ein beträchtlicher Eingriff in die Homöostase des Organismus.
Mechanische Belastung, Hämodilution und Perfusionsminderung großer
Organbezirke verursachen pathologische Veränderungen des Blutes, seiner
Bestandteile und der Blutzusammensetzung (13, 19).

Diese Arbeit berichtet von Untersuchungen über die Beeinflussung der
Sauerstoffbindung des Hämoglobins, als Teilaspekt des O_2-Transportsy-
stems durch einen extrakorporalen Kreislauf.

Methodik

Die Untersuchungen erfolgten an 22 Patienten beiderlei Geschlechts, die
sich zur Korrektur eines Herzfehlers einer Operation mit Anwendung des
extrakorporalen Kreislaufs unterzogen. Das mittlere Alter lag bei 46
Jahren (15 bis 66 Jahre). Die Patienten hatten ein mittleres Körpergewicht von 65 kg (52,4 bis 83,5 kg). Der praeoperative Allgemeinzustand (AZ) der Patienten war AZ I:1, AZ II:2, AZIII:9, AZ IV:10.

15 Patienten waren Nichtraucher, 7 Raucher, die einige Tage vor der
Operation den Nikotinabusus weitgehend eingestellt hatten.
Die Patienten hatten folgende Herzfehler (Art der durchgeführten Operation): 6 Aortenvitien (Klappenersatz), 4 Mitralvitien (Klappenersatz),
3 Aorten- und Mitralvitien (Doppelklappenersatz), 1 kombiniertes Aorten-
Mitral-Tricuspidalvitium (Trikuspidalklappenersatz), 3 arterioseptale
Defekte (Verschluß des Defektes), eine Pulmonalstenose (Erweiterung
durch Pericardpatch), 1 Sinusvenosusdefekt (Plastik durch Teflonpatch),
2 Koronarstenosen (aorto-koronarer Bypass),1 Herzwandaneurysma (Resektion).
Bei allen 22 Patienten wurde eine Fentanyl-Lachgas-Kombinationsnarkose
mit kontrollierter Beatmung (Engström-Respirator) durchgeführt. Die
inspiratorische Sauerstoffkonzentration lag bei 50 %, die Relaxierung
erfolgte mit Diallylnortoxiferin.

Die Operationen erfolgten unter Anwendung einer Herz-Lungen-Maschine
vom Typ TRAVENOL-BENTLEY nach dem Haemodilutionsprinzip ohne Blutzu-
satz und Bubble-Oxygenator (Füllvolumen im Mittel 2,7 l, Na^+ 140 mval/l;
K^+ 4 mval/l; Ca^{++} 5 mval/l; Mg^{++} 2 mval/l; Cl^- 106 mval/l; $Laktat^-$ 45
mval/l.)

Die mittlere Dauer des extrakorporalen Kreislaufs (partieller und tota-
ler Bypass) lag bei 54 min (19 bis 107 Minuten). 13 Patienten wurden

über 50 Minuten, 9 Patienten unter 50 Minuten perfundiert. Am Ende der
Perfusion war eine mittlere Hämatokritänderung von 26,0 ± 3,0 % vorhanden. Durch Anwendung eines variablen CO_2/O_2-Gemisches und durch
Gabe von Natriumbicarbonat wurden die metabolische und die respiratorische Komponente des Säure-Basen-Haushaltes während der Perfusion
konstant gehalten, so daß am Ende des EKZ bei allen Patienten normale
Blutgaswerte vorhanden waren (30).

Zwei der untersuchten Patienten verstarben am 4. postoperativen Tag an
einer Herzinsuffizienz bzw. an den Folgen einer Verbrauchskoagulopathie

Die Bestimmung der Sauerstoffbindungskurve erfolgte mit Hilfe des Ge-
rätes DCA 1 (Fa. Radiometer, Kopenhagen) (17, 37, 32). Dieses Gerät ermöglicht die Bestimmung der Sauerstoffdissoziation des Hämoglobins über
den gesamten Kurvenbereich. Bei allen Patienten wurde die O_2-Bindungs-
kurve 4 mal (am Tag vor der Operation, in Narkose kurz vor Beginn des
EKZ, unmittelbar nach Beendigung der EKZ in Narkose, am ersten postoperativen Tag) und bei 20 Patienten zusätzlich am 5. postoperativen
Tag bestimmt. Das Blut wurde etwa 7 Minuten nach der Entnahme in die
Äquilibrierkammer des Analysators eingebracht. Im Mittel wurde das
Blut 90 Minuten mit einem Argon-CO_2-Gemisch bei 38° C äquilibriert.
Danach erfolgte die Bestimmung und Registrierung der Sauerstoffbindungskurve (17). Das Gerät wurde vor und nach jeder Bestimmung geeicht.
Aus den geschriebenen Sauerstoffbindungskurven wurden diejenigen Sauer-
stoffpartialdrucke, bei denen eine Sauerstoffsättigung des Hämoglobins
von 25, 50 bzw 75 % (P_{25}, P_{50}, P_{75}) vorhanden war, abgelesen und auf
einen pH von 7,400 und 38° C korrigiert (32, 33, 38). Die statistische
Sicherung der Ergebnisse erfolgte mit Hilfe eines Student-t-Testes aus
paarigen Einzelwerten.

Ergebnisse

Abb. 1 gibt eine Originalregistrierung einer Sauerstoffbindungskurve
bei einem gesunden Nichtraucher wieder. Die X-Achse stellt die Zunahme des O_2-Partialdruckes in der Blutprobe, die Y-Achse die Abnahme
des Sauerstoffpartialdruckes in der Gasphase des Apparates dar. Die
auf dem XY-Schreiber geschriebene Bindungskurve zeigt den typischen
sigmoiden Verlauf; zusätzlich sind die Änderungen des pH in der Blutprobe kontinuierlich aufgezeichnet. Die Darstellung der Kurve erfolgt
bis zu einem PO_2 von 400 mmHg. Aus dem linearen Abschnitt des oberen
Teils der Kurve läßt sich durch Rückverfolgung auf die Y-Achse der
100 %-Sättigungswert finden. Die PO_2-Werte bei 25, 50 und 75 % Sättigung werden mit Hilfe der dargestellten Formel auf einen pH von 7,4
umgerechnet.

Abb. 2 zeigt die Änderungen des P_{50} zu den 5 verschiedenen Untersuchungszeitpunkten. Dargestellt sind die Mittelwerte mit den Standardabweichungen der Mittelwerte. Die Kontrollwerte des P_{50} am Tag vor der
Operation lagen bei 27,9 ± 0,45 Torr. Die Unterschiede zwischen den
Nichtrauchern (28,36 ± 0,46 Torr) und den Patienten, die einige Tage
vor der Operation das Rauchen aufgegeben hatten (27,01 ± 0,9 Torr),
waren statistisch nicht zu sichern. (8).

Die Werte für den P_{50} in Narkose nach einer 90-minütigen Operations-
dauer (unmittelbar vor dem Bypass) waren mit 28,4 ± 0,44 Torr gegenüber den Kontrollwerten nicht verändert.

Nach der extrakorporalen Zirkulation fand sich eine Linksverschiebung
der Sauerstoffbindungskurve im Vergleich zu den Kontrollwerten.
Der P_{50} lag bei 26,7 ± 0,54 Torr. Am ersten postoperativen Tag war mit
einem P_{50} von 27,3 ± 0,48 Torr dieser Effekt weitgehend zurückgebildet.

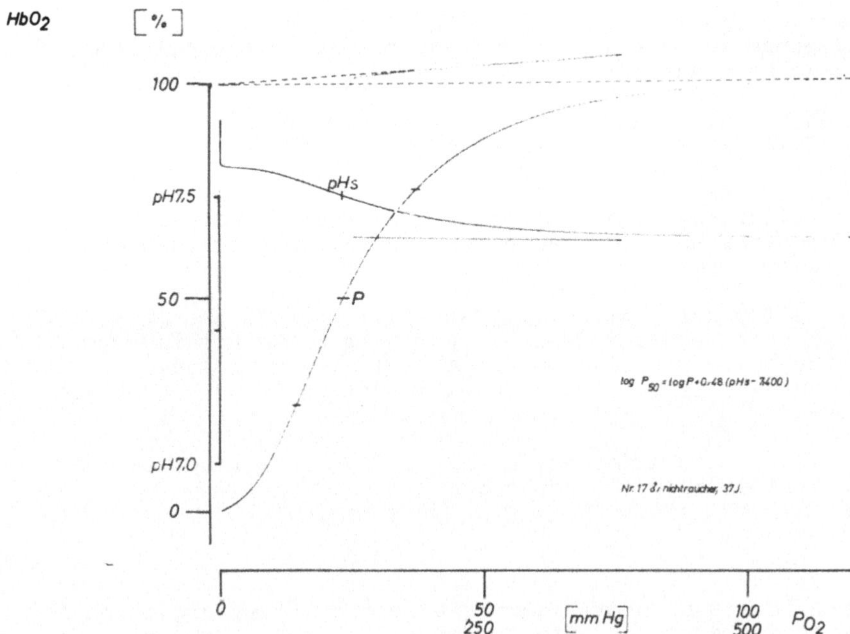

Abb. 1. Originalregistrierung einer Sauerstoffbindungskurve bei einem gesunden Probanden

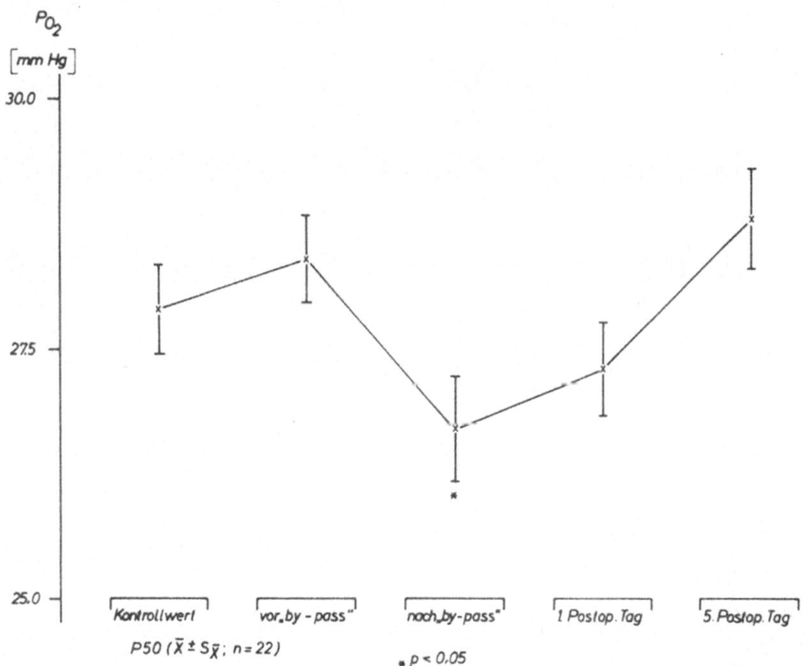

Abb. 2. Änderungen des P₅₀ zu den 5 verschiedenen Untersuchungszeitpunkten. Dargestellt sind die Mittelwerte mit den Standardabweichungen der Mittelwerte

Am 5. postoperativen Tag wies der P_{50} im Vergleich zu den Kontrollwerten und den Werten in Narkose vor dem Bypass mit 28,6 ± 0,51 Torr
keine Unterschiede mehr auf (Tabelle 1).

Abb. 3. zeigt das Verhalten des P_{25} für die Untersuchungszeitpunkte.
Auch im unteren Teil des steilen Teils der Sauerstoffbindungskurve
konnte durch den EKZ eine Linksverschiebung von 17,8 ± 0,26 Torr (un-
mittelbar vor dem Bypass) auf 16,6 ± 0,33 Torr (unmittelbar nach dem
Bypass) beobachtet werden. Dieser Effekt ist am ersten postoperativen
Tag noch angedeutet vorhanden und am 5. postoperativen Tag sind die
Ausgangswerte wieder erreicht.

Abb. 4 zeigt Werte für den oberen Teil des steilen Teils der Sauerstoffbindungskurve. Auch im Verhalten des P_{75} war eine Linksverschiebung
durch die extrakorporale Zirkulation von 41,4 ± 0,62 Torr (unmittelbar
vor dem Bypass) auf 39,3 ± 0,73 Torr (unmittelbar nach dem Bypass) zu
beobachten gewesen.

Eine Relation zwischen der Änderung des P_{50} und der Dauer der extrakorporalen Zirkulation war nicht vorhanden.

Diskussion

Bei einer Änderung des Sauerstoffbedarfes eines Warmblüterorganismus
stehen dem Sauerstofftransportsystem folgende Kompensationsmechanismen
zur Verfügung (27): Erhöhung der Perfusion und der arteriovenösen Sauerstoffdifferenz des Blutes. Darüber hinaus können Steigerung der

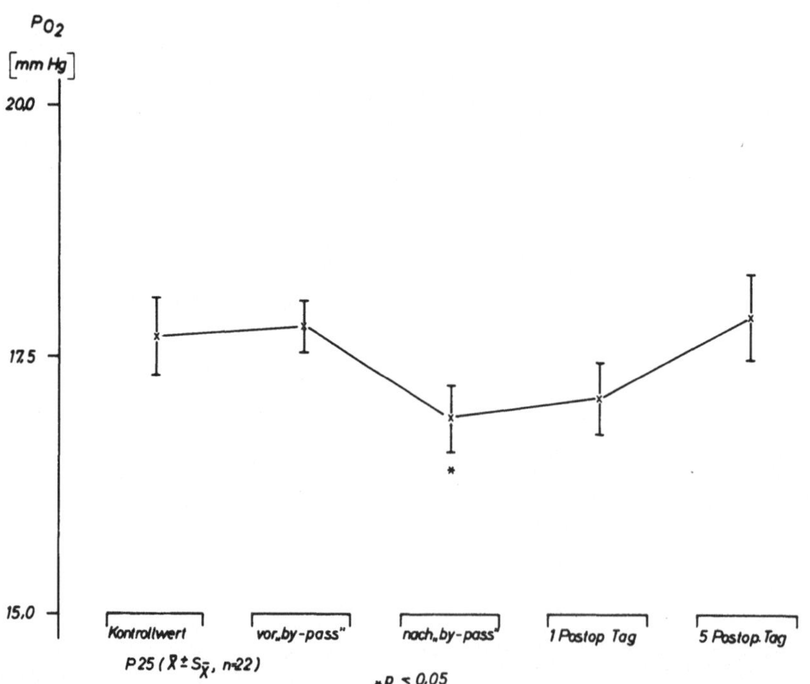

Abb. 3. Änderungen des P_{25} zu den 5 verschiedenen Untersuchungszeitpunkten. Dargestellt sind die Mittelwerte mit den Standardabweichungen
der Mittelwerte

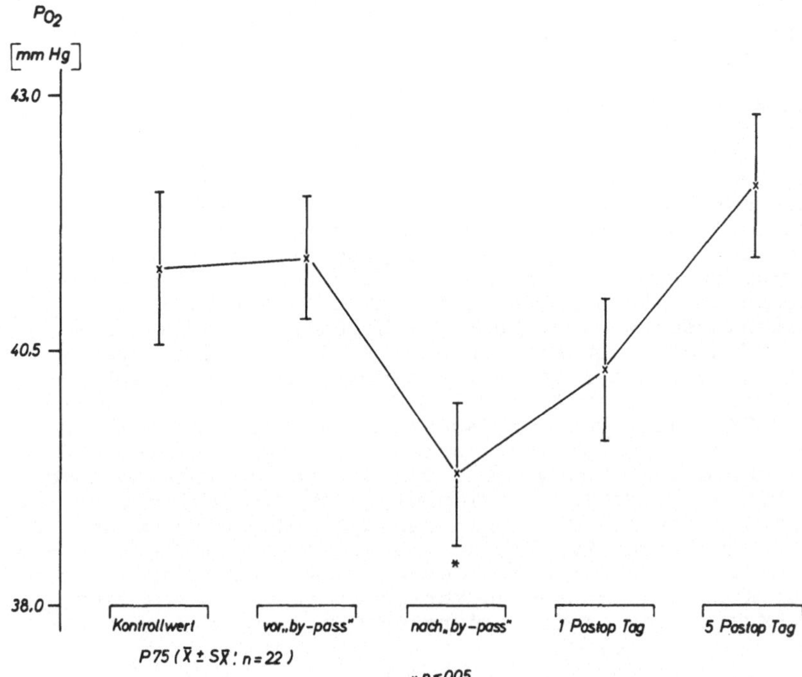

Abb. 4. Änderungen des P_{75} zu den 5 verschiedenen Untersuchungszeitpunkten. Dargestellt sind die Mittelwerte mit den Standardabweichungen der Mittelwerte

Erythropoese, Beatmung mit Sauerstoff, periphere Vasodilatation, Verkürzung der Diffusionsstrecke sowie ein Anstieg der zellulären Konzentration von Atmungsfermenten ebenfalls zu einer Verbesserung der Sauerstoffversorgung der Gewebe beitragen. Außerdem erleichtert eine Verschiebung der Sauerstoffdissoziationskurve nach rechts die O_2-Abgabe an das Gewebe. Eine Linksverschiebung der Dissoziationskurve hat einen gegenteiligen Effekt: die O_2-Affinität des Hämoglobins wird erhöht und die Gewebsversorgung mit Sauerstoff verschlechtert. Die Sauerstoffaffinität des Bluts wird durch den sogenannten P_{50}-Wert definiert. Dieser Parameter entspricht demjenigen Partialdruck unter Standardbedingungen, der 50 % des Hämoglobins einer Blutprobe in HbO_2 umwandelt.

Unter verschiedenen Warmblüterspezies findet sich eine große Variabilität (3, 4, 29); Untersuchungen am Menschen zeigten, daß der P_{50} zwischen 12 (Hämoglobin Yakima) und 41 (Pyruvat-Kinase-Mangel bei Hämoglobin Seattle) schwanken kann, während der normale P_{50} für Hämoglobin A bei 26,6 bis 26,8 Torr liegt (5, 21, 26, 27, 28, 29). Chronisch können vom Menschen auch größere Änderungen der Sauerstoffaffinität gut kompensiert werden, wobei eine lineare Beziehung zwischen Affinität und Transportkapazität des Blutes für Sauerstoff besteht: Eine Abnahme des P_{50} ist mit einer Steigerung, eine Zunahme von P_{50} mit einer Abnahme der Sauerstoffaffinität des Hämoglobins verbunden. Unter körperlicher Belastung muß der erhöhte O_2-Bedarf bei einer nach links verschobenen Sauerstoffbindungskurve überwiegend mit einer stärkeren Zunahme des Herzminutenvolumens und bei erniedrigter Sauerstoffaffinität durch eine vermehrte Sauerstoffextraktion gedeckt werden. Bei eingeschränkter Herz-Kreislauffunktion, wie z.B. nach einem Herzinfarkt, wird eine kompensatorische Rechtsverschiebung der Dissoziationskurve des Hämoglobins beobachtet (35).

Der Organismus kann so wechselndem O_2-Bedarf durch bessere Ausnutzung
der "Blutreserve" bei Schonung der eingeschränkten "Flußreserve" des
Sauerstofftransportsystems begegnen.

Die von uns untersuchten Patienten hatten vor der Herzoperation ebenfalls eine Verminderung der O_2-Affinität des Blutes. Durch den extrakorporalen Kreislauf kam es zu einer Linksverschiebung der Sauerstoffbindungskurve gegenüber den Ausgangswerten. Für diesen Effekt konnten
von der Methodik Einflüsse der Wasserstoffionenkonzentration und der
Temperatur ausgeschlossen werden. Eine Zunahme der O_2-Affinität wäre
bei Transfusion größerer Mengen von 2,3-Diphosphoglyzerat verarmtes
Konservenblut zu erwarten gewesen (14, 15). Da bis zum Ende der extrakorporalen Zirkulation kein Konservenblut transfundiert wurde, kann
dieser Effekt ausgeschlossen werden. Vermutlich führte also das verwendete EKZ-Prinzip (Hämodilution mit Verwendung eines Bubble-Oxyge-
nators) zu einer Stimulierung der Pyruvatkinaseproduktion und nachfolgender Abnahme der intraerythrozytären 2,3 DPG-Konzentration. Eine Beziehung zwischen der EKZ-Dauer und der Sauerstoffaffinitätszunahme bestand nicht. Im Vergleich der möglichen Variabilität der Sauerstoffaffinität des Blutes beim Menschen war die von uns beobachtete Abnahme
des P_{50} nach der extrakoporalen Zirkulation nicht groß. Unmittelbar
nach einer Herzoperation ist die Fähigkeit des Myokards auf eine Erhöhung des O_2-Bedarfs mit einer Zunahme des Herzminutenvolumens zu re-
agieren, eingeschränkt. Die Gefahr einer Gewebshypoxie kann durch eine
periphere Vasokonstriktion, durch postoperative Blutungen sowie durch
die beobachtete Linksverschiebung der Sauerstoffbindungskurve noch zunehmen.

Zur Senkung des Sauerstoffbedarfs und zur Sicherstellung einer optimalen
Oxygenierung des Blutes ist deshalb eine maschinelle Beatmung nach Eingriffen mit extrakorporaler Zirkulation auch bei Abwesenheit einer objektivierbaren respiratorischen Insuffizienz für etwa 24 Stunden zu
empfehlen.

<u>Zusammfassung</u>

Bei 22 Patienten, die sich einer Herzoperation unterzogen, wurde vor
und bis zu 5 Tagen nach der extrakorporalen Zirkulation die Sauerstoffbindungskurve des Blutes bestimmt. Die Kontrollwerte für den P_{50} lagen
bei 27,9 ± 0,45 Torr, Unmittelbar nach dem extrakorporalen Kreislauf
war eine signifikante Erhöhung der Sauerstoffaffinität des Blutes zu
beobachten. Die Erhöhung der Sauerstoffaffinität des Blutes nach Anwendung der Herz-Lungenmaschine war unabhängig von Änderungen der
Wasserstoffionenkonzentration, der Körpertemperatur und der Dauer des
extrakorporalen Kreislaufs. Zur Senkung des Sauerstoffbedarfs und zur
Sicherstellung einer optimalen Oxygenierung des Blutes ist deshalb
eine maschinelle Beatmung nach Eingriffen mit extrakorporaler Zirkulation auch bei Abwesenheit einer objektivierbaren respiratorischen
Insuffizienz für etwa 24 Stunden zu empfehlen.

<u>Summary</u>

In 22 patients who underwent cardiac surgery the oxygen dissociation
curve of blood was determined before and up to 5 days after extracorporal circulation. The control values of P_{50} were around 27.9 ± 0.45
Torr. Immediately after extracorporal circulation a significant increase
of the oxygen affinity of blood was observed. The increased oxygen
affinity of blood after extracorporal circulation was independent of
changes in H^+ concentration, body temperature or duration of extracorporal circulation. In order to decrease the oxygen demand and to insure

Tabelle 1. P_{50} (Torr) zu den 5 verschiedenen Untersuchungszeitpunkten (Einzelmeßwerte)

Nr.	1 Tag vor "by-pass"	vor "by-pass"	nach "by-pass"	1 Tag nach "by-pass"	5 Tage nach "py-pass"
1	∅	28,3	25,3	28,1	29,3
2	32,7	26,4	24,3	24,1	27,2
3	28,9	30,3	26,0	25,1	∅
4	25,8	30,4	22,1	26,7	26,9
5	27,8	27,7	29,1	24,7	∅
6	29,2	27,7	26,2	28,1	28,1
7	27,4	31,4	30,4	29,6	31,5
8	26,7	27,0	25,6	25,5	27,6
9	25,1	23,9	23,8	26,0	21,6
10	30,0	26,8	26,6	28,4	27,4
11	29,0	27,2	25,7	24,2	30,1
12	27,7	28,1	28,7	29,7	28,7
13	23,6	29,0	27,9	24,4	29,8
14	28,0	29,2	25,4	25,4	28,4
15	28,0	27,1	25,4	29,4	29,3
16	26,5	25,7	26,3	26,5	29,6
17	28,4	29,0	23,0	25,4	27,2
18	28,6	29,0	29,5	28,6	28,3
19	25,9	26,2	28,1	28,7	29,7
20	31,4	30,5	32,2	31,3	29,9
21	26,9	31,0	26,4	30,2	33,3
22	28,6	32,3	29,9	30,7	28,9
n	21	22	22	22	20
$\bar{x}$	27,9	28,4	26,7	27,3	28,6
$s_{\bar{x}}$	±0,45	±0,44	±0,54	±0,48	±0,51

optimal oxygenation of blood we recommend artificial respiration for about 24 hours following operations with extracorporal circulation even in the absence of demonstrable respiratory insufficiency.

Literatur

1. ASTRUP, P., RÖRTH, M., MELLEMGAARD, K., LUNDGREN, C., MULHAUSEN, R.O.: Changes of oxygen affinity of blood at altitude and depth. Lancet II: 732 (1968).
2. ASTRUP, P., ENGEL, K., SEVERINGHAUS, J.W., MUNSON, E.: The influence of temperature and pH on the dissociation curve of oxyhemoglobin of human blood. Scand J. clin. Lab. Invest. 17, 515 (1965).

3. ALLEN, D.W., WYMAN, J., SMITH, C.A.: The oxygen equilibrium of
   fetal and adult human hemoglobin. J. biol. Chem 203, 81 (1953).
4. BARTELS, H., BETKE, K., HILPERT, P., NIEMEYER, G., RIEGEL,K.: Die
   sogenannte Standard-Sauerstoff-Dissoziationskurve des gesunden erwachsenen Menschen. Pflügers Arch. ges. Physiol. 272, 372 (1961).
5. BARTELS, H., HARMS, H.: Sauerstoffdissoziationskurven des Blutes
   von Säugetieren. Pflügers Arch. ges. Physiol. 268, 334 (1959).
6. BAUER, R.E.: Antagonistic influence of CO_2 and 2,3-diphosphogly-
   cerate on the Bohr effect of human hemoglobin. Life Sci. 8, 1041
   (1969).
7. BARRON, E., GUZMAN, S., MUNCH, R., SIDWELL, A.E., Jr.: The influence of electrolytes on the oxygen dissociation curve of hemoglobin. Science 79, 39 (1937).
8. BIRNSTINGL, M., COLE, P., HAWKINS, L.: Variations in oxyhemoglobin dissociation with age, smoking and Buerger's disease. Brit.
   J. Surg. 54, 615 (1967).
9. BENESCH, R.E., BENESCH, R.: The reaction between diphsophoglycerate
   and hemoglobin. Fed. Proc. 29, 1101 (1970).
10. BENESCH, R.E., BENESCH, R., CHI ING YU: Reciprocal binding of oxygen
    and diphosphoglycerate by human hemoglobin. Proc. nat. Acad. Sci.
    59, 526 (1968).
11. BOHR, C., HASSELBALCH, K., KROGH, A.: Über einen in biologischer
    Beziehung wichtigen Einfluß, den die Kohlensäurespannung des Blutes
    auf dessen Sauerstoffbindung übt. Scand. Arch. Physiol. 16, 402
    (1904).
12. BOCK, A.V., FIELD, H. Jr., ADAIR, G.S.: The oxygen and carbon di-
    oxide dissociation curves of human blood. J. Biol. Chem. 59, 353
    (1924).
13. BRÜCKNER, J.B.: Gasstoffwechsel im extrakorporalen Kreislauf. Thorax-
    chirurgie 17, 371 (1969).
14. BREWER G.J.: Clinical Implications of Variation in Erythrocyte
    Oxygen affinity: A. Blood Storage and B. Arteriosclerosis. In:
    Oxygen affinity of hemoglobin and red cell acid base Status. Ed.:
    M. Rørth and P. Astrup, Munksgaard, Copenhagen 1972 p. 629.
15. BREWER, G.J., EATON, J.W.: Erythrocyte metabolism: Interaction with
    oxygen Transport. Science 171, 1205 (1971).
16. CHANUTIN, A., CURNISH, R.: Effect of organic and inorganic phos-
    phate on the oxygen equilibrium of human erythrocytes. Arch. Bio-
    chem. 121, 96 (1967).
17. DUVELLEROY, M.A., BUCKLES, R.G., ROSENKAIMER, S., TUNG, C., LAVER,
    M.B.: An Oxyhemoglobin Dissociation Analyzer. J. App. Physiol.,
    28, 227 (1970).
18. GAHLENBECK, H., BARTELS, H.: Veränderung der Sauerstoffbindungs-
    kurven des Blutes bei Hyperthyreosen und nach Gabe von Trijodthy-
    ronin bei Gesunden und bei Ratten. Klin. Wschr. 46, 547 (1968).
19. GALETTI, P.M., BRECHER, G.A.: Heart-Lung-Bypass. New York: Grune
    and Stratton 1962.
20. HILPERT, P., FLEISCHMANN. R.G., KEMPE, D. et al.: The Bohr effect
    related to blood and erythrocyte pH. Amer. J. Physiol. 28, 227
    (1970).
21. JONES. R.T., OSGOOD. E.E., BRIMHALL, B., KOHLER, R.D.: Hemoglobin
    Yakima, II. High blood oxygen affinity associated with compensatory
    erythrocytosis and normal hemodynamics. J. clin. Invest. 46, 1848
    (1967).
22. LENFANT, C., TORRANCE, J., ENGLISCH, E. et al.: Effect of altitude
    on oxygen binding by hemoglobin and on organic phosphate levels.
    J. clin. Invest. 47, 2652 (1968).
23. LENFANT, C., WAYS, P., AUCUTT, C.et al.: Effect of chronic hypoxic
    hypoxia on the O_2-Hb dissociation curve and respiratory gas trans-
    port in man. Resp. Physiol. 7, 7 (1969).

24. MILHAUSEN, R., ASTRUP, P., KJELDSEN : Oxygen affinity of hemo-
    globin in patient with cardiovascular diseases, anemia and cir-
    rhose of the liver. Scand. J. clin. Lab. Invest. 19, 291 (1967).
25. MILHAUSEN, R.O., ASTRUP, P., MELLEMGAARD, K.: Oxygen affinity and
    acid-base status of human blood during exposure to hypoxia and
    carbonmonoxide. Scand. J. clin. Lab. Invest. 22, Suppl. 103, p. 9
    (1968).
26. MORSE, M., CASSELS, D.E., HOLDER, M.: The position of the oxygen
    dissociation curve of the blood in normal children and adults.
    J. clin. Invest. 29, 1091 (1950).
27. METCALFE, J., DHINDSA, D.S.: The physiological effects of displace-
    ments of the oxygen dissociation curve. In: Oxygen affinity of
    hemoglobin and red cell acid base status. Ed.: RØRTH, M., ASTRUP,
    P., Munksgaard, Copenhagen 1972, p. 613.
28. NOVY, M.J., EDWARDS, M.J., METCALFE, J.: Hemoglobin Yakima, II.
    High blood oxygen affinity associated with compensatory erythro-
    cytosis and normal hemodynamics. J. clin. Invest. 46, 1848 (1967).
29. PAPER, J.T., METCALFE, J.: Oxygen transport by blood in relation
    to body size. Mature 215, 653 (1967).
30. ROOTH, G., SOMMERKAMP, H., BARTELS, H.: The influence of base ex-
    cess and cation concentration in the red cells on the position of
    the oxygen dissociation curve. Clin. Sci. 23, 1 (1962).
31. SCHUSSLER, G.C., RANNEY, H.M.: Thyroid hormones and oxygen affinity
    of hemoglobin. Ann. Intern. Med. 74, 632 (1971).
32. SERINGHAUS, J.W.: Blood gas calculator. J. Appl. Physiol 21, 1108
    (1966).
33. SEVERINGHAUS, J.W.: Oxyhemoglobin dissociation curve correction for
    temperature and pH variation in human blood. J. Appl. Physiol. 12,
    485 (1958).
34. SOMMERKAMP, H., RIEGEL, K., HILPERT, P., BRECHT, K.: Über den Ein-
    fluss der Kationen-Konzentration im Erythrocyten auf die Lage der
    Sauerstoff-Dissoziationskurve des Blutes. Pflügers. Arch. ges.
    Physiol. 272, 591 (1961).
35. STEPHEN, D., SHAPPELL, M.D., JOHN, A., MURRAY et al.: Acute change
    in hemoglobin affinity for oxygen during angina pectoris. New Engl.
    J. Med. 282, 1219 (1970).
36. TORRANCE, J., JACOBS, P., LENFANT, C., FINCH, C.: Intraerythrocytic
    adaptation to anemia. Blood 34, 843 (1969).
37. TORRANCE, J., JACOBS, P., RESTREPO, A., ESBACH, J., LENFANT, C.,
    FINCH, C.A.: Intraerythrocytic adaptation to anemia. New Engl. J.
    Med. 283, 165 (1970).
38. VAN SLYKE, D.D., NEILL, J.M.: The determination of gases in blood
    and other solutions by vacuum extraction and manometric measurement.
    J. Biol. Chem. 61, 523 (1924).

Vortrag Nr. 104

PROBLEME DER SAUERSTOFFVERSORGUNG BEI HERZCHIRURGISCHEN EINGRIFFEN IN EXTRAKORPORALER ZIRKULATION SOWIE BEI LANGZEITPERFUSIONEN MIT LANDÉ-EDWARDS MEMBRANOXYGENATOREN

Von G. Hempelmann , K.H. Leitz und W. Hempelmann

Während die extrakorporale Zirkulation bei offenen herzchirurgischen Eingriffen heute eine an jedem Herzzentrum durchgeführte Routinemethode ist (1, 5, 18), konnte die extrakorporale Oxygenierung während Langzeitperfusion bei Patienten mit schwersten Lungenschädigungen erst in den letzten Jahren klinisches Interesse wecken (8, 9, 10, 20, 21, 23).

Da es bei diesen beiden Methoden zu erheblichen Veränderungen des Sauerstoffpartialdrucks kommen kann, haben wir den arteriellen und teilweise venösen pO_2 mit einer polarographischen Mikromethode fortlaufend sowohl bei 20 offenen herzchirurgischen Eingriffen in extrakorporaler Zirkulation als auch bei der Durchführung von 5 extrakorporalen Oxygenierungen bei Langzeitperfusionen mit Landé-Edwards Membranoxygenatoren gemessen (4, 7).

Die 20 herzchirurgischen Eingriffe wurden in einer mittleren Gesamtbypasszeit von 66 Minuten durchgeführt, wobei die partielle Bypasszeit zu Beginn der extrakorporalen Zirkulation 2,1 Minuten und am Ende des Bypass 4,7 Minuten betrug (Abb. 1).

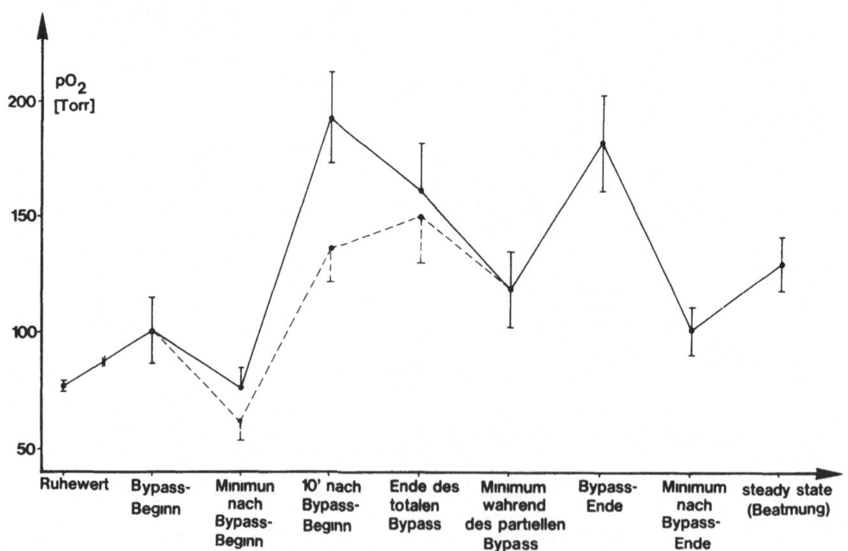

Abb. 1. Mittlere Sauerstoffpartialdruckwerte aus fortlaufend während herzchirurgischer Eingriffe in extrakorporaler Zirkulation gemessenen arteriellen pO_2-Kurven

Bei Bypass-Beginn fanden wir einen mittleren arteriellen pO_2-Wert von
100,7 ± 14,1 Torr. Innerhalb der ersten 10 Minuten nach Bypass-Beginn
fanden wir einen mittleren pO_2-Minimalwert von 62,0 ± 7,6 Torr, wobei
13 von 20 Patienten mit ihrem jeweiligen Minimum unter 60 Torr lagen.
Der niedrigste Wert betrug 21,1 Torr.

Die Abb. 2 zeigt ein Einzelbeispiel mit deutlichem pO_2-Abfall zu Beginn
des Bypass auf unter 50 Torr. 10 Minuten nach Beginn der extrakorporalen Zirkulation fanden wir einen pO_2-Wert von 135,6 ± 13,6 Torr; bei
Beendigung des totalen Bypass lag ein Mittelwert von 150,2 ± 19,7 Torr
vor. In der Phase des partiellen Bypass bis zum Abgang von der Herz-
Lungen-Maschine fanden wir bei 5 Patienten pO_2-Minimalwerte unter 60
Torr ($\bar{x}$ = 118,9 ± 15,7 Torr). Unmittelbar bei Abgang von der HLM ergab
sich ein Wert von 181,9 ± 20,8 Torr. In den ersten 10 Minuten nach Beendigung der extrakorporalen Zirkulation fanden wir ein mittleres pO_2-
Minimum von 101,0 ± 10,3 Torr; zu diesem Zeitpunkt lagen 5 Patienten
trotz einer Beatmung mit 40-50 % Sauerstoff mit ihrem pO_2-Wert unter
60 Torr. Nach Stabilisierung der Kreislaufverhältnisse wurden mit
einer Ausnahme bei allen Patienten pO_2-Werte über 60 Torr erreicht.

Abb. 3 zeigt ein Beispiel einer fortlaufenden arteriellen und venösen
pO_2-Messung, bei dem die extremen pO_2-Abfälle zu Beginn und hier besonders am Ende der extrakorporalen Zirkulation sichtbar werden.

Die fortlaufenden venösen pO_2-Messungen bei 14 Patienten ergaben zu
Beginn der extrakoporalen Zirkulation ein mittleres pO_2-Minimum von
30,7 ± 1,1 Torr und bei Bypass-Ende 30,3 ± 1,4 Torr. Während bei Bypass-Beginn 5 Patienten mit ihren korrigierten venösen pO_2-Werten unter
30 Torr lagen, war dies bei Beendigung der EKZ bei 7 Patienten der
Fall.

Mit punktuellen Blutgaseinzelanalysen wurden bisher diese dynamischen
Veränderungen nicht erfaßt (1, 2, 5, 14, 16, 17, 18). Man mußte vielmehr den Eindruck gewinnen, daß zu Beginn des Bypass eine ausreichende
Oxygenierung vorhanden sei, zumal die pO_2-Einzelanalysen vor Beginn
der EKZ sowie 10 Minuten danach diese Abnahme bestätigten (6, 18). Da
die im Oxygenator zur Verfügung stehende Kontaktzeit zu kurz ist, erreicht jedoch in der Regel das arterialisierte Blut nicht den O_2-Par-
tialdruck des den Oxygenator durchströmenden Gases (2). Die von uns
gesehenen venösen pO_2-Minima zu Beginn der Perfusion müssen als Zeichen
einer unzureichenden Gewebsversorgung gedeutet werden. Die arteriellen
Hypoxämien lassen sich teilweise vermeiden, 1. wenn vor Beginn der EKZ
die Patienten für 3-5 Minuten mit 100 % Sauerstoff beatment werden;
12 der von uns untersuchten Patienten wiesen unmittelbar vor EKZ-Beginn
einen arteriellen pO_2 auf, der unter 100 Torr lag; somit war bei ihnen
noch eine gewisse Sauerstoffbindungskapazität frei. 2. könnten weiterhin durch eine Beatmung mit reinem Sauerstoff 1,7 Vol% Sauerstoff zusätzlich physikalisch gelöst werden. 3. dürfte eine teilweise Füllung
der Herz-Lungen-Maschine mit Blut, welches vor Bypass-Beginn voroxyge-
niert sein sollte, hypoxische Probleme unabhängig von der Zeit bis
zum Übergang auf totalen Bypass verhindern, da eine Hämodilution bis zu
30 % den Sauerstoffbedarf eines Organismus sicherstellen kann (18).
Falls aus organisatorischen Gründen, z.B. bei einer Notoperation, eine
Bereitstellung von Blut bei Beginn der extrakorporalen Zirkulation noch
nicht möglich sein sollte - die Maschinenfüllung also nur mit Bluter-
satzlösung vorgenommen werden müßte - wurde auch hier ein Voroxygenieren
(2 Vol% O_2 physikalisch gelöst) sowie 4. besonders ein schrittweiser
Bypass-Beginn mit Übergang auf totalen Bypass nach frühestens 5 Minuten,
wobei in dieser Zeit ein wesentlicher Teil des Blutes noch in den Lungen selbst oxygeniert würde, die Gefahr einer Hypoxie mindern.

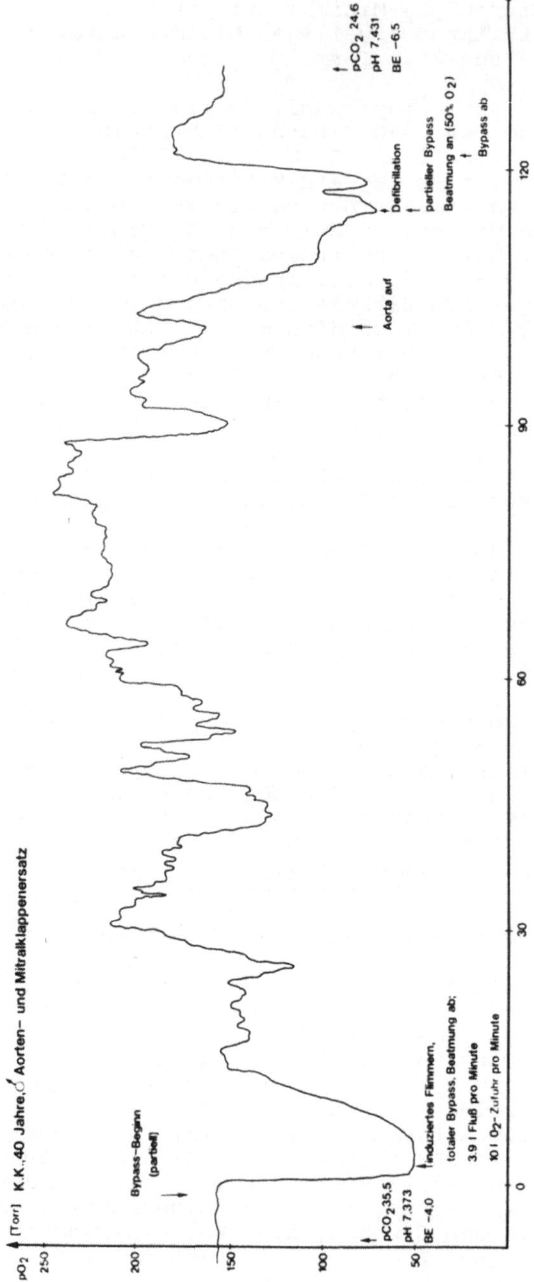

Abb. 2. Fortlaufende arterielle pO$_2$-Messung (a. radialis) während eines Doppelklappenersatzes mit starkem pO$_2$-Abfall zu Beginn und am Ende der extrakorporalen Zirkulation

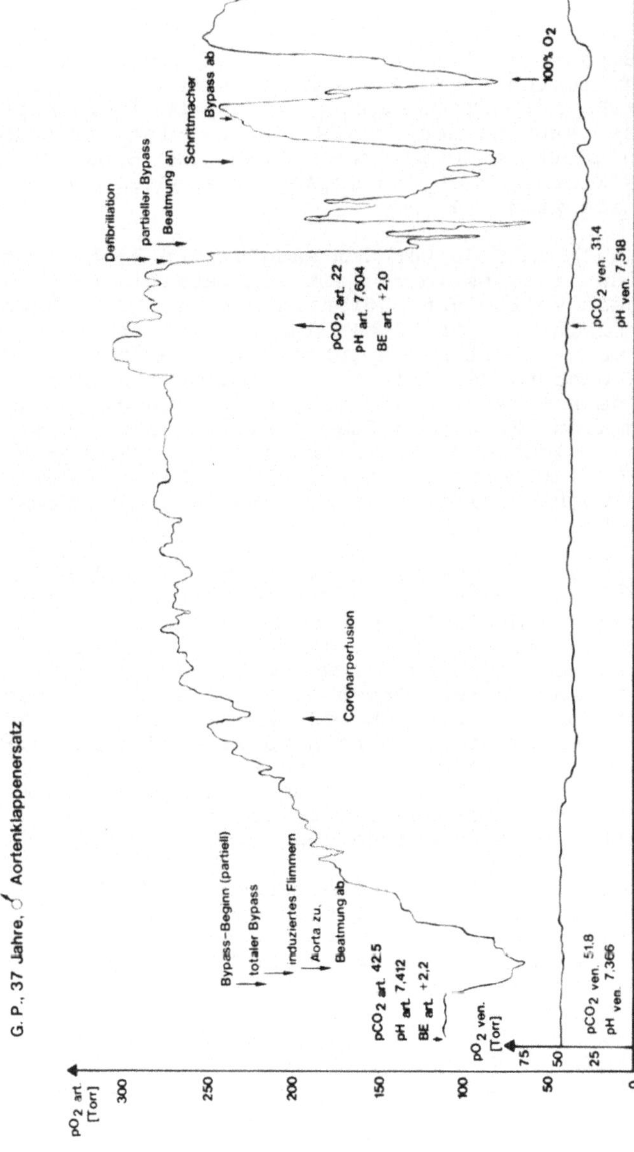

Abb. 3. Arterielle und venöse (kräftige Linie) pO₂-Messung während eines Aortenklappen-ersatzes in extrakorporaler Zirkulation

Während der Aufwärmphase am Ende der extrakorporalen Zirkulation kann
es ebenfalls zu erheblichen pO_2-Abnahmen kommen (5, 14, 19, 22), was
bei unseren Untersuchungen sowohl am arteriellen als auch venösen pO_2
ersichtlich war. Möglicherweise ist dies durch erneute Perfusion der
Bereiche bedingt, die während der Hypothermiephase minderdurchblutet
wurden (14), so daß die venöse Untersättigung primär als Zeichen der
unter der Perfusion entstandenen Sauerstoffschuld anzusehen ist; sekundär kann es dann durch Überschreiten der Oxygenatorkapazität zur arteriellen Hypoxie kommen. Da diese erhebliche venöse Untersättigung jedoch
vorzugsweise während der Aufwärmphase entsteht (nicht dagegen bei Normo-
und Hypothermie) (14), bedingt durch eine Zunahme des peripheren Widerstandes zu Beginn des Bypass (3, 12, 14, 15, 18) und nachfolgender
Hypoxie in den minderperfundierten Gebieten, könnte durch eine medikamentöse Vasodilatation z.B. durch Trimetaphan, Chlorpromazin, Droperidol oder hohe Morphindosen während des Bypass eine Sauerstoffschuld
durch Minderperfusion verhindert werden, zumal während der Hypothermiephase die O_2-Kapazität des Blutes durch das Oxygeniervermögen der Herz-
Lungen-Maschine überschritten wird (14).

Wie zu Beginn der EKZ ist auch am Ende vor dem endgültigen Abgang von
der Herz-Lungen-Maschine für eine bestimmte Zeit ein partieller Bypass
erforderlich. In dieser Phase sollte der Patient schon mit 100 % Sauerstoff beatmet werden. Weiterhin ist ein Blähen der Lungen vor Abgang
von der HLM erforderlich, da es sonst durch intrapulmonale Shunts aufgrund von Atelektasen, die während der EKZ durch verminderten intraal-
veolären Druck und iatrogene Kompression der Lungen entstehen, zu einer
arteriellen Hypoxie kommen kann. Erst nach Stabilisierung der Kreislaufverhältnisse und bei ausreichender Oxygenierung sollte der O_2-An-
teil in den Atemgasen erniedrigt werden. Unter Berücksichtigung der
angegebenen Verbesserungsvorschläge lassen sich pO_2-Abfälle in hypoxische Bereiche verhindern (Abb. 4).

Nun noch kurz zur extrakorporalen Oxygenierung während Langzeitperfusionen mit Landé-Edwards Membranoxygenatoren. Wir führten sie bisher
bei 6 pulmonal schwerstgeschädigten Patienten durch. Als wichtigstes
Ergebnis dieser Untersuchungen betrachten wir die durch die fortlaufenden arteriellen pO_2-Messungen gegebenen Hinweise auf die Vorteile
einer Kanülierung im Bereich der oberen Körperhälfte. Diesem Vorgehen
sind jedoch in Abhängigkeit von der Arteriengröße Grenzen gesetzt, so
daß in manchen Fällen gleichzeitig eine Femoralarterie kanüliert werden muß, um ein ausreichendes Maschinenzeitvolumen zu erreichen. Die
alleinige arterielle Kanülierung im Bereich der unteren Körperhälfte
läßt eine wesentliche Verbesserung der Sauerstoffversorgung des le-
benswichtigsten Organs Gehirn fraglich erscheinen.

Abb. 5 zeigt ein Beispiel einer fortlaufenden arteriellen pO_2-Messung
in einer a. radialis bei venoarterieller Perfusion über die Femoralgefäße. 10 Minuten nach Perfusionsbeginn war der pO_2 in der Radialarterie praktisch unverändert, während er in der nicht kanülierten Femoralarterie bereits bei etwa 200 Torr lag (gestrichelte Linie).

Ein Beispiel mit Kanülierung der linken Axillar- und Femoralarterie
zeigt Abb. 6. Die fortlaufende pO_2-Messung erfolgte dabei in der rechten a. femoralis. Erst nach Erhöhung der Perfusionsvolumina auf über
2 l /min ist es zu deutlichen pO_2-Anstiegen im Bereich der rechten
Femoralarterie gekommen.

Bei einem weiteren Patienten erfolgte die arterielle Kanülierung nur
an der linken Axillararterie (Abb. 7). Die fortlaufende pO_2-Messung
in der rechten Radialarterie zeigte einen deutlichen pO_2-Anstieg unmittelbar nach Perfusionsbeginn.

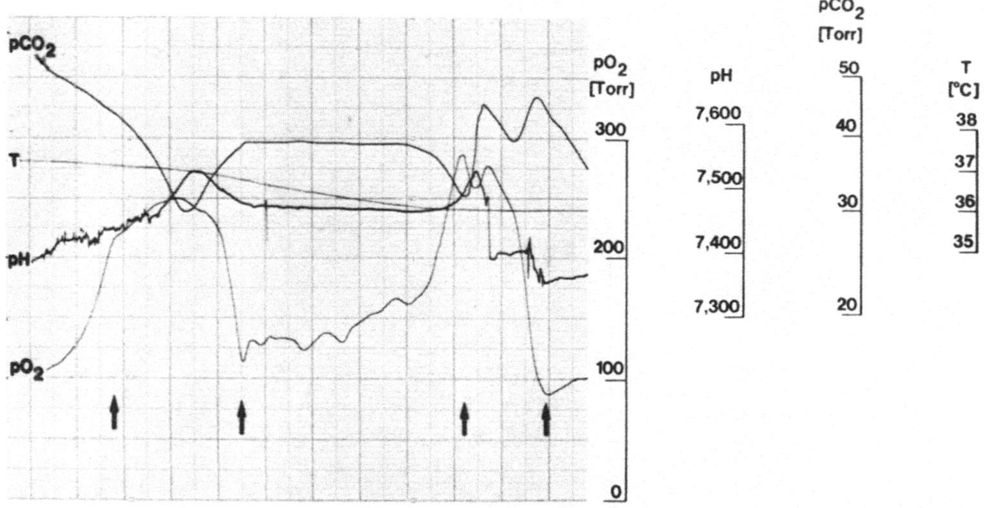

Abb. 4. Originalregistrierung einer fortlaufenden pO_2-, pCO_2-, pH-
und Temperaturkurve während eines herzchirurgischen Eingriffs in
extrakorporaler Zirkulation: von rechts nach links:
1. Pfeil: Beatmung mit 100 % Sauerstoff
2. Pfeil: Bypass-Beginn, anschließend Einstellung der Beatmung
3. Pfeil: Beatmung mit 100 % O_2 und partieller Bypass
4. Pfeil: Bypass-Ende, anschließend Verminderung der Sauerstoff-
        konzentration in den Beatmungsgasen

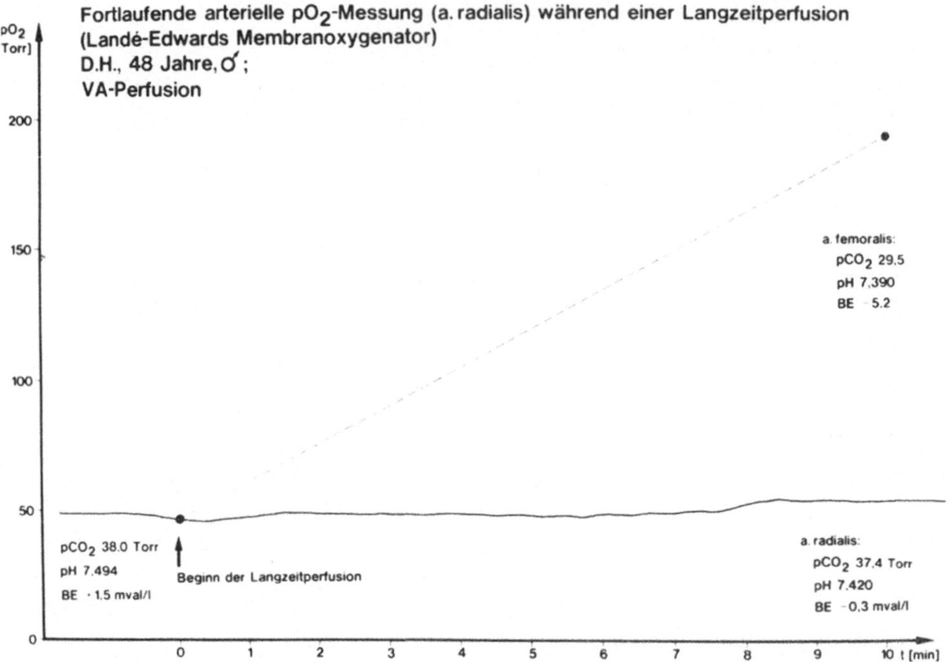

Abb. 5. Extrakorporale Oxygenierung mit einem Membranoxygenator (veno-arterielle Perfusion über die Femoralgefäße) ohne pO2-Anstieg in der oberen Körperregion (fortlaufende pO2-Messung in der r. Radialarterie)

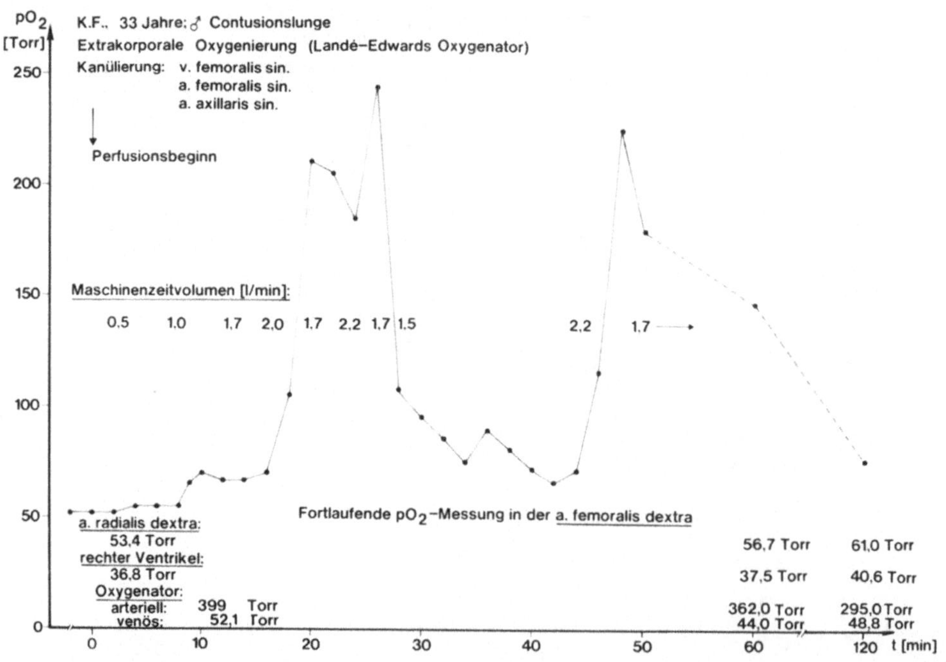

Abb. 6. Extrakorporale Oxygenierung bei einem 33-jährigen Patienten mit Contusionslunge: Beeinträchtigung des arteriellen pO2 (a. femoralis dextra) in Abhängigkeit vom Maschinenzeitvolumen

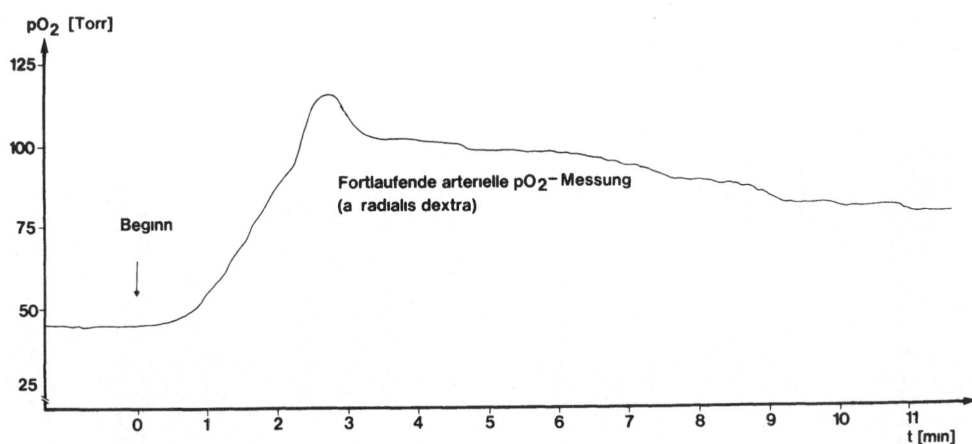

Abb. 7. Extrakorporale Oxygenierung mit einem Membranoxygenator bei
veno-arterieller Perfusion über die vena femoralis sinistra und arteria
axillaris sinistra: deutlicher pO$_2$-Anstieg in der rechten arteria radialis

Die fortlaufende arterielle pO$_2$-Messung hat sich weiterhin als vorteilhaft bei der Regulierung der inspiratorischen Sauerstoffkonzentrationen sowie der Beatmungsdrucke dieser Patienten besonders auch unmittelbar nach Beendigung der extrakorporalen Oxygenierung erwiesen (Abb. 8).

Da die Membranoxygenatoren bei unseren Patienten nur ca. 1/3 des Sauerstoffbedarfs decken konnten (11), mußten wir auch während der extrakorporalen Oxygenierung relativ hohe Sauerstoffkonzentrationen und hohe
Beatmungsdrucke beibehalten, so daß dem geschädigten Lungengewebe keine
ausreichende Möglichkeit zur Restitution geboten werden konnte. Weitere
technische Verbesserungen und frühzeitigere Indikationsstellungen zur
extrakorporalen Oxygenierung dürften in Zukunft die bei diesen Krank-
heitsbildern sonst infauste Prognose bessern.

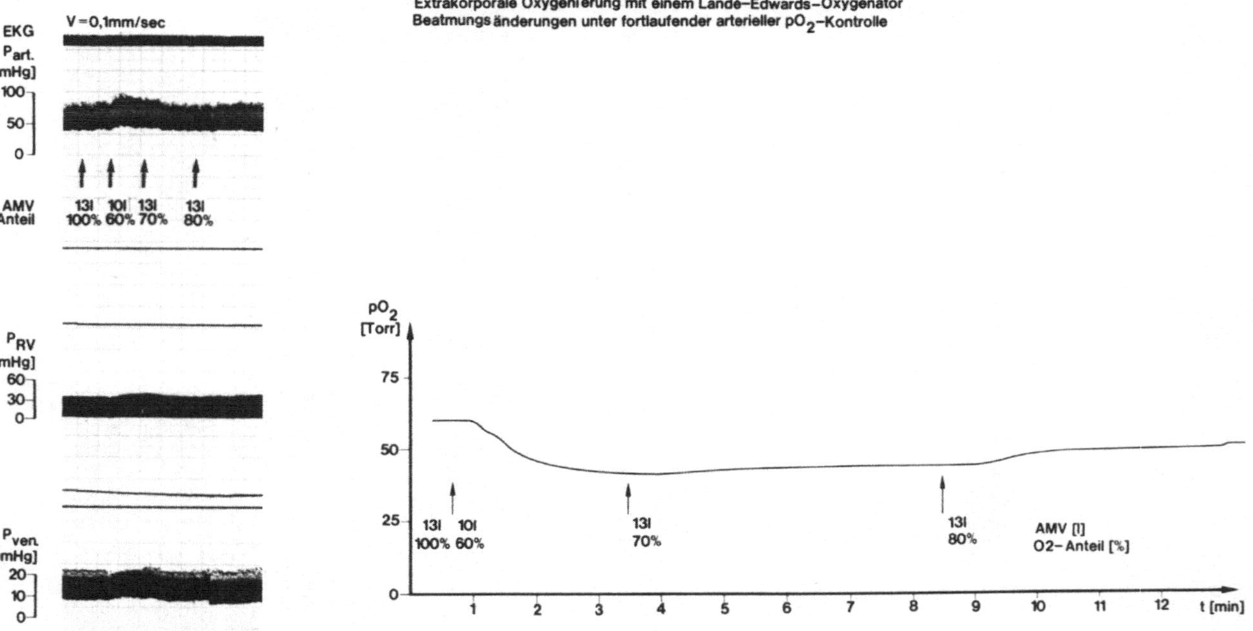

Abb. 8. Beeinflussung des arteriellen pO_2 sowie hämodynamischer Parameter durch Beatmungs-
änderung während extrakorporaler Oxygenierung mit einem Membranoxygenator

Literatur

1. BEER, R.: Gasstoffwechsel, Säure-Basen-Haushalt und Hämodynamik
   bei Anwendung eines extrakorporalen Kreislaufs. Hab. Schr., Marburg
   1958.
2. BEER, R., LOESCHKE, G., GEHL, H., BORST, H.G., SCHMIDT-MENDE, M.:
   Pathophysiologische Veränderungen bei Anwendung des extrakoropora-
   len Kreislaufs. Langenbecks Arch. klin. Chir. 291, 443 (1959).
3. BERNHOFF, A., EKLUND, B., KAIJSER, L.: Cardiovascular Effects of
   short-term anaesthesia with methohexitone and propanidid in normal subjects. Brit. J. Anaesth. 44, 2 (1972).
4. FABEL, H.: Die fortlaufende Messung des arteriellen Sauerstoffdruckes beim Menschen. Arch. Kreisl.-Forsch. 57, 145 (1968).
5. GALLETTI, P.M., BRECHER, G.A.: Heart-lung bypass. Principles and
   techniques of extracorporeal circulation. New York: Grune &
   Stratton 1962.
6. HEMPELMANN, G.: Störungen des Säure-Basen-Haushaltes mit besonderer
   Berücksichtigung der metabolischen Azidose. In: Grundlagen und
   Praxis intra- und postoperativer Infusionstherapie. Hsg. von
   KIRCHNER, E. Wiss. Informationen Fresenius 1, 38 (1971).
7. HEMPELMANN, G., HARTMANN, W., FABEL, H.: Fortlaufende Messungen
   des arteriellen Sauerstoffdruckes, Anwendungsmöglichkeiten und
   Beispiele aus der Anaesthesie. Anaesthesiologie und Wiederbelebung,
   Berlin: Springer-Verlag (im Druck).
8. HILL, J.D., LEVAL, M., FALLAT, R.J., BRAMSON, M.L., EBERHART,R.C.,
   SCHULTE, H.D., OSBORN, J.J., BARBER, R., GERBODE, F.: Acute respiratory insufficiency. Treatment with prolonged extracorporeal
   oxygenation. J. Thorac. Cardiovasc. Surg. 64, 55 (1972).
9. LANDE, A.J., EDWARDS, M.L., BLOCH, J.H., CARLSON, R.G., SUBRAMANIAN,
   V.A., ASCHEIM, R.S., SCHEID, S.S., FILLMORE, S., KILLIP, T.,
   LILLEHEI, C.W.: Clinical experience with a membrane pump oxygenator.
   Ann. Thorac. Surg. 10, 409 (1970).
10. LANDE, A.J.: Langzeitperfusion bei cardialen und respiratorischen
    Notfällen. Langenbecks Arch. Chir. 332, 291 (1972).
11. LEITZ, K.H., HEMPELMANN, G., WALTER, P.: Extracorporale Oxygenie-
    rung. Erfahrungen mit dem Landé-Edwards Membranoxygenator bei fünf
    Langzeitperfusionen. Thoraxchirurgie 1973 (im Druck).
12. McGOON,D.C., MOFFITT, E.A., THEYE, R.A., KIRKLIN, J.W.:Physiologic
    studies during high flow, normothermic, whole body perfusion. J.
    Thorac. Cardiovasc. Surg. 39, 275 (1960).
13. MOFFITT, E.A., PATRICK, R.T., SWAN, H.C.J.: A study of blood flow,
    venous blood oxygen saturation, blood pressure and peripheral re-
    sistance during total body perfusion. Anesthesiology 20, 18 (1959).
14. MUIR, A.L., DAVIDSON, I.A.: Hypoxaemia during cardiopulmonary by-
    pass. Thorax 26, 443 (1971).
15. READ. R.C., KUIDA, H., JOHNSON, J.A.: Effect of alterations in
    vasomotor tone on pressure-flow relationships in the totally per-
    fused dog. Circul. Res. 6,676 (1957).
16. RINGLER, W.: Blutgase und Säurebasenhaushalt bei Operationen mit
    Hilfe der Herz-Lungen-Maschine. Forschungsberichte des Landes
    Nordrhein-Westfalen Nr. 1980. Köln: Westdeutscher Verlag 1968.
17. RYGG, J.H., FREDERIKSEN, T., JÖRGENSEN, M.: Gas exchange in the
    Rygg-Kyvsgaard bubble oxygenator. Thorax 18, 220 (1963).
18. SCHAUDIG, A.: Experimentelle und klinische Untersuchungen zur An-
    wendung der Herz-Lungen-Maschine mit Blutersatzlösungen. Habil.
    Schrift, München 1965.
19. SCHORER, R., HILPERT, P., JESCHKE, D., VOIGT, E., JUNGER, H.: Lun-
    genkomplikationen nach Mitralklappenersatz. Thoraxchirurgie 20,
    330 (1972).
20. SCHULTE, H.D., BIRCKS, W., DUDZIAK, R., Erste Erfahrungen mit der
    Bramson Membran Lunge. Thoraxchirurgie 20, 54 (1972).

21. SCHULTE, H.D.: Membranoxygenatoren zur prolongierten assistierten extrakorporalen Zirkulation. DMW 10, 5o8 (1973).
22. THEYE, R.A., KIRKLIN, J.W.: Vertical film oxygenator performance at 30° C and oxygen levels during rewarming. Surgery 54, 567 (1963).
23. ZAPOL. W.: Die Behandlung akuter respiratorischer Insuffizienz mit dem Membran-Oxygenator. Jahrestagung der Deutschen Gesellschaft für Anaesthesie und Wiederbelebung, Hamburg 1972.

KREISLAUFVERÄNDERUNGEN NACH MITRALKLAPPENERSATZ

Von S. Piepenbrock, G. Hempelmann, G. Karliczek und K.H. Leitz

Mitralklappenersatzoperationen zählen zu den am häufigsten durchgeführten herchirurgischen Eingriffen. Ihr Erfolg hängt nicht zuletzt von einer adäquaten hämodynamischen Führung der Patienten in der postoperativen Frühphase ab. Die zur Beurteilung der Kreislauffunktion üblichen klinischen Krierien gilt es dabei in Korrelation zu setzen zu allen meßbaren Parametern wie Blutdruck, Herzfrequenz, rechts- sowie linksatrialen Drucken, Herzzeitvolumen, Blutgasen, Elektrolyten und Urinausscheidung, um so zu einer optimalen Therapie zu gelangen.

Die bisher vorliegenden Veröffentlichungen über hämodynamische Veränderungen in der postoperativen Frühphase nach Mitralklappenersatz weisen nur wenige Meßwerte, meist nur ein bis vier, in den ersten drei Tagen nach den Operationen auf (ROTHLIN (7), ROULEAU (8), RASTELLI und KIRKLIN (5), EUNIKE und ZINDLER (2), SATTER (9)). Um einen genauen Einblick in die dynamische Entwicklung der Kreislaufverhältnisse nach Mitralklappenersatz zu gewinnen, haben wir bei insgesamt 38 Patienten im Alter von 21 bis 62 Jahren ($\bar{x}$ = 43,7 Jahre) die wichtigsten Parameter, unter anderem das HZV mit der Kälteverdünnungsmethode (10), vor, während sowie bis zum dritten Tag nach der Operation gemessen; bei 18 Patienten

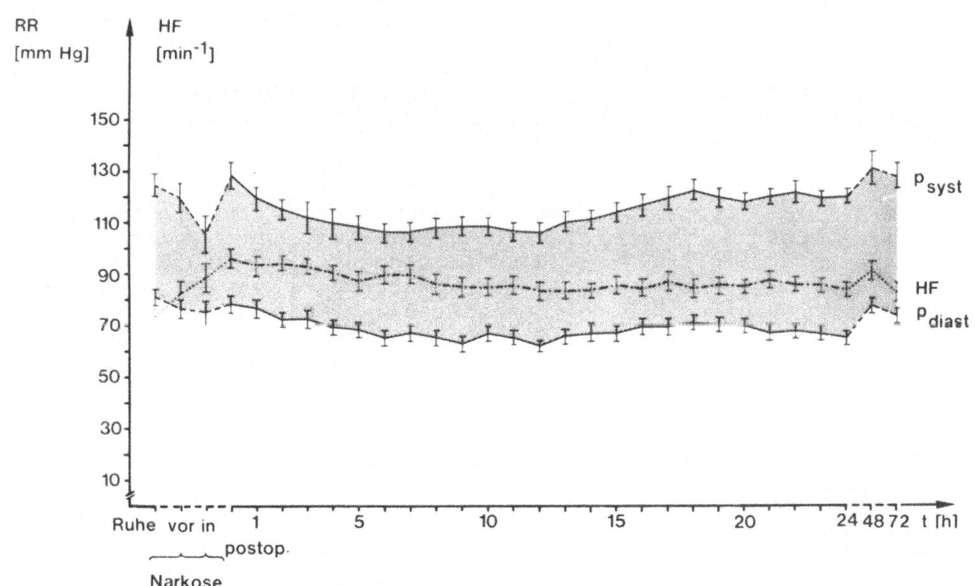

Abb. 1. Veränderungen des Blutdruckes und der Herzfrequenz vor sowie nach Mitralklappenersatz

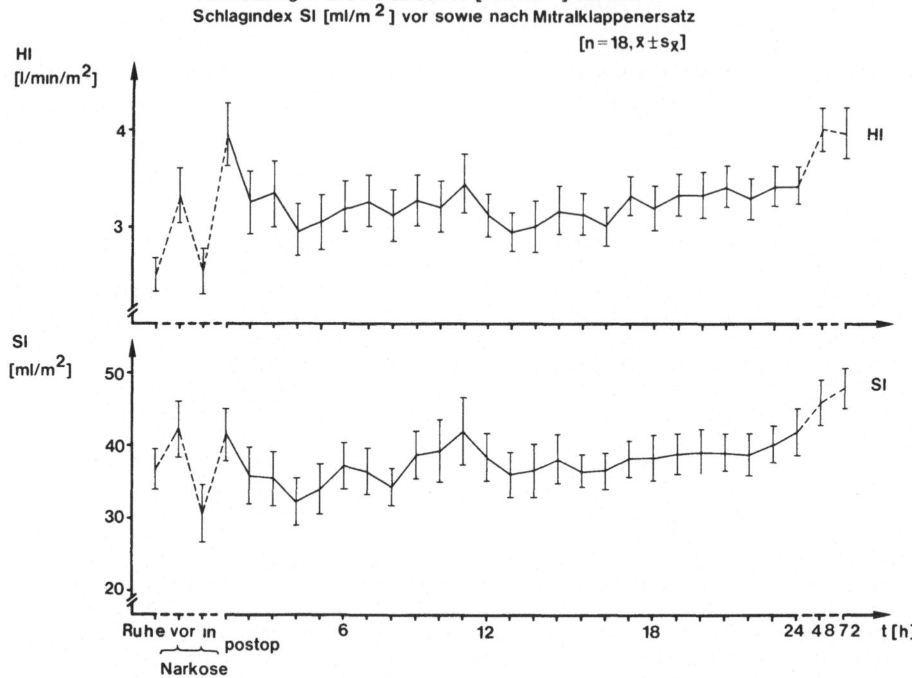

Abb. 2. Veränderungen des Herzindex und des Schlagindex vor sowie nach Mitralklappenersatz

wurden zusätzlich zu den angeführten Meßzeitpunkten stündliche Untersuchungen der hämodynamischen Parameter in den ersten 24 Stunden durchgeführt.

Die überwiegend mit Morphin bzw. synthetischen Morphinderivaten durchgeführten Narkosen verursachten einen signifikanten Blutdruckabfall bei erhöhter Herzfrequenz. Unmittelbar postoperativ bestand, wie es auch FISHMAN und Mitarb. (3) nach Operation am offenen Herzen festgestellt haben, ein deutlich erhöhter Blutdruck (Abb. 1). Induzierte Hypervolämie (KIRCHNER (5)) bei Operationsende, sowie Umlagerung, Transport und damit teilweise verbundene Vasokonstriktion bei noch erniedrigter Körpertemperatur könnten als Erklärung hierfür dienen. Einem Blutdruckabfall auf Minimalwerte zwischen der 3. und 7. Stunde folgte ein steter Anstieg bis zur 72. Stunde. Die postoperativ signifikant erhöhte Herzfrequenz (p< 0,001) (s.a. ROTHLIN (7)) nahm dagegen kontinuierlich bis zur 24. Stunde ab. Eine erneute Frequenzerhöhung am 2. Tag war u.a. bedingt durch verminderte arterielle pO_2-Werte bei Spontanatmung und geringere Analgesierung (Abb. 1).

Alle bisherigen Untersuchungen über Veränderungen des Herzzeitvolumens nach Mitralklappenersatz weisen nur wenige Einzelbestimmungen zu verschiedenen Zeitpunkten im Verlauf der ersten postoperativen Tage auf. ROULEAU et al. (8), ROTHLIN, (7), RASTELLI und KIRKLIN (6) fanden übereinstimmend 2 bis 6 Stunden nach Operations-Ende und noch am 1. Tag ein gegenüber dem präoperativen Ausgangswert erniedrigtes Herzzeitvolumen. Wir stellten dagegen unmittelbar nach der Operation einen deutlich erhöhten mittleren Herzindex von 3,95 (± 0,32) l/min/m^2 fest, der innerhalb von 3 Stunden auf einen ersten Minimalwert von 2,95 (± 0,26)

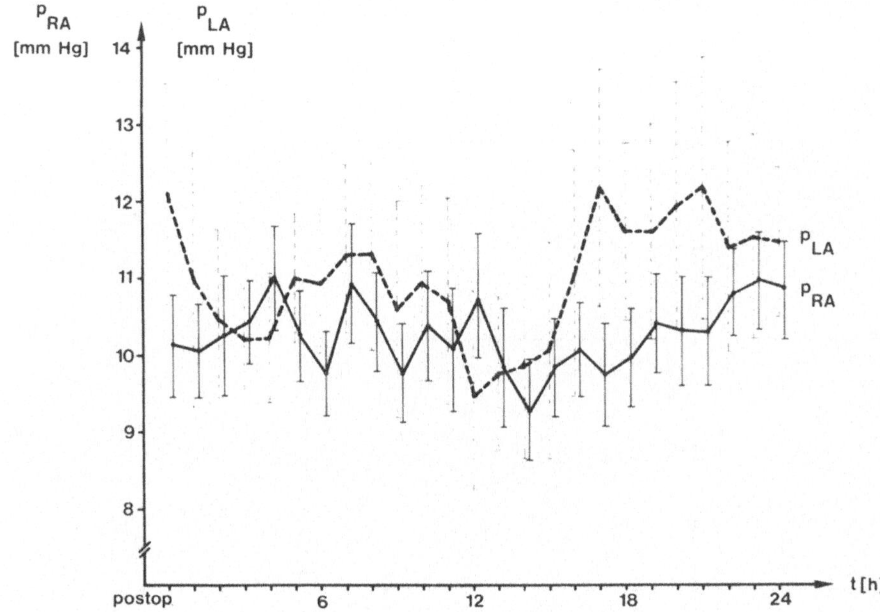

Abb. 3. Veränderungen der rechts- und linksatrialen Drucke nach Mitralklappenersatz

l/min/m² abfiel. Dieser Wert entspricht jetzt den von den anderen Autoren gemessenen ersten postoperativen Werten (Abb. 2).

Einen zweiten gleich niedrigen Wert für den Herzindex konnten wir ca.
12 Stunden nach der Operation mit 2,95 (± O,22) l/min/m² feststellen -
in der Regel war dieses gegen Mitternacht. Biologische Tag-Nachtschwan-
kungen, wie wir sie auch vom Blutdruck kennen (4), könnten vielleicht
Erklärung hierfür sein. Der weitere Anstieg des Herzindex, besonders
am 2. und 3. Tag, steht in Übereinstimmung mit den Ergebnissen von anderen Autoren (RASTELLI und KIRKLIN (6), ROTHLIN (7) und ROULEAU et al.
(8)).

Am Verlauf der Schlagindexkurve ersieht man, daß die unmittelbar postoperativ festgestellte Herzindex-Erhöhung im wesentlichen Folge einer
Herzfrequenzzunahme ist, denn der direkt postoperativ gemessene Schlagindex liegt nur wenig über dem Ruhewert vom Abend vor der Operation.
Obwohl die Herzfrequenz bis zur 24. Stunde postoperativ kontinuierlich
abnahm, kam es zu einer Herzindexzunahme, was nunmehr Ausdruck einer
kontinuierlichen Schlagindexzunahme war (Abb. 2).

Die Mittelwertskurven der während der postoperativen Phase gleichzeitig gemessenen Drucke im rechten und linken Vorhof lassen keine konstante Beziehung zueinander erkennen, wie es bei gesunden Patienten
der Fall ist, bei denen nach BRAUNWALD (1) der Druck im linken Vorhof
etwas über dem im rechten Vorhof liegt. Patienten mit Herzfehlern weisen
diese normale Beziehung nicht auf. Es ist somit nicht immer möglich,
zuverlässige Rückschlüsse von einem gemessenen atrialen Druck auf den
anderen zu ziehen (Abb. 3).

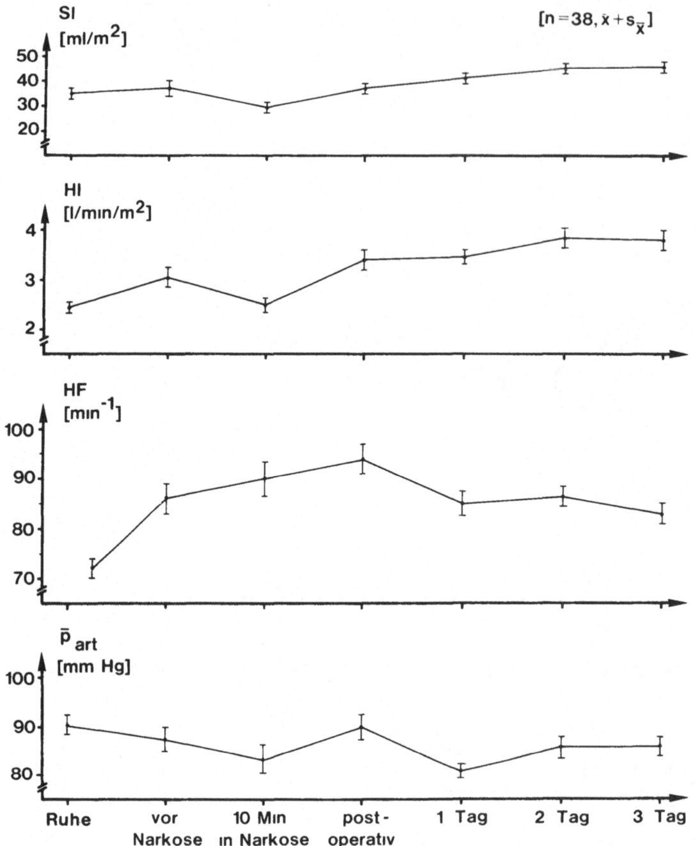

Abb. 4. Veränderungen von Schlagindex, Herzindex, Herzfrequenz und
arteriellem Mitteldruck vor sowie nach Mitralklappenersatz

Abb. 4 zeigt noch einmal zusammenfassend die Veränderungen von Schlagindex, Herzindex und arteriellem Mitteldruck von insgesamt 38 Patienten
vor und nach Mitralklappenersatz. Die ansteigende Tendenz von Herzindex
und Schlagindex bei abfallender Frequenz bis zum 3. Tag wird deutlich.

Aufgrund unserer Ergebnisse möchten wir feststellen, daß unter Berücksichtigung der hämodynamischen Parameter die ersten 2 bis 6 Stunden
nach Mitralklappenersatzoperation als kritische Phase zu beachten sind.
Eine gezielte Überwachung der Patienten z.B. mit Messung des HZV über
einen intraoperativ gelegten linksatrialen Katheter hat sich bei uns
bewährt und erlaubt eine bessere hämodynamische Führung der Patienten
in der postoperativen Frühphase.

Literatur

1. BRAUNWALD, E., BROCKENBROUGH, E.C., FRAHM, Ch.J., ROSS, J., Jr.:
Left atrial and left ventricular pressures in subjects without cardiovascular disease. Circulation <u>24</u>, 267 (1961).

2. EUNIKE, S., ZINDLER, M.: Erfahrungen mit Neuroleptanalgesie bei
   60 Operationen mit Mitralstenosen. Anaesthesiologie und Wiederbelebung 9, 61 (1966).
3. FISHMAN, N.H., HUTCHINSON, J.C., ROE, B.B.: Controlled atrial
   hypertension: A method for supporting cardiac output following open
   heart sugery. J. Thorac. Cardiovasc. Surg. 52, 777 (1966).
4. GEIGY, J.R.: Wissenschaftliche Tabellen, Basel, 549 (1969).
5. KIRCHNER, E.: Induzierte Hypervolämie und kontrollierte Volumen-
   anpassung. Habil.-Schr. Marburg (1965).
6. RASTELLI, G.C., KIRKLIN, J.W.: Hemodynamic state early after prosthetic replacement of mitral valve. Circulation 34, 448 (1966).
7. ROTHLIN, M.: Das Herzminutenvolumen nach Operation am Herzen.
   Bern, Stuttgart, Wien: Huber 1971.
8. ROULEAU, Cl.A., FRYE, R.L., ELLIS, F.H.: Hemodynamic state after
   prosthetic replacement of the mitral valve with a ball or disc
   valve. J. Thorac. Cardiovasc. Surgery 58, 870 (1969).
9. SATTER, P.: Das Verhalten des Herzminutenvolumens und die Kontrolle
   des Operationserfolges bei intrakardialen Eingriffen. Forschungsberichte des Landes Nordrhein-Westfalen Nr. 1574, 1966.
10. SCHORER, R.: Die Technik der Thermo-Injektionsmethode mit Direkt-
    anzeige zur Bestimmung des Herzzeitvolumens. Prakt. Anaesth. 2,
    28 (1967).

Vortrag Nr. 106

Veränderungen hämodynamischer Parameter durch Droperidol bei herzchirurgischen Patienten

Von U. Helms, G. Hempelmann, M. Ziai, S. Piepenbrock und C. Westermann

Die Neuroleptanalgesie wird unter anderem wegen ihrer kreislaufstabilisierenden Wirkung (3, 6, 7, 9, 10, 17, 18, 20, 21, 23, 24) und positiven Beeinflussung der Sauerstoffversorgung (11, 16, 23) bei cardial gefährdeten Patienten eingesetzt.

In der vorliegenden Arbeit sollte die selektive hämodynamische Wirkung des Neuroleptikums Droperidol an insgesamt 47 Patienten mit Angiokardiopathien bei einem herzchirurgischen Eingriff - vor sowie während der extrakorporalen Zirkulation - und in der postoperativen Frühphase untersucht werden.

Bei allen Patienten wurde die Narkose nach einem standardisierten Verfahren mit Methohexital und Succinylcholin eingeleitet und als Neuroleptanalgesie bei gleichzeitiger Relaxation mit Alloferin und kontrollierter Beatmung mit dem Engström-Respirator fortgeführt.

Neben der routinemäßigen Erfassung des EKG, der atrialen und arteriellen Drucke, wurden bei sieben Patienten mit Aortenvitien des klinischen Schweregrades III und IV nach Sternotomie und Präparation des Herzens die linksventrikulären Drucke mittels eines Mikro-Stathams SP 37 gemessen. Über einen dp/dt-Einschub registrierten wir die maximale Druckanstiegsgeschwindigkeit im linken Ventrikel. Dann wurden im steady state 0,25 mg/kg Droperidol über einen zentralvenösen Katheter injiziert und die hämodynamischen Veränderungen über mindestens 6 Minuten verfolgt. In Abb. 1 wird das methodische Vorgehen anhand eines Einzelbeispiels graphisch dargestellt.

Wie aus der Abb. 2 ersichtlich ist, verminderte sich nach der Droperidolinjektion die maximale linksventrikuläre Druckanstiegsgewindigkeit von 1383 mmHg/sec auf 1289 mmHg/sec; zum gleichen Zeitpunkt betrugen der linksventrikuläre Druck 135 bzw. 114 mmHg und der arterielle Druck 105 bzw. 77 mmHg. Bei großer Streubreite waren die Veränderungen des Kontraktilitätsparameters nicht signifikant. Um isoliert die Wirkung von Droperidol auf die peripheren Strukturen zu erfassen - ohne Überlagerung durch cardiale Effekte - wurde bei 15 Patienten während der extrakorporalen Zirkulation, 30 Minuten nach Bypass-Beginn, 0,25 mg/kg Droperidol injiziert. Die Änderung des Perfusionsdruckes, den wir blutig über die Arteria radialis gemessen haben, wurde, wie in Abb. 3 dargestellt, über einen Zeitraum von 10 Minuten registriert.

Abb. 4 und 5 demonstrieren, daß es nach einer Latenzzeit von 32,8 sec zu einem rapiden, signifikanten Abfall des Perfusionsdrucks kam, der nach 80,3 sec ein mittleres Minimum von 48,8 mmHg erreichte und damit 33 % unter dem Ausgangswert lag. Nur bei einem Drittel der Patienten wurde der Ausgangsdruck nach der 5. Minute wieder erreicht; im Mittel aber lag der Perfusionsdruck bis zur 10. Minute bei 92 % des Ausgangswertes.

Die postoperativen Messungen wurden 2-3 Stunden nach einem herzchirurgischen Eingriff in extrakorporaler Zirkulation an 25 noch intubierten und kontrolliert beatmeten Patienten durchgeführt. Dabei erfolgten vor sowie über einen Zeitraum von 30 Minuten nach Injektion von 0,5 mg/kg

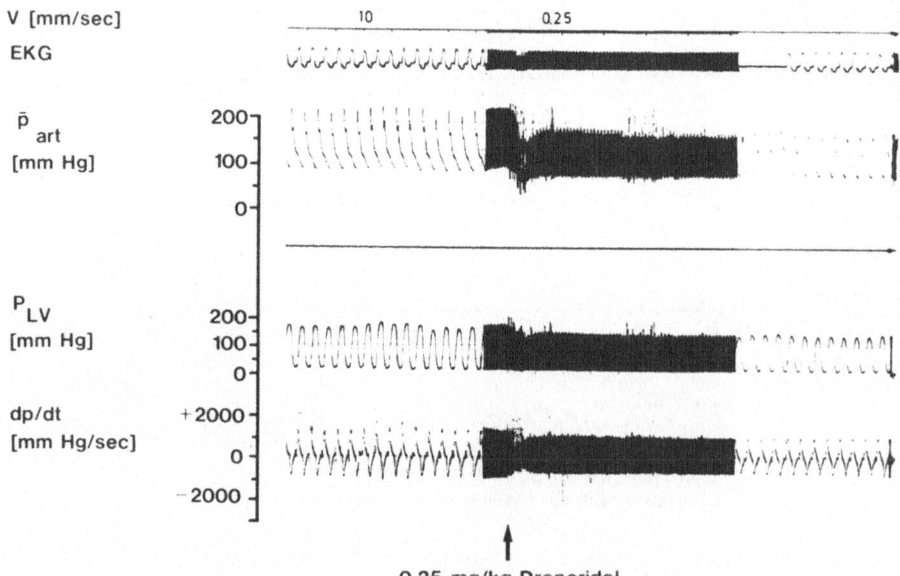

Abb. 1. Einzelbeispiel für die intracardiale maximale Druckanstiegs-geschwindigkeitsänderung vor und nach 0,25 mg/kg Droperidol

Droperidol Serienmessungen folgender Parameter: Blutdruck, Herzfrequenz, Herzzeitvolumen (Kälteverdünnungsmethode), rechtsatrialer Druck.

$$(n=7, \bar{x} \pm s_{\bar{x}})$$

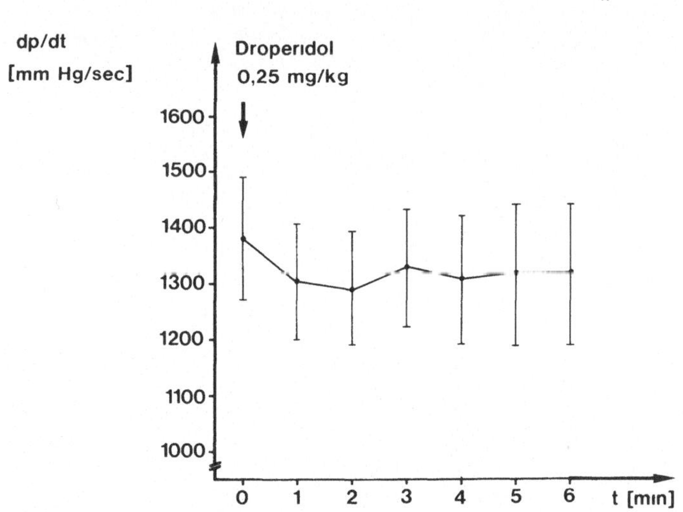

Abb. 2. Veränderungen des Kontraktilitätsparameters dp/dt nach 0,25 mg/kg Droperidol

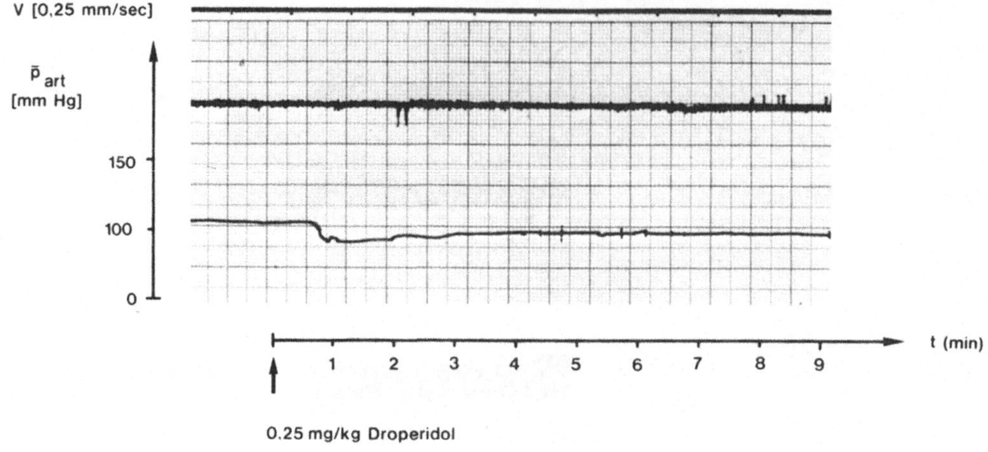

Pat W K , 33 Jahre, 170 cm, 59 8 kg Aortenstenose
Injektion nach 30 -minutiger Bypassdauer

Abb. 3. Änderung des Perfusionsdrucks nach 0,25 mg/kg Droperidol

Wie schon in den vorherigen Messungen kam es auch hier zu einem deutlichen Abfall des arteriellen Mitteldrucks (Abb. 6.) sowie des systolischen und besonders diastolischen Blutdrucks (Abb. 7). Beide stiegen
bis zur 6. bzw. 10. Minute leicht wieder an, fielen aber bis zur 30.

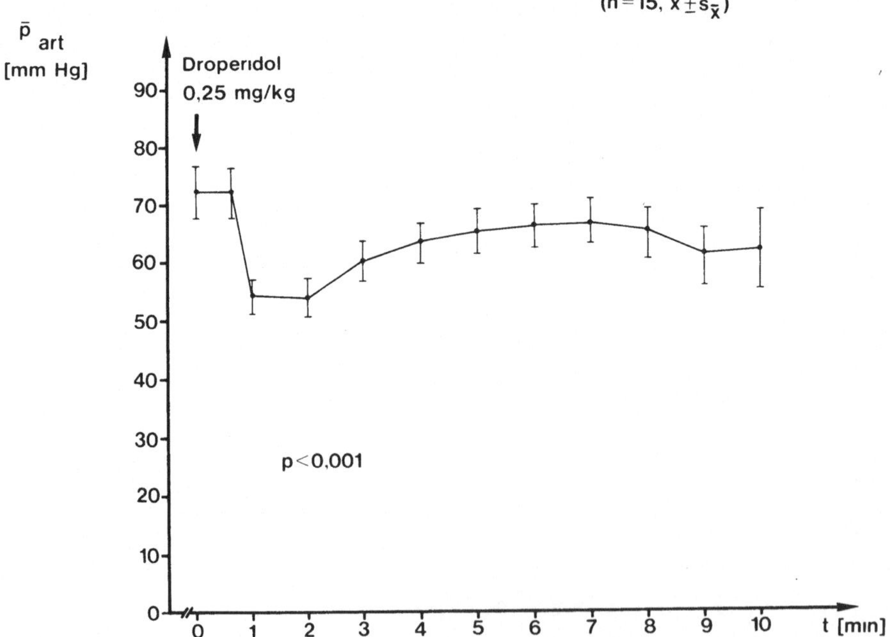

Abb. 4. Veränderungen des arteriellen Mitteldruckes nach 30-minütigem
cardiopulmonalem Bypass unter 0,25 mg/kg Droperidol

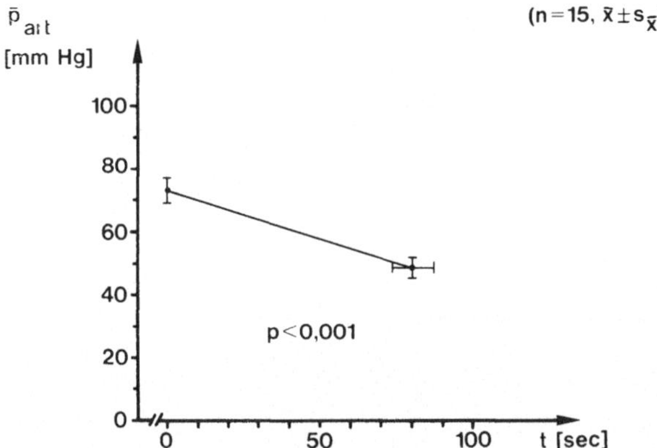

Abb. 5. Maximaler Abfall des arteriellen Mitteldrucks während des cardiopulmonalen Bypass unter 0,25 mg/kg Droperidol unter Berücksichtigung der individuellen Minima

Minute deutlich unter den Ausgangswert. Der 10-Minutenwert des arteriellen Mitteldrucks dieser Messung ist identisch mit dem 10-Minutenwert während der extrakorporalen Zirkulation und beträgt 92 % des Ausgangswertes.

Neben dem durch die alpha-Rezeptoren-Blockade bedingten Abfall des arteriellen Mitteldrucks (2, 5, 10, 13, 25, 26)kommt es zu einer

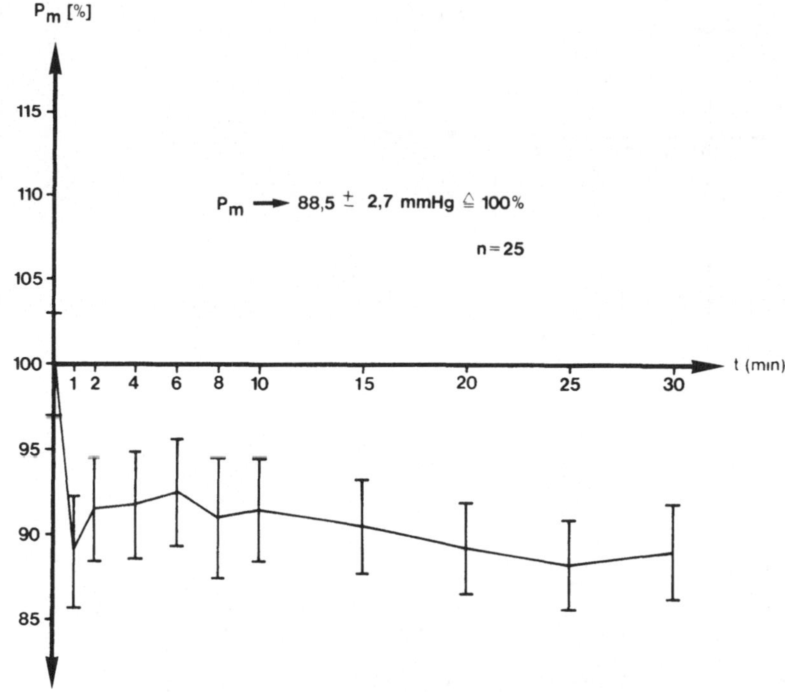

Abb. 6. Veränderungen des arteriellen Mitteldrucks nach 0,5 mg/kg Droperidol

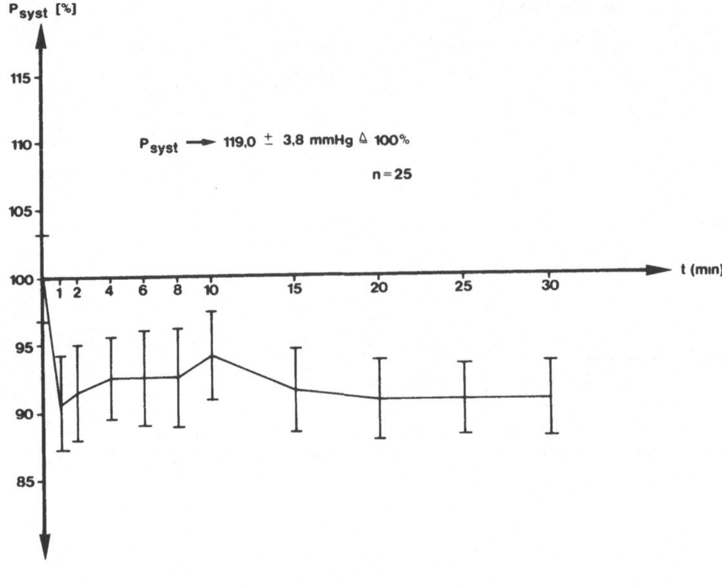

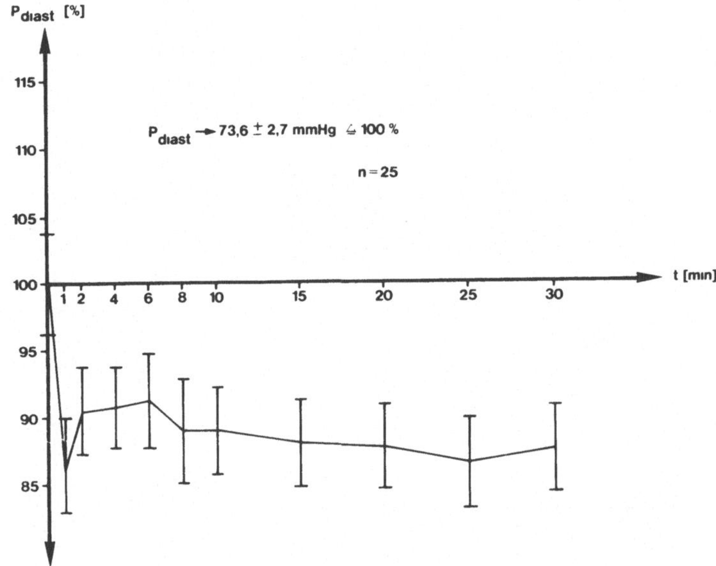

Abb. 7. Veränderungen des systolischen und diastolischen Blutdrucks
nach 0,5 mg/kg Droperidol

Abnahme der Herzfrequenz und des zentralvenösen Druckes, wie es in Abb. 8
dargestellt ist. Wie aus tierexperimentellen Untersuchungen hervorgeht,
ist die Abnahme des zentralvenösen Drucks bedingt durch eine Kapazitäts-
zunahme des Niederdrucksystems und peripheres Blutpooling ($\underline{8}$, $\underline{11}$, $\underline{22}$).

Da der venöse Rückstrom preload-bestimmend ist, müßte es unmittelbar
nach einer Droperidol-Injektion zu einem Abfall des Herzzeit- und
Schlagvolumens kommen, was auch aus unseren Untersuchungen hervorgeht

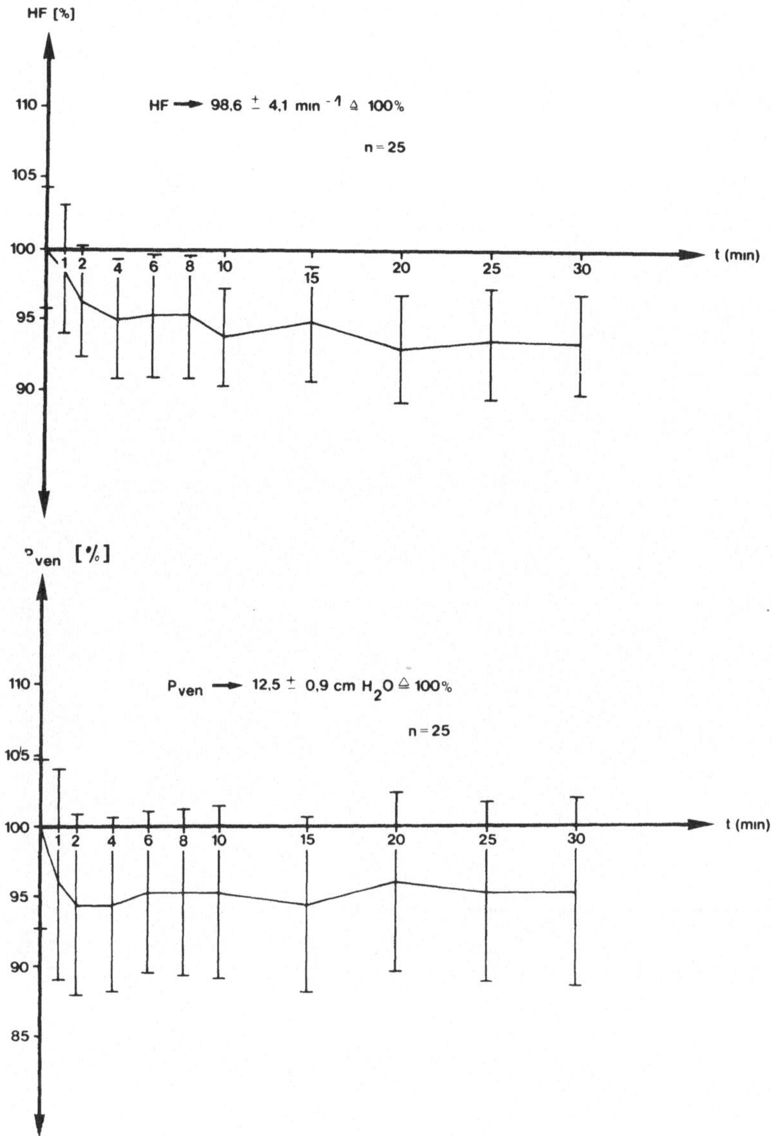

Abb. 8. Verhalten der Herzfrequenz und des zentralen Venendrucks nach 0,5 mg/kg Droperidol (n = 25)

und in Abb. 9 und 10 dargestellt ist. Da weiterhin die initiale Hypotension nicht durch eine Erhöhung des Venentonus kompensiert werden kann, versucht der Organismus, durch organeigene, autoregulative und druckinduzierte Mechanismen diese zu kompensieren, was sich dann in einer Erhöhung des Schlag- und Herzzeitvolumens äußert. Das Herzzeitvolumen stieg von 4,9 l/min auf 5,3 l/min nach der 2. Minute an. Für das Schlagvolumen konnten wir ein paralleles Verhalten feststellen.

Anhand des peripheren Widerstandes läßt sich noch einmal die durch Droperidol induzierte Kreislaufreaktion verdeutlichen (10): Durch

246

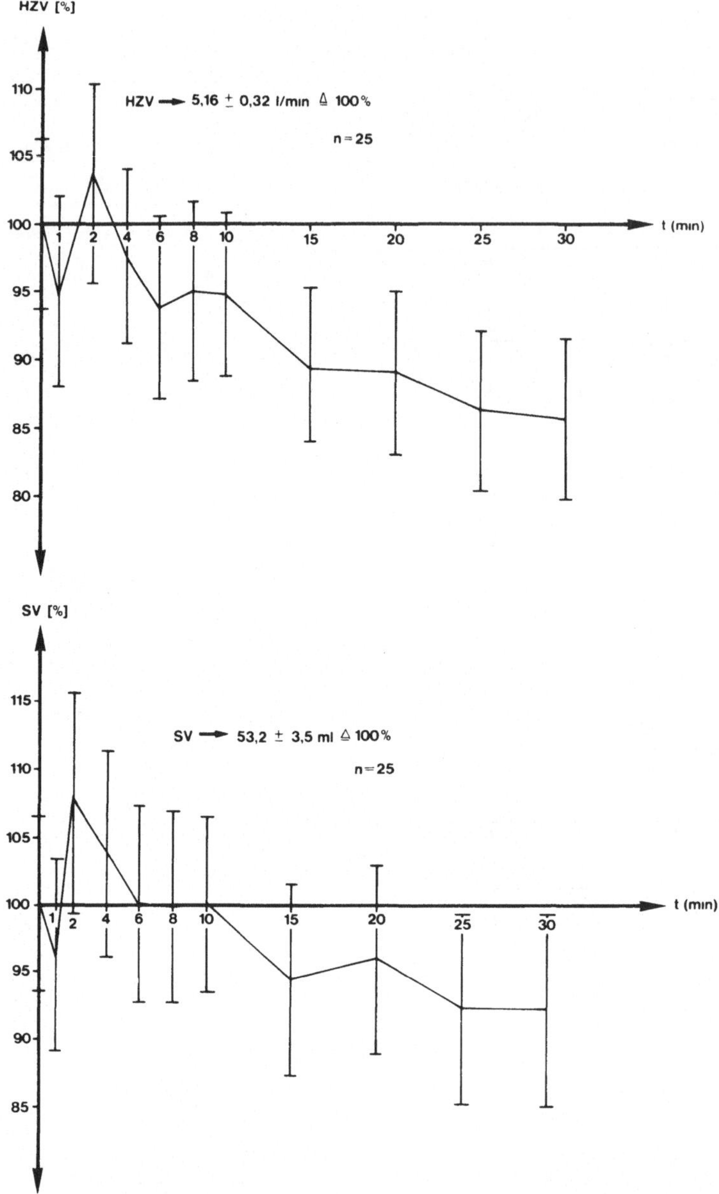

Abb. 9. Veränderungen des Herzzeitvolumens und Schlagvolumens nach
Droperidolgabe (0,5 mg/kg) in der frühen postoperativen Phase nach einem
herzchirurgischen Eingriff

periphere Vasodilatation infolge einer alpha-Rezeptoren-Blockade kommt
es initial zu einer Abnahme des Kreislaufwiderstandes. Da sich gleichzeitig infolge peripheren Blutpoolings der venöse Rückstrom vermindert,
erklärt sich die anfängliche Abnahme des Schlagvolumens und Herzzeitvolumens, wobei letzteres deutlicher in Erscheinung tritt infolge der
zusätzlich negativ chronotropen Wirkung des Droperidols (14, 15, 26).
Da nun über das Kapazitätssystem eine physiologische Anpassung nicht

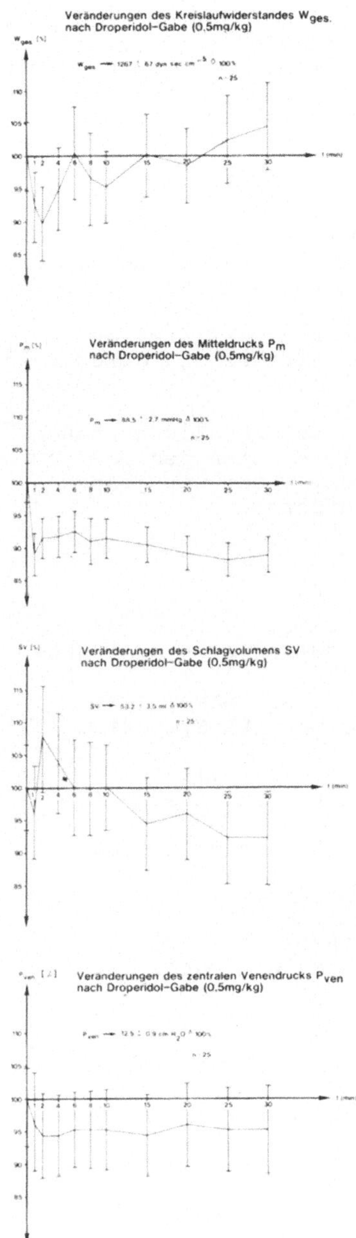

Abb. 10. Veränderungen des Kreislaufwiderstandes, des arteriellen Mitteldrucks, des Schlagvolumens und des zentralen Venendrucks durch 0,5
mg/kg Droperidol

möglich ist, lassen sich die dann folgende Erhöhung des Schlag- und
Herzzeitvolumens mit Einschränkung nur auf organeigene Regulationsmecha-
nismen zurückführen, zumal wir für eine positiv inotrope Wirkung des
Droperidols - wie sie von manchen Autoren beschrieben worden ist -

(12, 19, 27) - in unseren Versuchen keinen Hinweis fanden. Die cardiale
Kompensation reicht allerdings nicht aus, die induzierte arterielle
Hypotension voll zu kompensieren, so daß es im weiteren Verlauf zu einer
adrenergen Gegenregulation mit kontinuierlicher Zunahme des peripheren Widerstandes kommt. Eine kontrollierte Volumentherapie, die wir
aus methodischen Gründen nicht durchführten, dürfte diese Gegenregulation mindern. Zusammfassend möchten wir feststellen, daß unsere intra-
und postoperativen Untersuchungen an Patienten mit Herzfehlern gezeigt
haben, daß Droperidol
1. keine klinisch relevante negativ inotrope Wirkung hat
2. eine nur kurzfristige alpha-Rezeptoren blockierende Wirkung hat, mit
   der eine hypothermie- und katecholaminbedingte Vasokonstriktion vermindert werden kann
3. eine hohe Dosierung keinen wesentlich stärkeren Effekt hat; durch 0,5
   mg/kg wurde der arterielle Mitteldruck nicht stärker als durch 0,25
   mg/kg erniedrigt.

In letzter Zeit verwenden wir besonders in der postoperativen Phase
Einzeldosen von nur 0,1 mg/kg, im Abstand von 15 Minuten gegeben, um
einer adrenergen Streßsituation entgegenzuwirken, wobei wir jedoch
gleichzeitig eine induzierte Hypervolämie durchführen.

Literatur

1. BERGMANN, H.: Wien,klin. Wschr. 52, 969 (1964).
2. BÖHMERT, F., HOFINGER, L., STEINER, J.: V. Internat. Bremer NLA-
   Symposium 1971.
3. BRÜCKNER, J.B., BRÜCKNER, U., EBERLEIN, J.J., GETHMANN, J.W.,
   PATSCHKE, D., REINECKE, A.: V. Internat. Bremer NLA-Symposium 1971.
4. CLOWES, G.: Physiol Rev. 40, 826 (1960).
5. CORSSEN, G., CHODOFF, P.: Clinical Anesthesia 137, (1965).
6. CORSSEN, G., DOMINO, E.F., SWEET, R.E.: Anesth. and Analg. 43,
   748 (1964).
7. CZENGÖDY, J., BARDOSI, Z., Benyo, I., GAAL, J.: Anaesthesist, 20,
   421 (1971).
8. DIETZEL, W.: V. Internat. Bremer NLA-Symposium 1971.
9. FISCHER, K.: V. Internat. Bremer NLA-Symposium 1971.
10. GEDEON, A.: Arzneimittelforschg. 20, 674 (1970).
11. GEMPERLE, M., GRÜNINGER, B.: Anaesthesist, 13, 6 (1964).
12. GEMPERLE, M.: II. Internat. Bremer NLA-Symposium 1966.
13. GYÖRGY, L., PFEIFFER, K.A., KENYERES, J.: Acta Physiol. Acad. Sci.
    Hung. 36, 421 (1969).
14. HAAS, H.G., KERN, R., LACK, E.G.: Ärztliche Forschung, 25, 126
    (1971).
15. HAUSWIRTH, O.: Naunyn-Schmiedebergs Arch. Pharmak. u. exp. Path.
    261, 133 (1968).
16. HEMPELMANN, G., HARTMANN, W., FABEL, H.: V. Internat. Bremer NLA-
    Symposium 1971.
17. HOLLMAN, A.I., MATTILA, M.A., KATILA, M.S.: Nordisk Medicin 76,
    1122 (1966).
18. JANSSEN, P., NIEMEGEERS, C.: Arzneimittelforschg. 13, 205 (1963).
19. KETTLER, D., BRAUN, U., COTT, A., GETHMANN, J.W., HENSEL, I.,
    BRETSCHNEIDER, H.J.: V. Internat. Bremer NLA-Symposium 1971.
20. LUCZAK, J., BRODZINSKY, K., SKUBISZYNSKA, A., SZMYDT, W., Polish
    Medic. J., 14, 1297 (1969).
21. PRYS-ROBERTS, C., KELMAN, G.R.: Brit. J. Anaesth. 39, 134 (1967).
22. SCHAPER. W.K., JAGENEAU, A., BOGAARD, J.: Arzneimittelforschg. 13,
    316 (1963).
23. SIMMENDINGER, H.J.: V. Internat. Bremer NLA-Symposium 1971
24. STOFFREGEN, J., OPITZ, A., MEYER, E., SONNTAG, H.: V. Bremer NLA-
    Symposium 1971.

25. WHITWAM, J.G., RUSSEL, W.J.: V. Internat. Bremer NLA-Symposium 1971.
26. YELNOSKY, J., KATZ, R., DIETRICH, E.V.: Toxic. a. appl. pharmacol.
$\underline{6}$, 37 (1964).

Vortrag Nr. 107

DIE BEDEUTUNG VON VERÄNDERUNGEN DES FETT- UND KOHLENHYDRATSTOFFWECHSELS IM KONSERVENBLUT BEIM EXTRAKORPORALEN KREISLAUF

Von W. Heller, H. Junger und R. Stunkat

Einführung

Seit mehreren Jahren untersuchen wir die Veränderungen des Lipidstoffwechsels bei Patienten im traumatischen Schock. Da hier erhebliche Al-
teration der einzelnen Parameter auftreten, interessierte uns in diesem Zusammenhang die Frage, ob ein ähnliches Verhalten derselben bei
Operationen im extrakorporalen Kreislauf zu erkennen sind. Daher befaß-
ten wir uns schwerpunktmäßig in diesem Rahmen mit der Untersuchung des
Lipidstoffwechsels. Die Bestimmung des 2,3-Diphosphoglycerats erfolgte
unter der Vorstellung, daß es sich dabei um einen Parameter des Koh-
lenhydratstoffwechsels handelt, der eine Aussage über den möglichen
Schweregrad einer Hypoxie erlaubt.

Methodik

Die folgenden Parameter des Lipidstoffwechsels wurden sowohl im Konservenblut als auch bei Patienten (arterielles Blut) mit extrakorporalem Kreislauf bestimmt:
1. Freie Fettsäuren (DUNCOMB 1964)
2. Veresterte Fettsäuren (FRIED und HOEFELMAYER 1963)
3. Gesamtlipide (ZÖLLNER und KIRSCH 1962)
4. Gesamtcholesterin (WATSON 1960, RICHTERICH 1968)
5. Verestertes Cholesterin (WATSON 1960, RICHTERICH 1968)
6. ß-Lipoproteide (WATSON 1960)
7. Gesamtglycerin (EGGSTEIN und KREUTZ 1966)
8. Freies Glycerin (EGGSTEIN und KREUTZ 1966)
9. Neutralfett (EGGSTEIN und KREUTZ 1966)
Ferner bestimmten wir das 2,3 Diphosphoglycerat (2,3 DPG, BENESH und
BENESH 1967).

Die Blutkonserven wurden zur Probenentnahme nur einmal herangezogen.
Der Alterungsprozeß der einzelnen Konserven interessierte uns in diesem
Zusammenhang nicht.
Bei den Patienten mit extrakorporalem Kreislauf erfolgte die arterielle
Blutentnahme wie folgt:
1. Bei Operationsbeginn
2. 15 Minuten nach Bypassbeginn
3. 30 Minuten nach Bypassbeginn
4. 15 Minuten nach Bypassende
5. am Ende der Operation
6. 6 Stunden nach Operationsende
7. am 1., 3., 5., 7. und 14. Tag nach der Operation.

Bei sämtlichen hier zu besprechenden Patienten wurde die Perfusion mit
Rygg-Kyvsgaard-Bubble-Oxygenatoren der Firma Polystan durchgeführt.
Die Herzlungenmaschine wurde gefüllt mit einer Mischung aus heparini-
siertem 24-Stunden altem Frischblut (1000 ml) und 500-1000 ml Ringer-
Lactat-Lösung (3,14 g Natriumlactat bzw. 28 mval Lactat pro Liter). Ein
negativer Base-Excess wurde mit Natriumbicarbonat (8,4 %) ausgeglichen,
das Perfusionsvolumen mit 2,4 ml/min/m^2 Körperoberfläche möglichst konstant gehalten. Die Rückführung des arterialisierten Blutes erfolgte

über eine Aortenkanüle. Alle Perfusionen, die länger als 30 Minuten
dauerten, erfolgten in mäßiger Hypothermie (28-30° C rektal). Klappen-
ersatzoperationen wurden in Kardioplegie (Cardioplegin der Firma Dr.
Franz Köhler Chemie) durchgeführt.

Das Durchschnittsalter der Patienten betrug 37 Jahre, die durchschnittliche Perfusionszeit 56 Minuten. Bei 6 Patienten wurde ein Aortenklap-
penersatz, bei einem Patienten ein Mitralklappenersatz und bei 2 Patienten eine offene Mitralcommissurotomie vorgenommen. Bei weiteren
5 Patienten wurden angeborene Herzfehler korrigiert. Die Patienten
erhielten 300 Einheiten pro kg Körpergewicht Heparin und 10.000 KIE
pro kg Körpergewicht Trasylol je hälftig bei Einleitung der Operation
und bei Operationsende. In diesem Zusammenhang führten wir auch einen
Modellversuch mit Erythrozytensuspensionen und Serum, der sich über
180 Minuten erstreckte, mit mehreren Pharmaka durch.

Ergebnisse

__Neutralfett__ (Abb. 1): 24 Stunden alte Blutkonserven weisen im Mittel
einen Neutralfettgehalt von 94 mg% auf und liegen damit deutlich im
unteren Normbereich. Auch während der Lagerung (bis 21 Tage) traten
nur unwesentliche Schwankungen im Normbereich auf. Bei den Patienten
liegen die Ausgangswerte gleichfalls im Normbereich, wenn auch etwas
höher als in den 24 Stunden alten Blutkonserven. Bereits 15 Minuten
nach Bypassbeginn kommt es jedoch zu einem signifikanten Abfall dieses
Parameters bis auf durchschnittlich 56 mg%. Dieser Abfall hält dann
bis 15 Minuten nach Bypassende an, wobei sich allerdings das Neutralfett bei Operationsende wieder in den Normbereich einpendelt.

__Freies Glycerin__ (Abb. 2): Auch beim freien Glycerin zeigen sich in
den bis zu 3 Wochen alten Blutkonserven nur Schwankungen im Normbereich.
Dabei liegt der Durchschnittswert der 24 Stunden alten Konserven mit
0,78 mg/100ml im unteren Normbereich. Der Gehalt der älteren Blutkonserven an freiem Glycerin ist in nahezu allen Altersgruppen gegenüber
dem vorgenannten Wert signifikant höher.

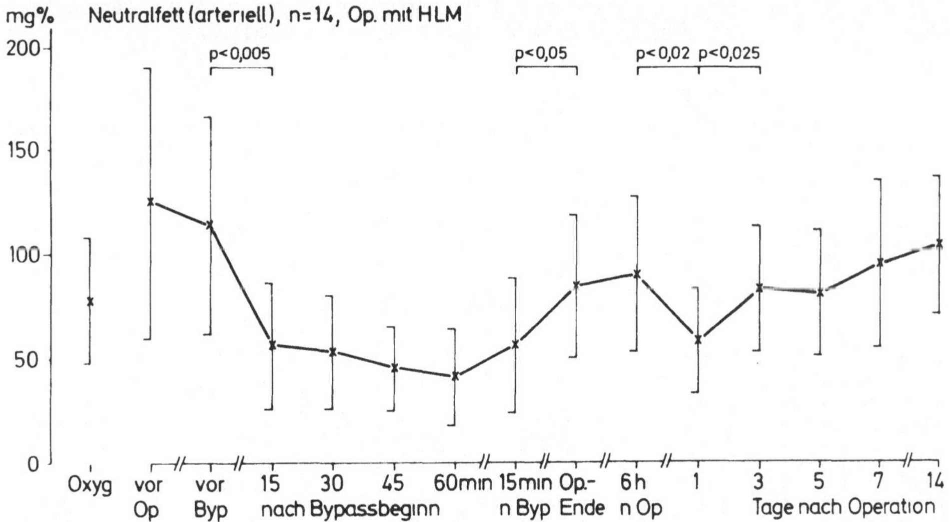

Abb. 1. Verhalten des Neutralfettes bei Patienten während Herzoperationen mit extrakorporalem Kreislauf

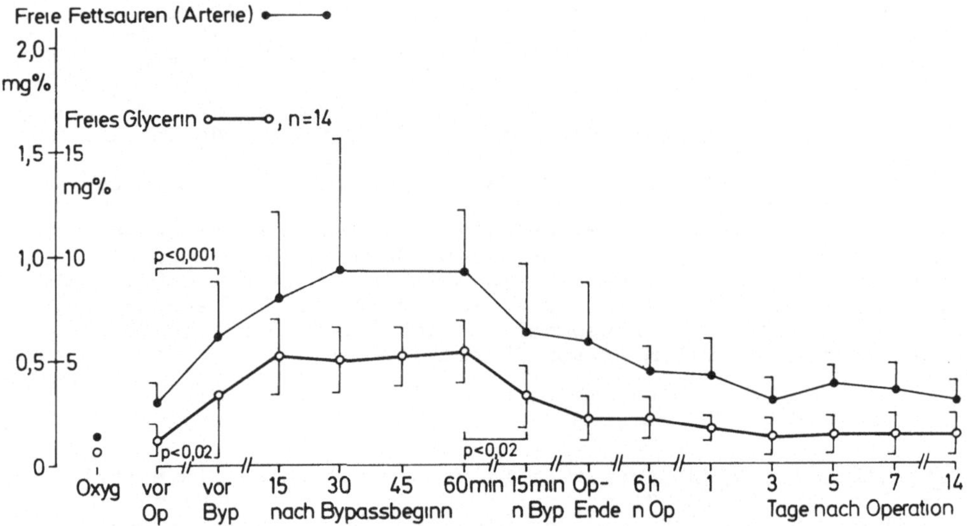

Abb. 2. Verhalten des freien Glycerins und der freien Fettsäuren bei Patienten während Herzoperationen mit extrakorporalem Kreislauf

Im Patienten steigt das freie Glycerin schon vom Operationsbeginn an an und erreicht bereits 15 Minuten nach Bypassbeginn mit Werten um 5 mg% sein Maximum. 15 Minuten nach Bypassende kommt es wieder zu einem signifikanten Abfall, um 24 Stunden nach der Operation wieder in den Normbereich einzupendeln. Der starke Anstieg des freien Glycerins während der Operation ist sicherlich streßbedingt, was auch aus dem entsprechenden Verhalten der unveresterten Fettsäuren ersichtlich ist.

ß-Lipoproteide (Abb. 3): Der Gehalt an ß-Lipoproteiden zeigt erhebliche Schwankungen über den gesamten Untersuchungszeitraum hin. Während die 24-Stunden alten Blutkonserven mit 450 mg% im Normbereich liegen, bewegen sich die 10, 13 und 21 Tage alten Konserven jeweils an der untersten Grenze der Norm. Damit liegen die ß-Lipoproteide an diesen Tagen signifikant niedriger als im 24 Stunden alten Konservenblut.

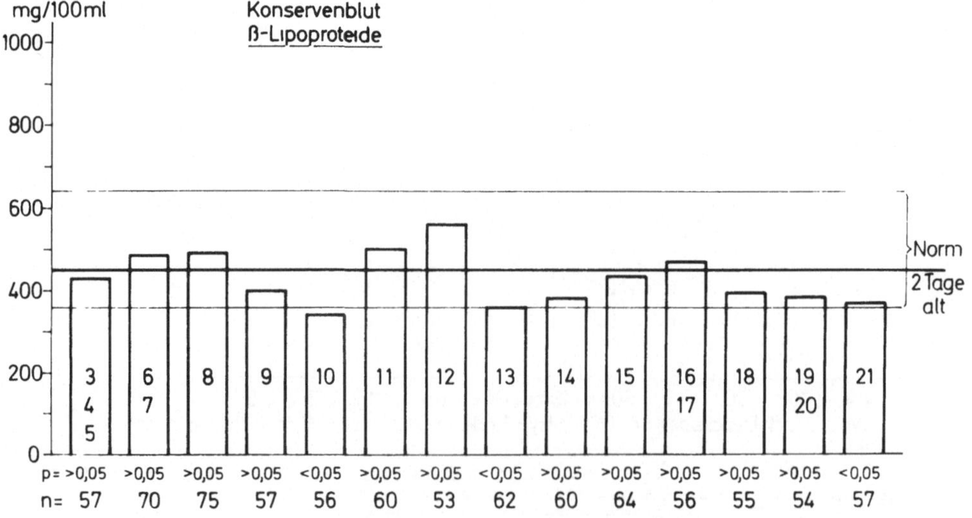

Abb. 3. ß-Lipoproteide von Blutkonserven verschiedenen Lagerungsalters

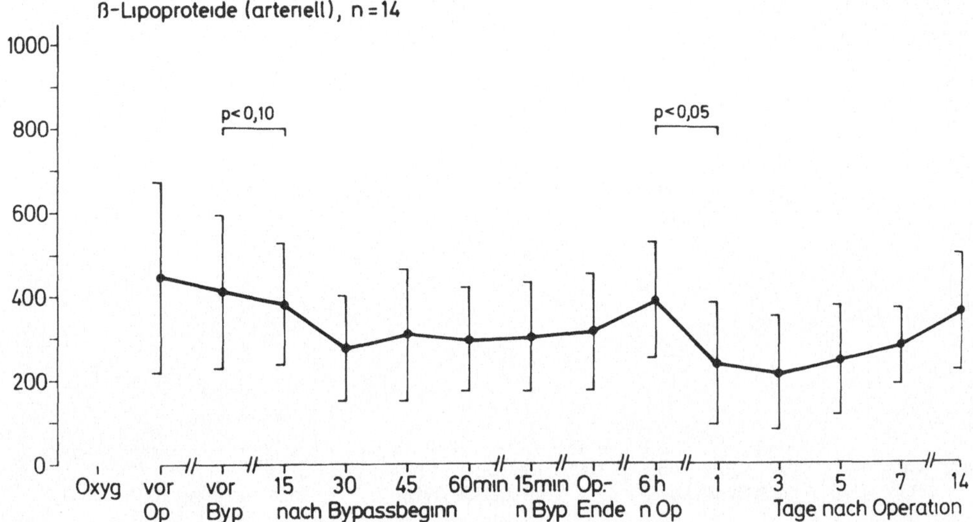

Abb. 4. Verhalten der ß-Lipoproteide bei Patienten während Herzoperationen mit extrakorporalem Kreislauf

Der Verlauf der Kurve der ß-Lipoproteide im Patientenblut (Abb. 4)
ist demjenigen des Neutralfetts vergleichbar. Nach dem Abfall während
der Operation kommt es zu einem kurzfristigen Anstieg 6 Stunden nach
der Operation. Daran schließt sich ein erneuter signifikanter Abfall
dieses Parameters an.

Phosphatide (Abb. 5): Der Phosphatidgehalt in den Blutkonserven verändert sich während des gesamten Untersuchungszeitraums praktisch nicht.
Auffällig ist der deutliche und signifikante Abfall dieser Fraktion
im Patientenblut bis 45 Minuten nach Bypassbeginn auf 140 mg%. Damit

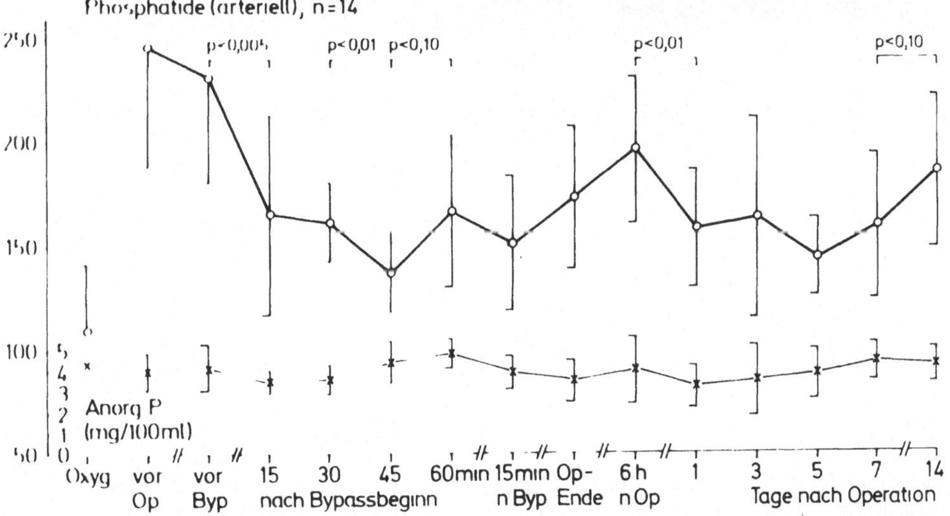

Abb. 5. Verhalten der Phosphatide bei Patienten während Herzoperationen
mit extrakorporalem Kreislauf

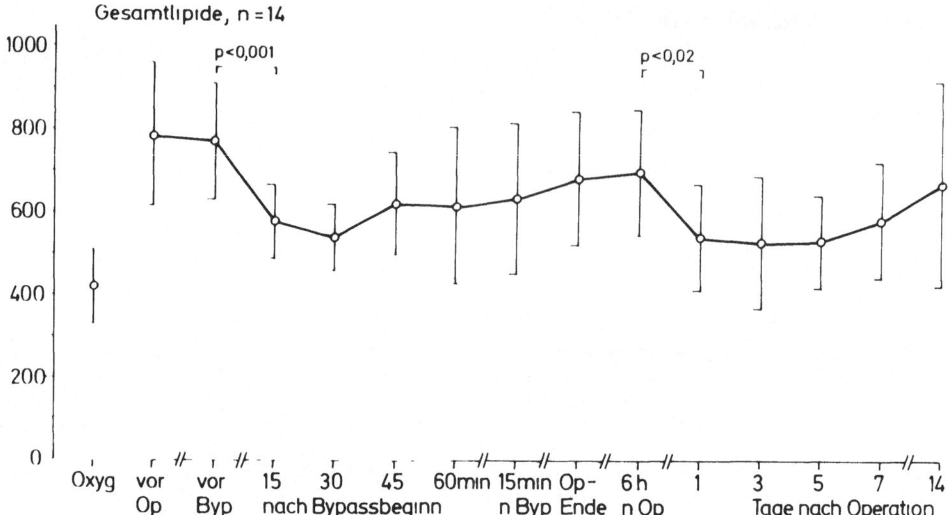

Abb. 6. Verhalten der Gesamtlipide bei Patienten während Herzoperationen mit extrakorporalem Kreislauf

liegen die Phosphatide zu diesem Zeitpunkt unter der Normgrenze. Der weitere Verlauf ist dem der ß-Lipoproteide und des Neutralfetts vergleichbar.

Gesamtlipide (Abb. 6: Im Konservenblut liegen die Gesamtlipide auch nach 21 Tagen noch im Normbereich und unterscheiden sich von den 24 Stunden alten nicht signifikant.

Bei den Patienten fallen die Gesamtlipide bis 30 Minuten nach Bypassbeginn signifikant jedoch innerhalb des Normbereichs ab. Eine Annäherung an die Ausgangswerte wird allerdings erst nach 14 Tagen wieder erreicht.

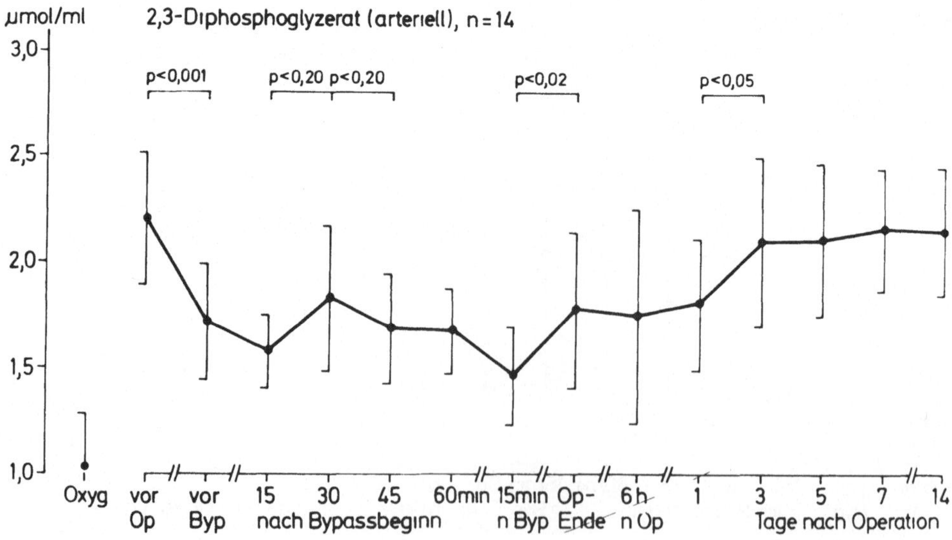

Abb. 7. Verhalten des 2,3-DPG bei Patienten während Herzoperationen mit extrakorporalem Kreislauf

<u>2,3-DPG:</u> Während des ganzen Untersuchungzeitraums lag das 2,3-DPG stets signifikant unter dem Wert der 24 Stunden alten Blutkonserven und damit, wie aus der Abb. 7 hervorgeht, deutlich unter der Norm. Der 2,3-DPG-Gehalt der 24 Stunden alten ACD-Konserven liegt mit 1,75 mmol noch im Normbereich.

Schon vor Bypassbeginn fällt das 2,3-DPG bei den Patienten signifikant ab. Erst bei Operationsende kommt es wieder zu einem signifikanten Anstieg, der bis zum 3. postoperativen Tage anhält.

<u>Diskussion</u>

Abgesehen von den ß-Lipoproteiden, treten in den Blutkonserven nur geringfügige Veränderungen bezüglich des Lipidstoffwechsels auf. Auffällig ist, daß es am 11. und 12. Tag zu einem temporären Anstieg der ß-Lipoproteide in den Blutkonserven kommt. Ähnlich gelagert sind die Verhältnisse für das 2,3-DPG zu diesem Zeitpunkt. Die Patienten erhielten sowohl zur Perfusion als auch bei der postoperativen Transfusion ausschließlich 24 Stunden altes Frischblut, in dem alle von uns untersuchten Parameter im Normbereich lagen. Ein wesentlicher Einfluß des transfundierten Blutes auf den Lipidstoffwechsel der Patienten ist nach den gewonnenen Ergebnissen demnach nicht anzunehmen.

Dennoch kommt es bei den Patienten unter der Operation zu einer deutlichen Veränderung der hier zu diskutierenden Parameter. Parallel zu dem Anstieg der unveresterten Fettsäuren und des freien Glycerins kommt es zu einem entsprechenden Abfall der Tri-, Di- und Monoglyceride im Patientenblut. In abgeschwächter Form ist dies auch aus dem Verlauf der Gesamtlipide während der Operation zu entnehmen. Diese intraoperativen Veränderungen des Lipidstoffwechsels führen wir weitgehend auf den Operationsstreß zurück, verbunden mit vermehrter Katecholamin-Ausschüttung. Hinzu kommt die bekannte gleichsinnige Wirkung des Heparins auf die einzelnen Parameter desselben.

Frühere Untersuchungen unserer Arbeitsgruppe zum traumatischen Schock ergaben, daß es unter Trasylol zu einem wünschenswerten Anstieg der Phosphatide und der ß-Lipoproteide kommt. Dieser Effekt äußert sich in dem deutlichen Anstieg der beiden Parameter nach Operationsende.

<u>Zusammenfassung</u>

Abschließend läßt sich sagen, daß es unabhängig von den gegebenen Vollblutkonserven zu erheblichen Veränderungen des Lipidstoffwechsels bei den Patienten mit extrakoporalem Kreislauf kommt. Diese Alterationen sind unseres Erachtens vorwiegend streßbedingt. Nach Thorakotomie kommt es zu einem signifikanten Abfall des 2,3 Diphosphoglycerats. Damit ist es uns möglich, eine Aussage über den Schweregrad einer eventuellen Hypoxie zu machen.